国家卫生健康委员会"十四五"规划教材

全国高等学校教材
供卫生管理及相关专业用

U0292344

# 中国卫生发展史

## The History of Health Development in China

主　审　梁万年

主　编　张毓辉

副主编　陈秋霖　甄　橙

编　者　（以姓氏笔画为序）

王荣荣（国家卫生健康委卫生发展研究中心）

付德明（山西医科大学）

邹长青（中国医科大学）

张艳荣（哈尔滨医科大学）

张毓辉（海南省卫生健康委员会）

陈秋霖（中国地方志工作办公室）

周忠良（西安交通大学）

赵晓云（杭州医学院）

黄　颖（福建中医药大学）

甄　橙（北京大学）

甄雪燕（北京中医药大学）

秘　书　王荣荣（兼）

人民卫生出版社

·北　京·

**图书在版编目（CIP）数据**

中国卫生发展史 / 张毓辉主编. —北京：人民卫生出版社，2024.1

全国高等学校卫生管理专业第三轮规划教材

ISBN 978-7-117-35900-9

I.①中… Ⅱ.①张… Ⅲ.①卫生志 – 中国 – 高等学校 – 教材 Ⅳ.①R199.2

中国国家版本馆 CIP 数据核字（2024）第 014385 号

| 人卫智网 | www.ipmph.com | 医学教育、学术、考试、健康，购书智慧智能综合服务平台 |
| --- | --- | --- |
| 人卫官网 | www.pmph.com | 人卫官方资讯发布平台 |

**中国卫生发展史**

Zhongguo Weisheng Fazhanshi

主　　编：张毓辉

出版发行：人民卫生出版社（中继线 010-59780011）

地　　址：北京市朝阳区潘家园南里 19 号

邮　　编：100021

E - mail：pmph @ pmph.com

购书热线：010-59787592　010-59787584　010-65264830

印　　刷：廊坊一二〇六印刷厂

经　　销：新华书店

开　　本：850×1168　1/16　印张：13

字　　数：367 千字

版　　次：2024 年 1 月第 1 版

印　　次：2024 年 3 月第 1 次印刷

标准书号：ISBN 978-7-117-35900-9

定　　价：59.00 元

打击盗版举报电话：010-59787491　E-mail：WQ @ pmph.com

质量问题联系电话：010-59787234　E-mail：zhiliang @ pmph.com

数字融合服务电话：4001118166　E-mail：zengzhi @ pmph.com

# 全国高等学校卫生管理专业
# 第三轮规划教材修订说明

我国卫生管理专业创办于 1985 年，第一本卫生管理专业教材出版于 1987 年，时至今日已有 36 年的时间。随着卫生管理事业的快速发展，卫生管理专业人才队伍逐步壮大，在教育部、国家卫生健康委员会的领导和支持下，教材从无到有、从少到多、从有到精。2002 年，人民卫生出版社成立了第一届卫生管理专业教材专家委员会。2005 年出版了第一轮卫生管理专业规划教材，其中单独编写教材 10 种，与其他专业共用教材 5 种。2011 年，人民卫生出版社成立了第二届卫生管理专业教材评审委员会。2015 年出版了第二轮卫生管理专业规划教材，共 30 种，其中管理基础课程教材 7 种，专业课程教材 17 种，选择性课程教材 6 种。这套教材出版以来，为我国卫生管理人才的培养，以及医疗卫生管理事业教育教学的科学化、规范化管理作出了重要贡献，受到广大师生和卫生专业人员的广泛认可。

为了推动我国卫生管理专业的发展和学科建设，更好地适应和满足我国卫生管理高素质复合型人才培养，以及贯彻 2020 年国务院办公厅发布《关于加快医学教育创新发展的指导意见》对加快高水平公共卫生人才培养体系建设，提高公共卫生教育在高等教育体系中的定位要求，认真贯彻执行《高等学校教材管理办法》，从 2016 年 7 月开始，人民卫生出版社决定组织全国高等学校卫生管理专业规划教材第三轮修订编写工作，成立了第三届卫生管理专业教材评审委员会，并进行了修订调研。2021 年 7 月，第三轮教材评审委员会和人民卫生出版社共同组织召开了全国高等学校卫生管理专业第三轮规划教材修订论证会和评审委员会，拟定了本轮规划教材品种 23 本的名称。2021 年 10 月，在武汉市召开了第三轮规划教材主编人会议，正式开启了整套教材的编写工作。

本套教材的编写，遵循"科学规范、继承发展、突出专业、培育精品"的基本要求，在修订编写过程中主要体现以下原则和特点。

**1. 贯彻落实党的二十大精神，加强教材建设和管理** 二十大报告明确指出，人才是第一资源，教育是国之大计、党之大计，要全面贯彻党的教育方针、建设高质量教育体系、办好人民满意的教育，落脚点就是教材建设。在健康中国战略背景下，卫生管理专业有了新要求、新使命，加强教材建设和管理，突出中国卫生事业改革的成就与特色，总结中国卫生改革的理念和实践经验，正当其时。

**2. 凸显专业特色，体现创新性和实用性**　本套教材紧扣本科卫生管理教育培养目标和专业认证标准；立足于为我国卫生管理实践服务，紧密结合工作实际；坚持辩证唯物主义，用评判性思维，构建凸显卫生管理专业特色的专业知识体系，渗透卫生管理专业精神。第三轮教材在对经典理论和内容进行传承的基础上进行创新，提炼中国卫生改革与实践中普遍性规律。同时，总结经典案例，通过案例进行教学，强调综合实践，通过卫生管理实验或卫生管理实训等，将卫生管理抽象的知识，通过卫生管理综合实训或实验模拟课程进行串联，提高卫生管理专业课程的实用性。以岗位胜任力为目标，培养卫生领域一线人才。

**3. 课程思政融入教材思政**　育人的根本在于立德，立德树人是教育的根本任务。专业课程和专业教材与思想政治理论教育相融合，践行教育为党育人、为国育才的责任担当。通过对我国卫生管理专业发展的介绍，总结展示我国近年来的卫生管理工作成功经验，引导学生坚定文化自信，激发学习动力，促进学生以德为先、知行合一、敢于实践、全面发展，培养担当民族复兴大任的时代新人。

**4. 坚持教材编写原则**　坚持贯彻落实人民卫生出版社在规划教材编写中通过实践传承的"三基、五性、三特定"的编写原则："三基"即基础理论、基本知识、基本技能；"五性"即思想性、科学性、先进性、启发性、适用性；"三特定"即特定的对象、特定的要求、特定的限制。在前两轮教材的基础上，为满足新形势发展和学科建设的需要，与实践紧密结合，本轮教材对教材品种、教材数量进行了整合优化，增加了《中国卫生发展史》《卫生管理实训教程》。

**5. 打造立体化新形态的数字多媒体教材**　为进一步推进教育数字化、适应新媒体教学改革与教材建设的新要求，本轮教材采用纸质教材与数字资源一体化设计的"融合教材"编写出版模式，增加了多元化数字资源，着力提升教材纸数内容深度结合、丰富教学互动资源，充分发挥融合教材的特色与优势，整体适于移动阅读与学习。

第三轮卫生管理专业规划教材系列将于2023年秋季陆续出版发行，配套数字内容也将同步上线，供全国院校教学选用。

希望广大院校师生在使用过程中多提宝贵意见，为不断提高教材质量，促进教材建设发展，为我国卫生管理及相关专业人才培养作出新贡献。

# 全国高等学校卫生管理专业
# 第三届教材评审委员会名单

顾　　问　李　斌

主 任 委 员　梁万年　张　亮

副主任委员　孟庆跃　胡　志　王雪凝　陈　文

委　　员　（按姓氏笔画排序）

马安宁　王小合　王长青　王耀刚　毛　瑛
毛宗福　申俊龙　代　涛　冯占春　朱双龙
邬　洁　李士雪　李国红　吴群红　张瑞华
张毓辉　张鹭鹭　陈秋霖　周尚成　黄奕祥
程　峰　程　薇　傅　卫　潘　杰

秘　　书　姚　强　张　燕

# 主审简介

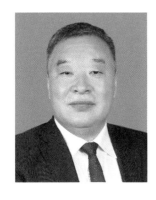

梁万年

现任清华大学万科公共卫生与健康学院常务副院长、清华大学健康中国研究院院长、清华大学万科讲席教授，医学博士，博士研究生导师。主要从事管理流行病学、卫生管理学、流行病与卫生统计学、社区卫生服务管理、全科医学等领域的研究工作。曾任首都医科大学副校长、北京市卫生局常务副局长、国务院医改办专职副主任、国家卫生健康委员会体制改革司司长等职。国务院政府特殊津贴获得者，国家级有突出贡献中青年专家，曾获"全国抗击新冠肺炎疫情先进个人""全国抗震救灾模范"称号。现兼任国家卫生健康委疫情应对处置工作领导小组专家组组长、世界卫生组织《国际卫生条例》突发事件委员会委员、清华大学—《柳叶刀》"中国健康扶贫"特邀报告专家委员会委员、*Global Transitions* 期刊总编辑、公共安全科学技术学会公共卫生安全与健康专业委员会主任委员、中国医师协会全科医师分会会长。

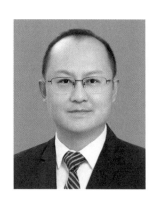

**张毓辉**

　　男，1977 年 12 月出生于山东烟台，研究员、博士研究生导师。现任海南省卫生健康委员会党委委员、副主任，曾任国家卫生健康委卫生发展研究中心党委委员、副主任。中国卫生经济学会副会长、青年卫生经济委员会主任委员、卫生费用与政策专业委员会副主任委员兼秘书长；《中国卫生经济》编委会副主任委员，《卫生经济研究》杂志副主编。

　　长期从事健康经济、卫生改革、健康产业、健康中国、卫生发展史等领域的研究工作。推动我国卫生费用核算实现重大突破，达到国际领先水平并填补多项研究空白。主持国家级、各部委等科研项目 100 余项，发表中英文论文 50 余篇，主编、参编专著 10 余部，在我国中长期卫生费用预测、健康产业统计 / 发展政策、数字健康等领域多项研究成果直接转化为国家标准或政策。致力于以改革创新推动卫生发展的实践工作，研究制定"以基层为重点"的新时期卫生工作方针确定后首个省级新时代基层综合改革文件；制定并组织实施全球首个数字疗法全周期发展政策，推动数字疗法产业在海南"从无到有"再到产业集聚，并在疾病预防、治疗和康复等领域广泛应用，推动卫生事业产业协同高质量发展。

# 副主编简介

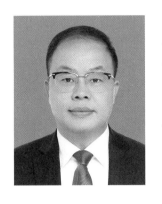

**陈秋霖**

男，1978年9月出生于江苏苏州。现任中国地方志工作办公室副主任、党组成员（挂职中国历史研究院副院长），中国社会科学院健康业发展研究中心副主任，中国社会科学院大学应用经济学院硕士研究生导师。

从事教学工作至今13年。长期从事健康经济和卫生政策相关研究，在《经济研究》《管理世界》《中国人口科学》以及 *China Economic Review*、*Lancet*、*Science* 等杂志上发表多篇中英文学术论文，在《人民日报》《光明日报》《经济日报》等报纸上发表多篇评论文章。

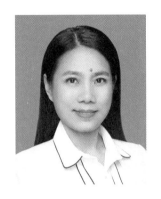

**甄　橙**

女，1970年3月出生于北京，北京大学医学人文学院、北京大学医史学研究中心教授、博士研究生导师。曾公派到英国伦敦大学学院（UCL）医学史研究中心、美国洛克菲勒档案中心（RAC）访问。曾任中华医学会医史学分会副主任委员，现任中国民族医药学会医史文化分会副会长、中国社会史学会医疗社会史专业委员会副主任委员、中国科学技术史学会医学史专业委员会常委、《中华医史杂志》副总编辑等职务。

从事医学史教学与研究30年。主要学术成果：国家社会科学基金专项工程首席专家，北京市社会科学基金重点项目负责人，主持和参与国家级、省部级项目30余项，出版各类著作50余部，发表学术论文和医学人文论文280余篇。多次作为专家接受中央电视台、北京电视台等电视、网络媒体的采访。

# 前 言

健康是促进人的全面发展的必然要求，是经济社会发展的基础条件，是民族昌盛和国家富强的重要标志，也是广大人民群众的共同追求。从古至今，健康一直是人类追求的目标，因而卫生一直是人们关注的重要问题。古代中国有着丰富的卫生实践和知识、经验积累，且自秦汉开始形成了医疗制度，并在之后的各朝各代不断得到完善。百年来，中国共产党在马克思主义科学理论指导下，在不同时期始终紧紧围绕维护和保障人民群众健康，实事求是、改革创新，依靠人民群众，探索实践了一条具有中国特色的卫生发展道路。2019年，面对突如其来的新冠疫情，党和政府把人民生命安全和身体健康放在第一位，坚持人民至上、生命至上，举全国之力，不惜一切代价维护人民生命安全和身体健康，中国人民万众一心、众志成城，取得了抗击疫情重大战略成果，再次彰显了中国特色的卫生发展道路的优越性。

本书通过系统介绍中国卫生体系发展历程，使学生能够了解中国卫生发展实践中的理论内核与发展规律，引导读者特别是广大卫生事业管理专业学生树立对中国卫生发展的系统认识，增强其民族自信心和自豪感；提高整体思维、历史思维和综合分析问题能力，巩固专业思想。同时，本书还能够为其他相关专业的教材编写和教学活动提供一定的史料支撑及教学基础。卫生发展史是一门发展中的学科，目前我国有关卫生发展的文献史料众多，但对卫生发展历史脉络的系统完整梳理甚少，多为医疗卫生特定领域的专门史或断代史。我们认为将卫生发展史作为一门独立的学科领域来发展，一方面有利于卫生发展史的理论创新和学科发展，另一方面以史为鉴可以知兴替，这也是推动卫生事业高质量发展的客观要求。同时，《中国卫生发展史》首次被全国高等学校卫生管理专业第三轮规划教材评审委员会纳入规划教材目录，其内容和章节编排无固定模式和参考，本书的编写具有一定的难度和挑战性。

本着满足卫生管理专业教学需要的目的，本书尝试将卫生发展史按照时间划分章节，从制度、政策、筹资、服务提供、教育、科技和人才等方面对我国卫生系统的发展和沿革加以论述。第一章为绪论，介绍卫生发展史的概念、内涵与外延，概括中国卫生发展史的主要内容，以及学习该学科的目的与意义。第二章介绍古代中国的卫生发展。第三章、第四章介绍近代中国的卫生发展，旨在使读者对我国卫生发展的基础有所了解。其中，第四章主要介绍新民主主义革命时期中国共产党领导的卫生发展实践。第五章至第十一章介绍新中国成立以来我国卫生事业的发展沿革。每一章节聚焦卫生发展的重大事件和发展历程，内容涉及卫生制度与管理、筹资、服务提供、教育、科技与人力、国际合作与交流等多方面内容。

本书的主要对象是卫生事业管理专业本科生，也可供高等院校其他专业师生学习和各级各类卫生管理干部培训使用。除此之外，本书也可供广大医务工作者、医疗卫生体制改革的研究者以及所有关心中国卫生事业发展的读者参考。

感谢人民卫生出版社组织出版这本有开创意义的教材，感谢编委们的辛苦努力，以及各位编委所在单位的大力支持，感谢为本书出版所作出贡献的所有支持者。由于卫生发展史的专题研究很少，可供借鉴的资料较少，加之编者自身水平有限，本书难免存在诸多不足，有待今后进一步完善，希望师生们和同道们批评指正，以助再版时修订完善。

张毓辉

2023 年 8 月

# 目　录

# 第一章

## 绪　论

### 第一节　什么是卫生发展史

卫生发展史是以史学的方法研究卫生系统发展规律及其与政治、经济、社会、文化、自然之间相互关系的科学。可以认为，以医学和生命科学为基础，以防治疾病、维护和促进人群健康为目的所开展的各类活动都是卫生活动，而卫生系统则是所有开展卫生活动的个人、组织及相关资源的总和，包括预防保健与医疗服务提供者、筹资组织、药品与医疗设备生产者、医学科研与教育机构、卫生服务管理者等。

卫生系统与政治、经济、社会和自然环境之间有着千丝万缕的联系，国家政治体制和宏观经济政策决定着卫生系统运行的总体方向，外部的人力、物力等影响着卫生系统的资源结构和配置方式，疾病流行和暴发也影响着一定时期卫生系统的防控重点和应急模式。卫生发展史将卫生系统置于社会的政治、经济和文化体系中，强调了卫生发展不能脱离它所处的时代，卫生思想和实践活动来自与之相适应的知识环境，探讨卫生发展与经济社会之间的关系等一系列问题。因此，卫生发展史涵盖的领域十分广阔，不仅研究社会卫生状况，以及国家和社会为防治疾病、维护和促进人群健康所采取的社会卫生措施，还涉及人类生命观、健康观等思想的发展变化。在历代王朝编纂的正史中，大都有医事制度、疾病流行、医药交流、官府收藏的医书目录以及医学家传记等丰富的卫生发展史料。近代以来，我国也有一些卫生发展方面的断代史，如余新忠《清以来的疾病、医疗和卫生》、当代中国出版社的《当代中国的卫生事业》等，更多的是围绕卫生系统某一具体领域的专门史研究，如公共卫生史、疾病史、防疫史、医政史等。

卫生发展史与医学史也有着广泛而深入的联系。医学史是一门研究医学演化过程的学科，囊括医学的各门学科，关注医学理论演变、疾病谱演变、医学技术发展等。我国医学史研究具有悠久的历史，汉代司马迁所著的《史记》中有《扁鹊仓公列传》，这是我国最早的医学史记载。唐代甘伯宗的《名医传》是我国最早的医学史专著，其后有宋代周守忠的《历代名医蒙求》、明代李濂的《医史》、清代王宏翰的《古今医史》，近代有陈邦贤的《中国医学史》，王吉民、伍连德的《中国医史》等医学史著作。医学史有多种分类方法，一般分为综合史和专科史两大类。综合史包括医学通史和国别医学史、地区医学史和断代医学史等。医学专科史即对医学的某一分支、某一部分的历史研究，如医学的各分支学科史、疾病史、医疗技术史等。此外，还有介于两者之间的交叉性研究，如疾病社会史、医学思想史和医学文化史等。与医学史相比较，卫生发展史更侧重于系统介绍卫生系统发展历程。

### 第二节　中国卫生发展史的研究内容

中国卫生发展史是以史学的方法研究中国卫生系统发展规律及其与政治、经济、社会、文化、自然之间的相互关系。本书以中国卫生发展为主线，围绕卫生系统的建立、演变和发展过程展开论述,按照"横排竖写""事以类聚"的原则进行编撰,横排事类,纵述历史,以编年体呈现,旨在从宏观视角记述卫生发展历程;以时为经、以事为纬,经纬交织,通过点、线、面相结合的形式介绍我国卫生系统在不同历史时空范围内各方面的发展情况。

本书"横排"是指将卫生系统分支领域作适当区分,从卫生体制、卫生方针、卫生政策、卫生筹资、卫生服务体系、卫生人才、医学教育和科技、传统医学、卫生国际交流等方面进行条分缕析。具体而言,本书从各时期的卫生体制入手,首先着眼于当时国家的经济社会背景,介绍不同历史背景下的卫生体制状况,特别是新中国成立以来随着经济社会发展和人民生活水平不断提高,我国卫生体制改革推进的情况。其次,阐述我国卫生工作方针的发展变化过程。作为国家指导卫生事业发展的重要指导原则和基本思想,我国卫生工作方针随着政治、经济、文化和医学科学的发展而不断充实和发展。再次,介绍不同时期在卫生工作方针指导下的主要卫生政策。最后,从卫生筹资、服务提供、卫生人力、医学教育和科技、传统医学和国际交流等方面,介绍不同时期我国卫生系统的发展状况。

本书"竖写"是指以时间为序纵向记述卫生发展从古到今的过程。本书对古代和近代的卫生发展作了简要介绍,重点聚焦新民主主义革命以来中国共产党领导的卫生系统发展实践和探索之路。新民主主义革命时期以来的历史分期主要参照《中国共产党简史》和《中华人民共和国简史》,忠实记录了我国卫生系统的建立、发展变化与现状,内容包括各历史时期的社会经济背景与卫生发展形势、卫生机构和参与者、主要卫生措施、卫生发展成效等,突出卫生系统整体发展的基本逻辑。在遵循"竖写"原则的同时,重点记录能够体现时代特征和治理特点的卫生事件,从而避免以"流水账"形式记录卫生系统发展历程。

## 第三节　学习中国卫生发展史的目的和意义

历史、现实、未来是相通的。史学的最终价值不在于烦琐的考证和史实的记述,而在于揭示人类社会的发展过程及其规律。本书通过对卫生系统发展历程的陈述和介绍,使学生能够了解中国卫生体系发展的历史过程,特别是了解和把握蕴含在中国卫生发展实践中的理论内核与发展规律,为今后从事本专业工作提供参考、指出方向,乃至启迪人生。

**第一,学习中国卫生发展史是科学运用马克思主义的立场观点方法看待和解决卫生健康发展问题的基础。**

中国卫生发展的不同历史阶段都有着"以民为本"的体现,特别是中国共产党领导卫生发展的实践始终贯穿着"以人民为中心"的卫生发展理念。人民性是马克思主义的本质属性,"以人民为中心"根植于马克思主义科学理论,马克思从健康同经济社会发展和人的自由全面发展的关系、不同社会形态下劳动者的健康权利等方面论证了健康的重要性。卫生健康事业关乎人的生存与发展、生产与生活,卫生工作的开展并不是孤立的,只有立足马克思主义科学原理,基于历史的总体性进行分析,才能深刻认识卫生发展与国家发展、人民幸福之间的关系,把握历史长河中卫生发展脉络所体现的基本规律和价值遵循。对于医学生而言,通过对中国卫生发展史的学习,了解中国卫生发展历程,能更好地把握我国卫生国情,理清卫生体系改革发展的历史逻辑和主要影响因素,从而更系统和深入地分析卫生领域内的现实问题,推进从以疾病为中心向以健康为中心的重大转变,更好地保障人民的卫生健康。

**第二,学习中国卫生发展史是回答好"新时代如何推进卫生健康现代化"重大时代命题的重要基础。**

党的二十大报告明确提出:"从现在起,中国共产党的中心任务就是团结带领全国各族人民全面建成社会主义现代化强国、实现第二个百年奋斗目标,以中国式现代化全面推进中华民族伟大复兴。"人民健康是中国式现代化的应有之义，卫生健康现代化是社会主义现代化的核心内容，也是全面建成社会主义现代化强国，实现中华民族伟大复兴的关键支撑。习近平总书记指出，"历史是最好的老师"。对中国卫生发展史的系统回顾与学习，一方面有利于牢记卫生健康发展的初心使命，准确理解把握卫生事业的本质属性和目标任务，做到守正创新；另一方面有利于"以史为鉴"，更好地从我国卫生发展过程中总结正反两方面经验，以历史思维研究新时期卫生健康发展的战略路径，在新时期加快推动我国卫生健康发展理念现代化、卫生服务体系现代化、医疗健康保障体系现代化、医疗产品装备现代化、卫生健康人才队伍现代化、卫生健康治理现代化等各方面工作。

**第三，学习中国卫生发展史是卫生领域"为党育人""为国育才"的关键环节。**

培养什么人、怎样培养人、为谁培养人是教育的根本问题。教育部 2020 年颁布的《高等学校课程思政建设指导纲要》对医学类专业课程明确要求，"要在课程教学中注重加强医德医风教育，着力培养学生'敬佑生命、救死扶伤、甘于奉献、大爱无疆'的医者精神，注重加强医者仁心教育，在培养精湛医术的同时，教育引导学生始终把人民群众生命安全和身体健康放在首位，尊重患者，善于沟通，提升综合素养和人文修养，提升依法应对重大突发公共卫生事件能力，做党和人民信赖的好医生。"中国卫生发展史绝不是一个纯历史学科的内容，对于高校大学生来说还属于课程思政的重要内容。学习中国卫生发展史，实际上是培养学习者树立卫生工作科学世界观、人生观、价值观的重要抓手，是增强学习者对马克思主义、毛泽东思想、邓小平理论、"三个代表"重要思想、科学发展观和习近平新时代中国特色社会主义思想的政治认同、思想认同、情感认同的重要途径。在学习过程中还能够潜移默化引导学习者了解不同时期国内外的卫生世情、国情、党情、民情，彰显根植于中国特色社会主义道路自信、理论自信、制度自信、文化自信中的历史自信，从而以高度自信的医学人文精神进行学习和工作。

中国的卫生发展历史是人民实践活动的结果，不同时期由于所处环境条件和面临矛盾问题等的差异，表现出不同的实践创造，即不同发展阶段必须客观面对卫生健康事业历史发展规律与运行逻辑。而历史的延续性与继承性决定了卫生发展历程中的核心理念是一以贯之的，这就是以马克思主义为旗帜的中国共产党始终坚持的"人民至上"的价值准则。把握规律，对照现实，展望未来，是每一位医学生和医疗卫生工作者需要通过学习中国卫生发展史所树立的世界观和方法论。正如党的二十大报告开篇中所提到的，"坚定历史自信，增强历史主动，谱写新时代中国特色社会主义更加绚丽的华章"，中国的卫生健康发展也将会在准确把握、充分尊重发展规律的基础上，更好地推动卫生健康实践，创造新时代更加辉煌的卫生健康历史。

（张毓辉）

# 第二章

# 古代中国的卫生发展
# （远古至 1840 年）

## 第一节　卫生思想的形成

　　"卫生"一词最早记载在《庄子·杂篇·庚桑楚》中。一位叫南荣趎的人向老子求道，询问如何修身养性，其中提到"卫生之经"的概念。在这里，老子对"卫生"含义的解释与"养生"相近，不仅包括肉体和形骸的保养，个人心性的修养，还包含身体所承载的心灵、精神乃至灵魂的修为。可见，"卫生"在古代思想家心中有着极为丰富和深邃的含义，其中就包含了养生预防思想。随着人类社会的发展，人们开始用理性和科学的方式探索自然和人体，寻求病因，逐渐产生了早期卫生思想的萌芽。

### 一、个人卫生

　　在日常生活中，人们逐渐发现及时洗手、做好个人的清洁能预防一些疾病的发生，逐渐形成了个人卫生习惯与礼仪。早在夏商时代，人们就已经开始注重个人卫生。《礼记》中记载："鸡初鸣，咸盥漱。"每天清晨，人们首先要进行个人的清洗。商代甲骨文中已经有"沐""浴"等与个人卫生相关的文字。1935 年殷墟出土的文物中还有全套盥洗用的匜、槃、壶、盂、勺、梳等用具。到了周代，人们已经形成"头有疮则沐，身有疡则浴"的概念，通过清洁身体来防治疾病，并且有了定期沐浴的制度。例如，《礼记》中记载："五日则燂汤请浴，三日具沐，其间面垢，燂潘请靧；足垢，燂汤请洗。"到了汉代，规定官吏要五日一休，休息日要进行洗浴。唐朝则规定，官员十天洗一次澡，叫作"旬沐"，还流传了一些洗浴用的处方，如桃叶汤，以加强洗浴防治疾病的效果。

　　隋唐以后，人们对个人卫生更为重视，洗面、刷牙、洗手、洗足、洗澡已经成为日常必须执行的行为规范，并且更为细致。隋朝《诸病源候论》中有"食毕当漱口数过"的规定。孙思邈在《千金要方》里提出"凡衣服、巾栉、枕、镜，不宜与人同共之"及不要随地吐痰、便后洗手的卫生理念。至宋代，人们还将早起漱口发展到"卧而漱"，认为临睡前漱口可以"去齿间所积，牙亦坚固"，并记载了多种配方的揩牙粉。宋代也有勤换衣物的主张，并且在儿童教育中开展勤换衣物的教育，如宋代蒙学读物《童蒙须知》中有"凡如厕，必去外衣，下，必盥手"的教导。

### 二、饮食卫生

　　早在先秦时期，人们就已认识到饮食对健康的影响，所以很早就提出了"病从口入"的论断。

　　一方面，人们开始重视饮食的营养，提倡合理的饮食搭配。《周礼》中记载了"凡和，春多酸，夏多苦，秋多辛，冬多咸，调以滑甘"的四季饮食搭配原则。汉代的医家们把饮食的搭配原则和禁忌上升到医学理论的高度进行总结。《黄帝内经》总结五味的禁忌，即"辛走气，气病无多食辛；咸走血，血病无多食咸；苦走骨，骨病无多食苦；甘走肉，肉病无多食甘；酸走筋，筋病无多食酸"。

另一方面，提出避免食用腐坏及有毒食物的主张。孔子认为"食不厌精，脍不厌细。食饐而餲，鱼馁而肉败，不食。色恶，不食。臭恶，不食。失饪，不食"等。汉代张仲景在《金匮要略》中提出"凡饮食滋味，以养于生，食之有妨，反能为害"。他还总结了很多食物中毒及救治的方法，如不能食用腐烂变质或者被苍蝇、蜘蛛等昆虫污染过的食物，不能食用生肉等，还提出了一些鉴别食物是否腐败的方法，如肉类和肝脏腐坏变质后会发生水肿，落地后不沾尘土，"肉中有如朱点者，不可食之""六畜自死，皆疫死则有毒，不可食之"等。肉中有朱点，可能是动物感染囊虫的反应。为了保持食物的新鲜，防止食物变质，古人很早就开始冷藏食物。《诗经》中就描述了周代人冷藏食物的场景，"凌阴"是古人建造的冰窖，用来储藏食物。

此外，为了防止病从口入，人们还非常注意使盛放和烹煮食物的器具保持清洁。夏商以前，人们就已经开始借助勺、匕、斗、刀、削、箸等餐具进食，以避免用手抓食导致病从口入。至宋元时期，饮食业非常繁荣，饮食卫生已经发展得较为成熟，据《东京梦华录》记载："凡百所卖饮食之人，装鲜净盘合器皿，车檐动使奇巧，可爱食味和羹，不敢草略。"宫廷饮食则更为讲究，食物在原料采集、贮存、运输、加工、烹制各个环节，均有专人负责，甚至有专人监督。

## 三、环境卫生

原始社会，我们的祖先就已经开始关注居住环境。商周以后，随着人口的聚集，生产逐步发展，人们对于环境卫生的认识有所提高，对于公共设施的改善开始有了整体规划。

《周礼》中已有定期逐疫除蛊、灭鼠扫房、淘井疏渠等规定。《左传》记载了"国人逐瘈狗"的规定，对狂犬进行灭杀。苍蝇、蚊子、跳蚤、老鼠等是传染病的媒介，我们的先民很早的时候就已经认识到某些疾病的传播与这些虫鼠的活动相关，并想办法驱避和消灭。《诗经》中记载了抹墙、堵洞、药熏、洒灰等灭鼠法。周代还专门设有灭鼠除虫的职位，由专门的官员负责，如庶氏、翦氏、赤犮氏、蝈氏、壶涿氏、蜡氏、野庐氏等，它们都是执掌各种除害灭虫工作的官职名称，如《周礼》记载："赤犮氏掌除墙屋，以蜃炭攻之，以灰洒毒之。凡矾屋，除其狸虫。"

在维护生活环境方面，古人也开展了很多工作。首先，将居地与墓地分开；其次，将人与牲畜分开。甲骨文中，已经有"牢""圈"等字，牛有栏、猪有圈，实行人畜分离；另外，将厕所与居室分开。同时，我国早在3 000多年前就已经出现公共厕所，汉代的公厕叫"都厕"。此外，商周时期非常重视公共卫生，明文规定禁止在街道上倾倒生活垃圾，周代专门设有"掌扫门庭"的小吏。不仅百姓的小家要打扫得干净整洁，城市的大街小巷也有卫生标准。《周礼》中规定："凡国之大祭祀，令州里除不蠲。"每逢重大节日或祭祀活动，各地都要进行大扫除，做好卫生工作，保证街道的卫生和整洁。

## 四、水源卫生

古人非常重视水源的管理。早在《吕氏春秋》中，古人就已经认识到健康与水质息息相关，提出："轻水所，多秃与瘿人；重水所，多尰与躄人。甘水所，多好与美人。辛水所，多疽与痤人；苦水所，多尢与伛人。"意思是说，缺水的地区水质不好，多见秃发与瘿病，"瘿"就是甲状腺肿。水源丰足的地方，多是低洼潮湿的地区，多见手足痹症的病人。水质有异常臭味的地方，多见痈疮和佝偻病病人。只有水质清洁良好的地方，才能使人身健体美。由此开始，形成了水卫生的观念。

古人会优择水源，净化水质，防范污染。为了用水方便，同时又免受潮湿的侵害，古人发明了凿井技术。我国迄今发现年代最早的水井是河姆渡遗址中的一座浅水井，距今约5 700年。水井外围有一圈呈圆形分布的栅栏桩，并有顶棚覆盖，说明人们很注意对饮用水的保护。《管子》中曾明确指出：春季之始，要清除井中的积垢污泥，排除积水，更换新水。同时提倡打完井后要加井盖，以免饮用水受到污染。周代已有专门负责浚井、修井和澄清井水的工作人员。汉代的水井不但有井裙、井盖，还有井屋或井亭，甚至有专人守护。唐宋以后，随着饮茶之风兴起，人们开始提倡饮用开水，对减少传染病的传播起到了良好的作用。

古人在注重供水卫生的同时，对生活污水的处理也十分重视，会定期修浚和打扫住宅内外的水沟。夏商周时期，古代的排水系统已具有一定规模。西周早期宫室的陶制下水道，直径已达到20～30cm，下水道还与排水阴沟、明槽相连通，构成一套比较合理的排水设施，对于改善居住环境有着重要的意义。古人认为排水沟积污太多会引起疾病，需要定期对水沟加以清理和修浚。

## 五、精神卫生

两千多年前，中国古代医学中已有关于心理疾病的记载。《吕氏春秋》中有"百病怒起"的记载，《黄帝内经》提出"形神一体"的生命观，并强调"形与神俱，而尽终其天年，度百岁乃去"的理念，认为形体是外在基础，精神是内在支持，形神并重是养生的关键所在，形神兼养才是养生预防的法则。

精神卫生对人体健康非常重要。《周易·履卦》说"履道坦坦"，即指出人要胸怀宽广，才能保持健康。《黄帝内经》中还系统论述了"怒则气上，喜则气缓，悲则气消，恐则气下，惊则气乱，劳则气耗，思则气结"的情志与疾病的因果病机，认为不良情绪会损伤身体健康。人体内的气血川流不息，若精神不顺，容易影响气血运行，就会产生病理现象。《黄帝内经》里特别强调"和喜怒而安居处"，认为"精神内守，病安从来"，要求人们在精神卫生上要遵循自然规律。

## 六、婚育卫生

婚育卫生对整个民族的繁衍昌盛有十分重要的影响。商周时期，人类婚配制度逐渐趋于稳定，《周礼》中出现"男三十而娶，女二十而嫁"，以及"礼不娶同姓"等制度的记载，说明当时人们已经认识到，人体生理功能发育成熟是繁衍后代的基础。《黄帝内经》记载，"女子七岁，肾气盛，齿更发长。二七而天癸至，任脉通"。虽然女子十四岁开始来月经，但身体并未发育成熟，真正发育成熟是在二十岁左右，因此女子到了"三七"阶段才算真正的性成熟。《黄帝内经》对男子生长发育与生殖功能的描述是，"丈夫八岁肾气实，发长齿更；二八肾气盛，天癸至，精气溢泻""三八肾气平均，筋骨劲强"。因此出现了男子三十而娶、女子二十而嫁的说法。

## 七、传染病防控

古人认为，传染病是一种看不见、摸不到的"戾气"所致，因此，通过各种方法消灭这种可以传播的"戾气"，成为防止疫病流行的方法之一。西汉早期的马王堆汉墓曾经出土了一批香囊和香枕，包括茅香、花椒、高良姜、辛夷等香类药。现代实验研究证明，芳香药物在气态条件下薰燃，对致病菌或病毒有着抑制甚至杀灭的作用。为了防止疫病传染，古人也实行了隔离的措施。据《晋书》记载，当时如果大臣家中有疫病病人，感染三人以上，虽然自己没有发病，也必须隔离百日才能上朝。

面对传染病流行，人们开始探索救助方法。据《后汉书》记载，公元38年，会稽大疫，官员钟离意组织会稽郡地方政府向百姓发放医药,开启了地方政府向人民提供医药服务的先河。此后每逢大疫,政府都会派出专人巡视疫区,并提供医疗服务和药品。疫病造成大量人口病亡,朝廷对此多有减免赋税、抚恤和安葬政策,以安定民心,使民众得以休养,安抚百姓情绪。南朝齐和帝中兴元年(501年)出现疾疫,病死率百分之七八十。梁武帝哀怜抚恤,死者均给以棺木安葬。

## 第二节　卫生机构的设立与管理制度

中国古代的卫生机构从周代开始建立。各个朝代的建制不尽相同,卫生机构的名称在各朝代有所区别,同一名称的机构在不同朝代也有不同的职能,尚未形成系统化的"公共卫生体系",但在卫生管理方面已有一定的实践和成就。

### 一、医事管理机构

商代甲骨文中有"小疾臣"三字,被认为是商代管理疾病的官员,这是我国迄今所见最早的医官名称。周代出现明确记载的医事机构及其管理制度,据《周礼》记载,周代宫廷总设"医师"一职,掌管医药政令,在"医师"下又设有士、府、史、徒,分理医疗、文书、役使等职,初步形成卫生行政组织。周代宫廷又将医生分为食医、疾医、疡医、兽医。食医就是营养医生,疾医相当于内科医生,疡医相当于外科医生,兽医是医治兽类疾病的医生。

中国最早的医院雏形可以追溯到春秋战国时期。据《管子》记载:"凡国都皆有掌养疾,聋、盲、喑哑、跛、躄、偏枯、握递不耐自生者,上收而养之疾,官而衣食之,殊身而后止,此之谓养疾。"齐国著名政治家管仲在首都临淄建立了"养病院",专门收容聋、盲、跛等残疾人到此集中疗养。据《逸周书》记载,周成王执政时曾设立过"病坊",病坊是为患有疾病的诸侯设置的医药治疗居所。

秦汉时期,我国医事机构进一步完善,已形成较系统的官医制度。秦朝最高医官为太医令,太医令之下设太医丞和侍医。汉代增设太医令丞、医工长、太医、尚药监、中宫药长、尝药太宫、马医等,并且专为皇妃设置了女侍医。在侍医中还专门设尝药监,为皇帝、太后等服药时尝药,以免中毒。由此可见,此时的医事机构主要是为统治者及宫廷服务。

西晋时期成立太医署。南北朝时期,太医署将医政管理和医疗服务结合在一起,不仅负责统治阶层的医疗保健,统领管理全国医政事业,还负责考核医师,安排军队的医疗卫生。这是我国医政组织首次与其他行政组织分离,出现独立的医事管理机构。北魏时,首次设置面向民间的官办医疗机构——"别坊",负责百姓的疾病诊疗,地方医官体系开始形成。

隋唐时期,医药机构开始逐渐改革发展。自北齐时期,政府始设太常寺,其中医疗归太常寺管理。唐朝在太常寺下面设置太医署。唐代的太医署是集医学管理、医学教育及上层医疗服务于一体的综合性医事机构。隋唐时期,随着佛教的发展,印度来华高僧那连提黎耶舍在庙宇中设有"疠人坊"来收容麻风病病人,促进了地方医事机构的建立与发展。此外,唐朝还专设"检校病儿官",相当于军医,负责军队的健康卫生检查和医疗。

宋金元时期,医药机构进一步细化,医药管理机构分化为四个部门:太医局负责医学教育,翰林医官院掌管医政,尚药局管理药事,御医院专为宫廷医疗服务。此外,宋代还设有惠民局、普济局、安济局、福田院、慈幼局等卫生慈善机构,负责民众的医疗、保健及救助工作。元代,由于汉族与各少数民族文化相互交融,回族医学传入中原,政府为在中原地区的伊斯兰教徒专门设置"回回药物院"来管理回族医药事务,促进了我国与阿拉伯医药学的交流。

明清两朝，医药管理集于一体，均由太医院统一协调处理。太医院负责为皇室提供医疗服务，同时负责全国医官的考核、征召和罢黜，还要管理药品相关事宜及地方医疗机构。

## 二、药品管理机构

中国古代药物学的发展历史悠久，《山海经》《诗经》等先秦典籍中已有大量关于植物及其功效的记载。战国秦汉时期是传统医药学理论形成的雏形期，也是药物管理体系建立的第一阶段。据《周礼》记载，当时人们已经认识到药物作为商品的特殊性并将其纳入政府管理的范围。汉朝开始，设置专门管理药物的职位"药丞"和"方丞"，各一人，药丞管理药品，方丞管理药方。魏晋以来，又设置尚药监、尚药典御、中尚药典御等管理药品的官职，他们都隶属于太医令总体管理。直到南朝梁统治时期，才设立了专门的药品管理机构"尚药局"。

隋唐时期，药品管理机构渐趋完备，尚药局的规模和人员品级进一步发展。据《旧唐书》记载，尚药局有"奉御二人，正五品下。直长四人，正七品上。书吏四人。侍御医四人，从六品上。主药十二人，药童三十人。司医四人，正八品下。医佐八人，正八品下。按摩师四人，咒禁师四人，合口脂匠四人，掌固四人"，成为官办综合性皇家医疗机构。尚药局在完成日常规定工作的同时，还会按照帝王的旨意承担其他相关的工作任务，如编写医药文献。唐代国家药典《新修本草》就有尚药局的参与。此外，唐朝还设置了专门的地方药物管理官员"功曹"和"司功参军"，或者"仓曹"来管理地方的药物采购。按照规定，政府每年要对各州府出产的药材进行采集，其中一部分药材要进贡至太医署。

宋金元时期，医药学全面发展，同时也是商品经济迅速发展的时期，药商、药肆、药市等行业全面发展。除尚药局掌管药政外，北宋时期还增设了御药院，负责保管国内外进献的珍贵药品以供皇室使用。增设香药库，掌管出纳外国贡献以及市舶香药等事宜。增设惠民和剂局，掌管药材的修制、出售和成药的制售。其中，惠民和剂局是我国乃至世界上最早开办的国家药局。药局由国家统一管理，除制作和出售丸、散、膏、丹等中成药，还会根据需要为百姓提供所需药物。如当时西南地区多瘴气，药局生产并发放"瘴药"。为预防暑病，药局会生产并发放"夏药"。官药局对我国中成药的发展起到了很大的推动作用，它所创制的苏合香丸、紫雪丹、至宝丹等至今仍具有良好的疗效。元代对药物的管理仿宋制，又增设典药局专门为太子提供医疗服务，设医学提举司专门辨验药材，在太医院广惠司聘用阿拉伯医生专门配制回族药物。

明代官方药品管理体系在继承前代体制的基础上逐步发展，形成了以太医院为核心，尚药局、御药房、军队医药局、惠民药局等各机构相互协调运作的医药管理系统。尤其御药房作为直接管理御用药物的机构，属于要害部门，每日须由太医院院使、院判、御医分两班轮值，负责收受四方进贡及储备上用药品，并准备随时诊视和修制御用药饵。御药房与太医院医官相互交融，使医药的集中管理得到了强化。各王府也设有良医所，专门为藩王提供医疗保健服务，管理王府良医所药材、药品，明代著名医药学家李时珍就曾做过王府良医。

与此同时，明清时期民间药材市场基本形成，尤其私人药铺在各地纷纷建立，药品行业出现"行帮"或"商业会馆"模式，初步建立了药业的自我管理体系。例如，清嘉庆二十二年，北京药行会馆成立，设置有正副会首、众首事、看馆人等，职责明确。除正副会首外，众首事和看馆人公开聘用，按月领取报酬，管理会馆内外事务。

## 三、医疗慈善机构

中国的慈善事业可谓源远流长。中国古代一直有互助互济的传统，人们聚族而居，守望相助，此正如《周礼》中所描述"令五家为比，使之相保；五比为闾，使之相受；四闾为族，使之相葬；

五族为党，使之相救"。在后来的历史发展中，人们为抵御天灾人祸，救急济穷，创建了形式多样的医疗慈善组织。中国古代的医疗救助集官府救助、宗族救助、民间救助于一体，体现了公众参与的广泛性。

春秋战国时期，《管子》是中国史籍中最早完整阐述社会保障思想的著作。管仲提出"九惠之教"的主张，即"一曰老老，二曰慈幼，三曰恤孤，四曰养疾，五曰合独，六曰问疾，七曰通穷，八曰振困，九曰接绝"，提出城邑和国都要设置"掌孤"的官员，这是最早专门管理孤儿的岗位，也是中国慈善思想的萌芽。

汉武帝时期，罢黜百家，独尊儒术，推行仁爱政策，施行灾荒救济、医疗救助、抚恤养老等爱护百姓的措施，大规模兴建"常平仓"用来救济灾民。北齐天保七年，政府建立民间慈善性质的"病人坊"，专门收养孤寡病患。梁武帝在建康专门设立了救治孤老的机构"独孤园"。为方便病人就医，南朝时还设立了"六疾馆"以救助穷困人群，为灾民治疗疾病。

隋唐时期，我国的医疗慈善事业得到进一步发展。一方面，唐代出现了带有佛教色彩的收养贫穷老人、病人、孤残人群的慈善机构——悲田养病坊。后来，养病坊在政府资助下，逐渐发展成为孤寡、残病者养疾之所，具有医院的雏形。另一方面，民间慈善活动频繁，乡绅士族等私人出资广设义仓，救助困难群体。

两宋时期，医疗慈善事业全面发展。政府设置福田院、居养院、安济坊、漏泽园、举子仓和慈幼局等诸多慈善机构。如安济坊，是由僧人主持的疗养民间贫病之所；保寿粹和馆，是供宫廷病患养疾之所；养济院，是供四方宾客旅行途中患病时的疗养之所。宋代的慈幼机构有两种，一是慈幼局，一是举子仓。宋代京畿各郡都设有慈幼局，遇荒年盗发，贫家子弟，无力供养，便允许其抱至慈幼局，办理入局手续，登记婴幼儿的出生年月日时。举子仓，或称予惠仓。南宋绍兴年间，理学家朱熹因福建多有弃溺婴儿的陋俗，便上疏朝廷请立举子仓，由政府供给钱米，统一收养被弃婴儿，收养贫民子女。

明清时期是传统慈善向近代慈善转型的时期。明太祖朱元璋因自身经历深感百姓艰辛，于洪武七年设立"养济院"，收养由丧偶、生病、无后等造成生活困苦的人。养济院里有医官专职治疗被收养者的疾病，所需的药物等由所在政府机构提供。明朝政府还在全国各州、县将闲置的土地设立义冢，供经济贫困无处可葬者掩埋遗骨。天顺四年，京城在崇文、阜城等各门之外，都设立了收埋遗骨的"漏泽园"。清朝也设立了很多卫生慈善机构，包括育婴堂、普济院和养济院等。乾隆时期，曾下诏书要求全国各地普遍设立养济院，并在全国范围之内进行了一次彻底的整顿。自明末开始，民间慈善活动逐渐活跃起来，尤其在商业会馆发展建立之后，各种慈善机构广泛建立，如养济院、普济堂、同善堂、育婴堂、恤嫠会、放生会、施材会等。

## 四、传染病防控机构

传染病防控也是古代政府非常重视的事务。据《周礼》载："凡岁时有天患民病，则以节巡国中及郊野，而以王命施惠。"疫病流行时，会有专门的官员来巡视并向周王汇报疫情。此后历朝历代，每逢疫情发生，政府都会有类似的巡视，并据此施以救助。

秦代开始，地方设有四级行政机构，包括"郡、县、乡、亭"，"亭"是秦代地方行政组织中最基层的管理机构，由亭长统一管理。亭长的工作之一就是管理居所的环境卫生，类似于今天的防疫官员。据湖北云梦出土的秦简记载，我国在秦代有专门收容、隔离麻风病病人的官设机构"病迁所"，一经发现麻风病病人，便押至"病迁所"实行强制性隔离。据《后汉书》记载，东汉延熹五年，皇甫规率军在甘肃一带与羌族作战，军内疫病流行，死亡率很高，皇甫规下令设立"庵庐"，隔离病人并进行治疗，使疫病得以控制。此处所提到的"庵庐"应该是最早的临时传染病医院。

两宋时期,政府在隔离病所筹建等方面的管理日渐增强,疫病流行时,福田院和安济坊等地也会用以安置、隔离病患。据记载,宋朝安济坊设有病房 11 间,其主要功能是隔离病人以防传染,并配备医生至少一人,同时还有手历(病历)的制度,以备考绩之用,使隔离治疫的机构更为完备。

明朝政府十分重视防疫事宜。明成祖迁都北京时,曾设"安乐营"以控制疾病流行,太医院派医生 350 人诊视,规模非常庞大。明清时期,由于传染病高发,传染病的防治机构更具有针对性。自 16 世纪开始,麻风病在闽粤地区流行比较严重,1518 年,闽粤地区建立最早的麻风院,将麻风病病人集中隔离管理。清雍正以后,东南省份的麻风病收容政策更为系统,不仅福建与广东地区建立更多麻风病收容机构,江西地区也建了不少同类的麻风院。

明清时期,中国利用人痘接种术预防天花的技术已十分普遍,开人工免疫之先河。英国乡村医生詹纳在人痘接种术启发下发明了牛痘接种术,并于 19 世纪初传入中国。清嘉庆十年(1805年),广州成立种痘局,这是中国历史上第一个以接种牛痘预防天花而成立的防疫机构。此后,全国推行牛痘接种术,这在我国防疫事业中具有重要意义。

# 第三节　卫生政策与法令

我国封建社会时期采取的是政法合一的行政方式,因此,中国古代的卫生法令与管理政策通过帝王颁布的"律"或"令"来体现,还包括地方官府制定的规章制度,政府和各诸侯国发布的有关告示、公约等。

夏商周时期是我国卫生立法的启蒙时期,其内容散见于各种古籍之中,《韩非子》《周易》《春秋》《周礼》《左传》中均有相关记载,构成了我国早期卫生法的萌芽。隋文帝即位后,命人参考北齐、北周旧律制定了《隋律》,成为后世各朝法典的基础。唐朝制定的法典《唐律》是现存最为完整的法典,首次对医生的医疗行为进行法律约束,这也是医政法律、法令与其他法律分离的标志,为我国今后卫生立法奠定了基础。

## 一、医疗政策与法令

我国古代有文字记载的卫生法令最早可追溯到殷商时期。西周《周礼·天官》中比较详细地记载了西周时期的律令,其中就有医生的考核制度,规定医生治病要写病历,每年年底要对医生进行稽考,按稽考成绩分等级发给食物和俸禄,即"使医分而治之。岁终,则稽其医事,以制其食。十全为上,十失一次之,十失二次之,十失三次之,十失四为下"。这可以说是我国古代卫生法的原始形态,它不仅规定了考核的内容和时间,还规定了考核的目的、奖励和处罚办法,使其制度化、法律化。

到秦汉时期,我国封建社会有了比较系统的法典,如《秦律》《汉律》。在公共健康的保护方面,《秦律》中规定,诸侯国有来客,用火熏其车上的衡轭。用火熏的方法去除来自各诸侯国马匹身上的寄生虫,以防止境外的各种有害细菌和疾病传入境内,这应该是中国法制史上最早的出入境检疫法。汉代为了加强对医生行为的管理,规定对那些以行医为名装神弄鬼、蛊惑人心的江湖骗子予以严惩。汉征和元年(公元前 92 年)夏季大旱,政府关闭长安城门,搜捕以"巫蛊"之术行骗的江湖医生。此外,汉代戍边制度中也有与医疗相关的法律制度。据汉代居延汉简记载,边塞地区在都尉府和候官均设立有医疗机构和官医,规定对士卒实行免费治疗。边塞还建有巡回医疗制度等,对士卒疾病进行登记管理。在军队医疗的药物供应、治疗方法和相应制度方面,都有一定保障制度。

隋唐以后，卫生法令开始有了比较详细的记载，医疗行为有了较为系统的法律规定。《唐律》是我国封建社会中最系统、最严密的法典之一，其中有27篇与医疾相关的律令。唐代对医疗行为的管理更加严格，首先强调要经考试合格才能行医，学习九年考试不及格者责令不得再考，这就要求医生必须有真才实学。其次，据《唐律疏议》记载：唐代法律中已经阐述了医生故意与过失犯罪的区别，并对医生误诊错治、针刺差错、卖药不实、贩卖毒药、行医诈伪等行为都规定了具体处罚措施。如医生处方用药及针刺错误而致死亡者，按律例徒刑两年半。对于医生过失杀人者，"以赎论"，就是疑罪从赎，凡是一个人有犯罪嫌疑而没有确实的证据，司法官吏也可按被控罪行论处，允许其以钱赎罪，从轻处理。对医术不精而致人死亡者，则采取严厉措施甚至处死。此外，为了保护军队的卫生健康，唐朝对军医要求也相当严格。军医如果不认真照料伤病员，要杖一百；如果将还没有死亡的伤病员加以掩埋，处以斩刑。主管部门不关心百姓疾病者予以严惩，不予医药救疗者，鞭挞四十，致死者徒一年。

宋代政府重视医学的发展，在民族医药、军戍医药、救治灾民以及狱囚医疗等方面均制定了政策和制度。宋律还规定，主管官员不关心属地人员疾苦，应给医药而不给者，分清过失与故意，予以不同的惩罚。宋代还颁布《安剂法》，规定医务人员人数及升降标准，这是我国最早的医院管理条例。宋代法医学迅速发展，宋慈所著《洗冤集录》成为死伤断狱的法典，也是后世法医著作的蓝本。此外，由于宋代帝王偏爱医学，重视医药文献的整理和编辑，在医药文献方面多次颁发诏令，包括颁布方书、征集校正医书、铸造针灸铜人、刻石方、修订颁布本草药典等，宋代对于鼓励医药文献工作采取了非常积极的政策，为我国医药文献的传播和推广作出了很大贡献。金元时期卫生体制沿袭宋代。《元典章》中规定"庸医以针药杀人者，杖一百七，征烧埋银"。"征烧埋银"是元朝开始出现的法律制度，指对枉死者的尸首经官验明，行凶者除按罪判刑外，家属须出烧埋钱予苦主，作为烧埋尸体的费用。元代振兴医学教育，要求学生学习"四书"，学习《素问》《难经》等医书，不精通上述医书者不得行医。针对当时医学教育的弊端，提出对"浅见寡闻"的医学教师予以责罚，严督所属学校遵行法规。

明朝时期重视宫廷医学的管理，御医诊视御脉，要由使、判、御医共同参看。御药从内局选用，药剂要写明药性证治之法，并要连名封记。烹调药物须有人校对监视，并详记年月及缘由以凭考察。京军及内地卫所军中的军医、边关卫所的医生、医士、医官由太医院派遣，岁终察其功过并予以奖惩。军医制度还规定，军士有病或负伤应马上申报，报病迟过一日者，罪在报迟之官。若因迟致病身亡者究其迟误，施以军法。清代《大清律》中进一步完善医生考核制度、医疗事故处罚法令等内容。庸医误用针药致人死亡者，在辨明情况后，视具体情况分别予以处置。

总之，在中国古代社会，随着医药卫生活动的开展，开始建立相关医药卫生制度，制定并实施了相应的卫生法规，推动了卫生发展和进步。

## 二、药品管理政策与法令

我国古代药品管理机构的设置虽然出现较早，但主要是围绕最高统治者及皇室和贵族的用药安全展开的。宋代以后逐渐出现从用药安全角度出发针对百姓的律法。直到明清时期，随着药品商业行会的出现，才逐渐形成官方与行会相互结合的律法制度。

西周时期，始有"医不三世，不服其药"的说法，强调药物应该由专业水平扎实的医生配制才能服用。唐朝是封建社会的鼎盛时期，重视各种典籍制度的制定。唐显庆四年（659年）颁布了我国第一部由政府编撰的药典——《新修本草》，该书记载药材近850种，比国外最早的《纽伦堡药典》（1542年）早800多年，《新修本草》又被认为是世界第一部由政府颁布的药典，是当时用药和药物律法参考的主要依据。同时，唐代律法提出，对贩卖假药致人死亡者实施最严厉的绞刑。

宋金元时期，国家重视药材的流通与制售。宋代设御药院，其主要工作是收集医方、采集生药、配伍药品、赏赐臣僚等，专门为宫廷服务，管理制度非常严苛，如南宋绍兴二十年诏书规定："御药院供进汤药方书不许传录出外，如违，徒二年。"皇帝及重要皇室成员的病情和用药情况严禁外泄。北宋时，政府建立并规范中成药的制售体系，凡官药局出品的成药，药局均加盖"和剂局记"四字印记，东、西、南、北四药局又各自有不同的印记。凡制作官药局假药，伪造官药印记者，依伪造条法处置，保护了官方药局的利益。宋代政府十分重视药品管理，《宋会要》记载有"大凡市井罔利之人，其他犹可以作伪，惟药饵不可以作伪"，对于制售假药者，杖责六十，戴枷锁在自己的药铺前示众三日，用律法来约束药肆的行为。元朝政府同样禁止售卖假药，对于假医为名，售卖药物，实则图财者，以盗者治罪。禁止买卖毒药和禁制毒药，对于买卖毒药者，只要有证据，就会罚款治罪，当时明令禁止使用的毒药包括乌头、附子、巴豆等。

明清时期，药业有了迅速发展，民间逐渐形成药品行业的商会，因此药品的管理由国家法律条规和药业行规制度共同规范，以约束药商行为、保障交易安全、维护市场秩序。各地药材行会一般会自发制定规章制度，尤其对于制伪售伪行为，药业组织会予以不同程度的惩罚，按照惩治力度由弱到强可分为财产处罚、名誉处罚、开除行会等。其中"财产处罚"是当事人通过缴纳一定数额的罚金或没收货物来抵消罪名，这也是明清国家法典中广泛使用的惩罚手段之一。"开除行会"指开除会籍的处分，这在当时是最严厉的处罚方式。例如在著名药都樟树，经药行公会开除的会员，行业内将永不再录用。与此同时，地方政府除依据政府法律外，大都对行会规章持认可的态度，遵循行会的意见，对不法药商处以强制性的惩罚和制裁。例如，咸丰二年，于氏兄弟打着同仁堂的名义制售假药，同仁堂将其告到衙门，五城都察院将卖假药的人戴上枷锁示众，并查封了药铺。

## 三、食品卫生政策与法令

民以食为天，粮食是人类生存与发展的物质基础。作为古代农业大国，历代统治者都十分关注食品卫生问题。早在《尚书·洪范》中就确立了"食为政首"的观点，《史记》中也有"王者以民人为天，而民人以食为天"的论断。当时不仅重视粮食生产，对食品卫生的各个环节也加以监管。对于食品卫生与疾病的关系，很早就有诸多论述，如《论衡》中记载："鱼肉腐臭有虫，醯酱不闭有虫，饭温湿有虫。"统治者意识到食品卫生监管的重要性，并由此制定了专门的食品卫生法。

《礼记·王制》中记载："五谷不时，果实未熟，不粥于市。……禽兽鱼鳖不中杀，不粥于市。"这是我国历史上已知最早的禁止销售不合格食品的官方文件。为了防止劣质食品引起的食物中毒，周代政府禁止未成熟的果蔬粮食进入流通领域，说明周代人对劣质食品的危害性已有充分认识。两汉时期，食品行业迅速发展，政府加强了对食品市场的法律监管。张家山汉简《二年律令》中就有两条防止脯肉中毒的法律条文，规定如发现脯肉有毒，致人死亡、伤残或患病，脯肉售卖者必须立即将其余有毒脯肉焚毁；当焚毁而不焚毁者，均判以"赃"罪，依据"盗"法论处；此条律令同样适用于官府，且主管人员与事主同罪。以上反映出汉律对脯肉卫生管理的重视。

唐代食品卫生监管制度已经逐渐规范化。《唐律》已经能够对是故意还是过失售卖有毒食品加以区别，例如，售卖有毒脯肉按照主观态度、情节轻重、危害程度，分别予以惩治：第一，故意赠送或者售卖给他人食用，致人中毒者徒一年，致人死亡者处绞刑；第二，脯肉有毒不速焚，而致他人在不知情的情况下食用该有毒食品而死亡的，以过失杀人论处，并且要依法赔偿受害人的损失；第三，他人盗食因而致死致伤，所有人对此不承担法律责任，但仍据第二种情形按照"不速焚"定罪。

宋代商品经济繁荣，城市餐饮业也随之发展起来，城市中遍布酒楼、食店、肉行、饼店、鱼行以及售卖点心、干果、时令水果、肉脯等的店铺，品种繁多，且昼夜兼营。宋代政府制定了一系列食品管理相关的律令。政府对茶、盐、乳香、矾、酒曲等食品进行严格的质量控制。如《禁伪茶法》规定:"鬻伪茶一斤杖一百,二十斤以上弃市。"当时商人为牟取暴利,常在茶叶中掺入黄米、绿豆、炒面等杂物贩卖,私茶法明确禁止在草茶中掺入杂物,维护了食品质量和卫生安全。两宋时期的食品行业组织相当可观,有行、市、团、作等,既是饮食业集中的场所,也是一种行业自律组织。饮食业中还出现了既分工又互助的"四司六局",各司其职,互助互勉,同时在确保食品卫生与安全方面也起到了重要监督作用。

## 四、环境卫生政策与法令

自然环境是人类生存和发展的基础,中国古代非常重视环境卫生,很早就制定了相关的法令制度。

早在殷商时期,已有环境卫生相关法规,据《韩非子》记载:"殷之法,弃灰于公道者,断其手。"为保证街道的卫生和整洁,商代对公共场所的卫生制定了严厉的法律制度。周代专门设有"掌扫门庭"的小吏,制定了城市卫生标准。《周礼》中规定:"凡国之大祭祀,令州里除不蠲。"每逢重大节日或祭祀活动,各地都要进行大扫除,做好卫生工作。湖北云梦睡虎地出土的秦简中记载了秦国的法律,其中的《田律》被视为中国最早的"环保法"。《田律》中规定,春季不准乱砍滥伐,不得堵塞河道,夏季不得焚烧草木灰当肥料等,以用来保护环境。《汉书》记载"秦连相坐之法,弃灰于道者黥"。黥,是在人脸上刺字并涂墨之刑。由此可见,汉代虽然用黥刑取代了殷商断手的酷刑,但依然用严厉的法律来管理环境卫生。

唐代延续前朝环境卫生立法的传统,又设置专门的环境监管机构——虞部,管理京城道路的植树绿化工作。唐代政府下令官道不能随意耕种或砍伐树木,老百姓砍树当柴薪也是不允许的。据《唐律疏议》记载,居民如果在街上扔垃圾,要打六十大板。北宋时期,城内的汴河两岸居民经常将粪土、瓦砾等生活污物抛掷到河水中,政府加强对污染水域行为的打击力度,大理寺制定法律,凡将粪土、瓦砾等抛入运河者,杖八十。朝廷责令城都监、外沙巡检等多部门进行联合执法,加强保护城内环境卫生。后来,政府规定五家结为一甲,互相监督,通过河渠两岸居民互相监督的方式来约束随意向河渠中乱丢污物的行为。

明清时期,环境卫生的法制建设在前朝基础上继续发展,不允许破坏植被。如《大清律》规定:"盗园林树木者,予以刑事制裁。"人们对环境污染、蝇鼠虫害与传染病的关系有了更进一步的认识,采取了一些环境卫生措施,并在长期的实践中形成了一些有利于健身防病的风俗习惯。

正是由于古代社会重视环境卫生治理的法制建设,为环境卫生的治理创造了良好的制度环境,使中国古代的环境卫生治理取得了很多重要成就。

## 五、妇幼卫生政策与法令

中国历代统治者都十分重视人口数量,特别是战争时期,人丁兴旺对于封建国家来说显得非常重要。因此,古代政府都会采取一定的措施鼓励生育,并由此颁布一些保护妇幼卫生的法令。

在中国古代宗族社会中,子孙的多寡是家族兴衰的象征,正如《庄子》所言"寿富多男子,人之所欲也"。奖励生育是中国古代各个朝代都会推行的重要政策,尤其在战乱或灾荒之后,人口锐减,荒地锐增,政府就会公布一系列的政策鼓励生育。春秋时期,越王勾践在吴国受辱返国后积极鼓励生育,规定女子十七岁不嫁,男子二十岁不娶,父母就要罹罪受罚。汉代的生育政策主要是免除赋役,汉律规定:"人有产子者,免其征税三年。"到东汉章帝时,又重申了这条律令,并规定:"今诸怀妊者,赐胎养谷,人三斛。"又规定凡婴儿无父母亲属,或有子无力养食者,按照律文由政府给予补贴。清代重视人口数量,康熙五十年颁布"滋生人丁,永不加赋"的法令。清雍正年间,又陆续将丁税并入地税(摊丁入亩),用取缔人头税的办法来奖励生育。

在长期的生活经验中，人们已经逐渐意识到"男女同姓，其生不蕃"，对婚配对象提出限制。秦朝的律法规定，同姓、近亲不得婚配，把近亲婚配看作是一种严厉的罪行，甚至会诛之于市。唐代的《唐律疏议》中也有"同姓为婚徒二年"及"凡曾为同姓缌麻之妻及为舅妻和外甥妻而更相嫁娶者，其夫尊卑有服嫁娶，各徒一年，并离之。又同姓缌麻以上为婚者，以奸论"的规定。缌麻，在这里指五服以内的亲属。宋代的《宋刑统》中有禁止尊卑之间、同母异父姐妹、妻前夫之女及姑表堂姨之间婚姻的法令。《明史·刑法志》中也记载："姨之子，舅之子，姑之子，皆缌麻，是曰表兄弟，不得相为婚姻。"把表兄弟姐妹也列为近亲范围，禁止婚姻。这一规定被以后历朝所沿用。至清光绪末年，才在律文上将禁止同姓为婚改为禁止同宗为婚，使我国的婚姻制度和种族繁衍向着科学化发展。

古代对妇女儿童也有一定的保护政策。隋代规定妇女在怀孕期间禁刑罚。唐代也规定，孕妇触犯法律要在产后一百天才能行刑，体现出人道主义精神。古人把对孤儿的怜恤简称为"恤孤"，恤孤是古代卫生政策的重要内容。早在春秋时期的齐国，就已专门设置"掌孤"一职，负责管理"慈幼"工作。自汉代开始，对孤儿的保护就被上升到了国家法律层面，例如针对无父母的幼儿，由官吏比定其年龄后将其纳入户籍管理中。宋代是慈善事业全面发展的时期，政府对不同的救助对象有着较为明确的规定，并颁布了一系列法规，如救助赤贫者的居养法，安置乞丐的惠养乞丐法，帮助灾民的灾伤流移法，资助贫民养育子女的助民举子法，收养遗弃婴儿的慈幼法等。清代全面推进慈幼机构的建设，据《清朝通典》记载，康熙元年，在京师广渠门内建育婴堂，并颁布育婴条例：凡收弃婴儿须登记姓名、出生年月日时，由官方出资雇乳妇哺育，允许他人或本家宗亲前来认领归宗。

# 六、传染病防控政策与法令

传染病防控不仅涉及百姓的生命健康，甚至还会影响一个区域乃至整个国家的政治、经济、文化、社会的稳定，动摇国家的根基。中国在传染病频发的古代就已意识到这一问题，并将传染病防控作为政府工作的重点之一，从不同层面加以管理，制定政策，颁布法令。

中国古代很早就形成报灾制度，并逐步完善与发展。地方发生疫情后，会迅速向中央报灾。汉代已有正式的报灾记载，《后汉书》中多次出现汉灵帝时"大疫，使使者巡行致医药"等类似的记载。两宋时期，政府规定"凡地方有灾者，必速以闻"。逾期报灾要给予罚俸、降级乃至革职的处罚。至清代，对于报灾的期限、程序、详略等进一步完善，顺治十年明确规定了报灾的期限："夏灾不出六月，秋灾不出九月。"疫情上报后，各级政府要根据情况予以救助。一般受灾的州县要先拟好灾册，灾册中要包含灾户姓名、所处村庄、受灾情况等，由受灾地方的乡保实地勘察后填报，再交给受灾地区的主管核对。然后灾册先后由知府、同知、通判等官员共同审核，并亲自到各自区域进行勘察，再将勘察记录申报上级，最后交到户部。户部还有可能会派员到灾区复勘。勘灾是灾情发生后的重要步骤，了解地方的受灾状况后，政府予以救助。

在救助过程中，诸如聚众施粥等方式容易引起民众聚集，加剧疫病传染。明代地方政府在救助时采取各种方法来避免人员聚集，如："城四门择空旷处为粥场，盖以雨棚，坐以矮凳，绳列数十行，每行两头竖木橛，系绳作界。饥民至，令入行中，挨次坐定，男女异行。有病者另入一行，乞丐者另入一行。预谕饥民，各携一器。粥熟鸣锣，行中不得动移。每粥一桶，两人舁之而行，见人一口，分粥一杓。贮器中，须臾而尽分毕。再鸣锣一声，听民自便。分者不患杂踏，食者不苦见遗。上午限定辰时，下午限定申时，亦无守候之劳。"从中不难看到，规定施粥秩序依次坐定，将男女分开，病者、乞丐分开施粥，有秩序地定时施粥方式，能够防止施粥过程中出现混乱，减少施粥期间疫病传染机会，缩短民众等候时间，使得整个流程安全顺利完成。

传染病需要及时处理传染源，否则会造成大规模流行。对患疫病人实行隔离是防止瘟疫蔓延的必要措施。早在秦汉时期，政府不仅通过法律措施实行对疫病者的处置，还对疫病的发现、隔离、治疗等都作了相应引导和规定。例如《云梦秦简》对疫情申报制度规定：乡里有了疑似病例，典甲（即乡长）有责任调查、报告，然后由上面派医生来检查，如果确诊，即行治疗，并采取隔离措施。《秦律》中规定将麻风病病人集中隔离并处死，这是中国古代首个关于麻风病隔离法律的记载，是在当时的医疗条件下采取的极端方法，对麻风病病人的处置方式过于残忍。宋代已出现专门用于隔离的医院。北宋崇宁元年八月，宋徽宗下诏在诸路建立"安济坊"，规定"以病人轻重而异室处之，以防渐染"，又规定需建立独立的厨舍，并要求居室、厨舍、汤药、饮食等分别置办。

对于传染病而言，患疫尸体是重要的传播媒介之一。古代每逢传染病流行时，都会出现"死者横藉，无棺以葬"的现象，这些染疫而死的尸体无疑会加剧疫情的传播。如南北朝至五代时期，战乱纷扰，疫病流行，对死而无收者，官方有集中处理的规定。宋元以后，各地均设有"义冢"，专门负责处理和掩埋遗尸，对消灭病原体、控制疫病传播起到了积极作用。清初天花流行，政府设置"查痘章京"一职，专司检查京城的天花病人，一旦发现，即令其迁出四五十里以外，并开始对外来海船实行海关检疫，以防痘疮、天花等传染病传入国内，这是我国最早的检疫制度。由于清政府的重视，我国天花在清代得到了控制。

## 第四节　医学教育及医学发展

人类为了把长期积累起来的医疗经验传给下一代，由此产生了医学教育。古代医学教育是不同历史时期传统医学理论与实践知识传承与发展的模式，它伴随着医学的产生而形成，是中国传统医学发展的重要组成部分。

### 一、古代医学教育发展模式

古代医学教育从最初的言传身教，逐渐发展为规模化的学校教育，逐渐形成由师承模式、家传模式、学校模式、自学模式和书院模式组成的中医学传承体系。

师承模式是中国古代传统医学教育最基本的形式。这种教育方式历史悠久，从文字未出现时便已形成，依靠师徒之间口耳相传，传递知识与技能。文字出现后，以面授和抄本相结合的方式传承。最早见于正史记载的师承关系是扁鹊。据《史记·扁鹊仓公列传》记载，长桑君将医学知识传授给扁鹊，此后扁鹊遍游各地行医。这种师徒授受的方式在古代非常普遍，是古代医家培养最常见的方式。

家传模式是中国古代医学教育的主要形式之一，其传承方式主要是在世医之家内部进行。医学经验与文献通过父辈传承至后代并不断发扬光大。尤其元、明两代，盛行子承父业的职业世袭制度。家传模式是古代医学教育中比较普遍的现象。

学校模式是古代官办医学教育的主要形式。据记载，我国历史上最早的官办医学教育始于南朝刘宋年间，隋唐以后逐渐发展，包括中央政府建立的医学机构，如太医署、太医局，以及地方政府扶持的医学教育机构，如各州各府的医学校。相对于师承和家传，古代学校教育培养规模比较小，培养目标主要是为官方储备人才，且受到不同时期政策影响较大。

自学模式是学医者出于爱好或其他原因，在没有师传的情况下，以自学的方式获得医学知识的学医形式。我国历史上，如王肯堂、李中梓、徐大椿等许多名医，都是通过自学成才。自学通医一般不拘泥于一家，往往会有融汇创新。但自学通医对学医者个人素养的要求比较高。一些自学成才的医家通常会在自学的基础上再拜师访学，或私淑于前辈医家，即把自己所敬仰而无法亲自拜师学习的前辈当作楷模，从其著作中学习知识和思想。

书院模式是结合学校教育与师承教育的一种教学组织模式。书院是始于唐代的一种民间教育形式，它不仅是教学机构，也是学术研究机构。最早进行医学教育的书院是元代山东鄄城的"历山书院"，该院由历山先生所创，初时教授经学，后逐步发展到教授医学。

## 二、古代医学教育及医学发展

古代医学教育的发展过程与医学体系的形成和发展基本是同步的，在不同历史时期，有不同的成就与特点。

先秦时期既是中国医学理论体系形成的时期，也是医学教育发展的起点。早期，人类通过口耳相传完成各种技能与经验的传播。商代，医学知识以朴素的经验传承和神秘的巫医传承两种方式存在。西周以后，由于"天子失官，学在四夷"，文化学术出现下移趋势，民间诸子讲学兴起，医学教育在民间开始发展，进入了早期师徒传承阶段。"神农尝百草"的传说就是早期药物知识形成与传承过程的缩影。

秦汉时期，我国封建教育制度逐步建立和发展。先秦时期繁荣的私学在汉代依然十分兴盛，其办学层次和规模逐渐发展，既有经师大儒自办的"精舍""精庐"等，也有教授儿童的小学，即"学馆""书馆"或"书舍"等，在蒙学教育中开始普及医学知识。其中，识字书籍《急就篇》中介绍了西汉以前的动植物、药物、病名和人体生理、解剖等知识，用于开展医药知识的启蒙教育。与此同时，以家传或师承为主要方式的医学教育模式也逐渐发展壮大，形成以师徒传承和家传为主的中国医学教育模式主体。

晋代已有专门的医官开展教习工作。南北朝时期，官办医学教育初露端倪。刘宋时期的太医令秦承祖奏请设置医学校，这是我国政府官办医学教育事业的开端。南北朝时期，家传医学非常兴盛，多以士族为著，如东海徐氏、馆陶李氏等，尤其是徐氏在南北朝世医中最为贵盛，祖传六代，出名医 11 人。

隋唐时期政府兴办医学教育，形成较完整的医学教育体系。隋朝始建太医署，是我国历史上有明确记载的最早官办医学教育机构。隋太医署的教学人员有主药、医师、药园师、医博士、助教、按摩博士、咒禁博士等。隋炀帝时又增加医监、医正。隋代医学教育分为医学教育和药学教育两部分，设四科，即医师科、按摩科、祝禁科和药学科，是官办学校分科施教的开端。唐代官办医学教育在继承隋制的基础上逐渐完善，唐代太医署不仅是一个医学教育机构，还是集医疗、研究和行政于一体的行政机构。唐代开始，又逐渐形成从中央到地方的较为完整的医学教育体系。唐代地方政府设立的学校在府有府学，在州有州学，州、府以下在县有县学，县内又有市学与镇学。其中医学直隶于中央，受太医署管辖。把医学推广到全国范围内，是唐代医学教育的一大进步。由于唐代对外交流的繁荣，周边国家派遣留学生来我国学习医学。同时，中国也派遣包括医家在内的很多学者去国外学习和讲学。著名高僧鉴真东渡日本时，由于其学识渊博，且深明医理，曾经在日本授徒讲述医学，被日本人尊为"日本的神农"。唐代医学教育的完善为后世学校式医学教育的发展奠定了坚实的基础。

宋金元时期是医学发展的鼎盛时期，也是医学教育发展的繁荣时期。宋代政府重视文化教育事业，王安石变法后单独设立太医局，成为独立的医学教育机构。太医局设有提举一人、判局两人、每科教授一人，医学生的规模达到三百人，分为大方脉、小方脉、风科、眼科、疮肿兼折伤科、产科、口齿兼咽喉科、针灸科、金疮兼书禁科等九科，实行"三舍"教学法。宋代也在全国州县设立地方医学，文献中常将中央医学称为太医学，地方医学称为州县医学。元代的医学教育仍沿宋制，但分科方面由九科扩大到十三科，规定三年一次考试，及格者可到省、中央再试，录取后可成为医官。元代设有医学提举司，总管全国医学教育。《元典章》中提到，太医院医学教授从全国选拔时,要由各地逐级考试保送,最后到太医院则由诸路医学提举司复试,确实合格才能录用,医学提举司是直接管理医学校并负责选任教授的政府机构。

明清两代则由太医院兼管医学教育,官办学校教育与宋元相比较变化不大。明清时期,随着书院的发展与繁荣,书院式医学讲学开始兴起。钱塘医家卢复与卢之颐父子,在浙江一带享有盛誉,并撰有多部医著。他们以所撰著作为讲义,开坛讲述医学,听讲者颇多,影响深远。其中,学生张志聪继承卢氏的讲学事业,于1664年在钱塘胥山侣山堂办书院讲授医学。张志聪故后,由高世栻主持侣山堂讲学,一直延续到清代光绪年间。侣山堂书院集讲学、研经、诊疗于一体,不但精究医典,还精于临证,并且首创集体编注医经的先例。清代,医学入门书籍与医学通俗读物逐渐兴起,涌现出《本草易读》《汤头歌诀》《医学心悟》《医学三字经》等普及医学知识的通俗读物。这些著作深入浅出、简明扼要,且便于诵习,对于普及医学教育、辅助教学都起到很好的促进作用。

中国医学教育历史悠久,在如此漫长的历史进程中,各种医学教育模式相互补充,对传统中医药学的延续、发展和创新起了至关重要的作用。

## 第五节　传统中医学的主要成就

中国传统医药学是中国古代先民在与疾病斗争过程中的伟大创造和智慧结晶,是世界医学体系的重要组成部分,为人类的卫生与健康作出了杰出贡献。

### 一、远古医药学的起源

自从人类出现,疾病与死亡便与之并存,伴随着人类对自身疾苦的认识和关注,医疗活动逐渐产生。根据考古发现,中国早在百万年前就已有人类生存,人类为了生存及健康的需要,不断在大自然中寻找防治疾病和创伤的方法,尝试发现各种动物、植物以及矿物质的作用,在与大自然的抗争中不断进步。

人工取火使人类从动物界中分离出来,火不仅使人类开始吃熟食,促进了营养的吸收,还能防寒保暖,减少野兽攻击带来的各种伤害,这对于促进食物消化、生长发育及减少疾病都具有重要意义。与此同时,人类的居住环境在漫长的岁月中经历了从穴居、巢居到木结构及砖瓦建筑的重大变迁,居住方式的进步使人类的生存环境得到改善,促进了健康的发展。原始人类还逐渐学会了用禽羽兽皮、树皮桑麻制作衣服,预防寒冷、保护身体,改善了人们的生活,增强了人们适应自然界变化的能力。原始人在繁衍的历程中,从最早的自然杂婚发展到族内群婚,并逐渐过渡到族外群婚,婚姻形态上的演变和进步,有利于人类身体素质的提高,大大减少了遗传性疾病的产生。原始人在生活实践中的进步有利于促进自身健康,形成人类卫生保健体系的萌芽。

随着人类社会生产劳动的发展,人类从狩猎生活过渡到畜牧和农业生活,从原始人群发展至氏族公社。人们学会了制造各种工具,从石器、木器、陶器到金属工具,人类能够制造出越来越精细的工具。随着各种尖锐工具的发明,人们发现这些工具也可以用于治疗疾病,由此逐渐演化成原始的医疗工具。人们用砭石刺病,用锋利尖锐的石片来切割脓肿或浅刺身体的某些部位以达到治病的目的。古人在煨火取暖时因为火的温暖而缓解了某种病痛,从而得到了烧灼可以治病的启示,形成灸法的起源。新石器时代后期,制陶业进一步发展,炊具和食具越来越完善,使煎煮药物治疗疾病成为可能,为复方的产生提供了条件。

《淮南子·修务训》有"神农乃始教民播种五谷""尝百草之滋味,水泉之甘苦,令民知所避就。

当此之时，一日而遇七十毒"，《补史记·三皇本纪》有"神农……始尝百草，始有医药"的记载，生动地说明医药起源于人类的生产、生活实践活动。用针砭治病的起源很早，《帝王世纪》中提到，伏羲画八卦，所以六气六腑，五行五脏，阴阳四时，水火升降，得以有象，百病之理，得以有类，乃尝百药而制九针，以拯夭枉。这是我国早期制造和运用砭石、九针刺治疾病的生动刻画。这些成书于春秋战国至秦汉时期的文献记载，真实地记录了原始社会先民在同恶劣环境、气候条件的搏斗中，在同创伤、疾病痛苦的斗争中，在企图改善生产、生活条件和增强身体健康方面的斗争实践。

## 二、夏商周时期医药卫生经验的积累

自夏代开始，我国进入奴隶制社会，开始从原始农业逐渐向传统农业过渡，促进了农业的发展，创造了大量的物质财富，积累了丰富的实践经验，为创造灿烂的中华文明奠定了基础。

夏商周时期，人们在长期的生产生活实践中积累了对疾病的认识，如殷墟出土的甲骨卜辞中记载了人体按体表特征和部位命名的单字，如耳、目、鼻、口、齿等，还出现了疾目、疾首、疾头、疾耳、疾鼻等四十余种疾病的名称。甲骨文中还记载了"疾年"（指疾疫流行之年）、"雨疾"（形容疾病来时，像降雨一样，很多人染病）等，这些也是对流行病的最早记录。殷商时期，医学被巫术笼罩，蒙上了一层迷信色彩。受巫术思想的影响，人们将疾病的产生归结为上天降灾和鬼物作祟等，治疗方法也主要是祭祀等巫术方法。西周时期，随着人类文明的发展，医学与巫术逐渐分开，人类对疾病的认识有了进一步提高。早期典籍《诗经》《山海经》《周礼》《礼记》《左传》中记载了与疾病相关的内容，在对疾病原因的认识上，人们已经从甲骨文记载的超自然因素的认知水平，发展到以自然因素为主的科学认识。在疾病的防治上，已经提出食疗、药物、针灸、按摩、洗浴等多种疗法，并且能够根据病位运用不同的治疗方法。尤其自春秋时期以来，诸子蜂起，百家争鸣，哲学的创始与发展空前繁荣，在哲学思想影响下，医学发展开始由感性认识走向理性认识，为早期医学理论的萌芽奠定了基础。

随着药物知识的丰富，人们对药物的认识有了进一步的积累，药物品种不断增加，《周礼》《诗经》《山海经》等先秦文献中都有关于药物的记载。《周礼·天官》中提出"五味、五谷、五药养其病"的说法。五药，这里指草木虫石谷，这是文献中最早记载的药物分类。夏代已发明了酒，酒被誉为"百药之长"，是最早的兴奋剂、镇痛剂和消毒剂，还可用于驱寒散瘀、通血脉、行药势等。商周时期，人们由使用生药材转变为使用煎煮过的熟药，由单味药转变为复方药，汤剂的出现有利于药效的发挥，并降低了药物的毒副作用，促进了药物治疗的发展。

夏商周时期，人们已有卫生行为的记载，日常生活中有洗脸、洗手、洗脚、洗澡的卫生习惯。周代还建立了较为完整的医政组织和对医生的考核制度，促进了医生技术水平的提升，对医学发展起到了积极的作用。

## 三、秦汉医学理论的奠基

秦始皇灭六国，建立了中国历史上第一个封建专制主义中央集权国家，并进一步统一文字、货币、车轨、度量衡等，促进了科技文化的交流和发展。西汉开始崇尚黄老之学，实行"无为"之治，董仲舒提出"罢黜百家，独尊儒术"，儒家思想成为官方哲学。

秦汉时期是中医药理论体系的奠基阶段。中医理论的奠基之作《黄帝内经》出现，标志着中医学理论体系已初步形成。《黄帝内经》是战国至秦汉之际，由许多医家共同完成的著作，凝结了众多古代医者的智慧。《黄帝内经》在理论上创建了"整体观念""阴阳五行学说""脏腑经络学说""病因病机学说"以及"养生预防学说"等，是研究人体的生理、病理、诊断、治疗和养生、预防医学的经典著作。直到今天，仍然有效地指导着中医的理论发展和临床实践。

《神农本草经》的成书标志着我国中药学理论体系的初步构建。《神农本草经》是我国已知最早的药物学专著，大约是秦汉以来，许多医药学家不断搜集整理，直至东汉时期加工整理成书。该书全面总结了东汉以前的药物学成就，内容包括药物的名称、产地、采收、贮藏、加工、炮制、辨伪、鉴别、分类、性味、功效、主治、宜忌、用法及药物的配伍应用规律等。此后，历代本草著作多将其作为蓝本，是我国主流本草著作的开端。

东汉末年，张仲景著《伤寒杂病论》，对东汉以前的中医临床经验进行总结，提出了六经辨证的范例，标志着中医临床辨证论治原则的初步确立。张仲景，名机，仲景为其字，南阳郡涅阳（今河南省邓州市穰东镇，一说今南阳市）人。他少时资质聪慧，尤好医术，曾拜同郡医生张伯祖为师，经过多年刻苦钻研和临床实践，医术远超其师。因其在临证上的卓越贡献，被后人尊为"医圣"。《伤寒杂病论》原书16卷，包括伤寒和杂病两部分，在后世流传中，被分为《伤寒论》与《金匮要略》分别传世。

西汉马王堆汉墓等医药文物的出土，在一定程度上反映了秦汉时期医药学的发展水平。早期文献中也记载了扁鹊、淳于意、华佗、董奉等医学家的贡献，秦汉时期中医药学理论体系完成了初步的构建。

## 四、晋唐医学的全面发展

晋唐时期是我国封建社会持续发展的时期。其间既有战事连绵、分裂动乱的南北朝时期，又有国家统一、强盛开放的隋唐两朝。尤其唐代是我国封建社会的鼎盛时期，医学也开始全面发展。

晋唐以来，随着新药品种不断增多，药物知识逐渐丰富，同时少数民族与汉民族交流的扩大，以及中外交流的日益加强、外来药物的传入等，使本草学研究出现了新成果。南朝陶弘景将《神农本草经》补充注释，著成《本草经集注》，对南北朝之前的药物学成就进行了全面总结。唐代政府在《本草经集注》的基础上，组织修订国家药典《新修本草》。南朝雷敩对中药炮制技术进行首次总结，撰写《雷公炮炙论》，奠定了中药炮制学的基础。与此同时，方剂学全面发展，多部颇具特色的方剂著作问世。东晋葛洪的《肘后救卒方》（简称《肘后方》）是现存最早的中医急症方书，该书简、便、廉、验，最早记载了青蒿抗疟，为后世抗疟药物的开发奠定了可靠的基础。唐代孙思邈撰《备急千金要方》与《千金翼方》（合称《千金方》），汇集唐以前医方6 500余首，因内容博大精深，被誉为唐代的医学百科全书。唐代王焘撰《外台秘要》，是唐代又一部大型方书，具有重要的方剂文献学价值，对保存唐以前古籍原貌起到了重要作用。

随着医疗实践经验的不断丰富，医学理论的不断提高，临床医学的发展越来越专业化。西晋王叔和撰写的《脉经》是我国现存最早的脉学专著，确立了24种脉象的名称及寸口脉法的脏腑分候定位，使脉诊得到系统化、规范化发展。隋朝政府组织编写《诸病源候论》，对疾病病源和证候进行探究与总结。唐宋时期，我国现存最早的外科、伤科、产科、儿科、针灸科专著均已出现，如唐代蔺道人撰《仙授理伤续断秘方》是我国现存最早的伤科专著，唐代昝殷著《经效产宝》是我国现存最早的妇产科专著，唐末宋初的《颅囟经》是现存最早的儿科专著，魏晋时期皇甫谧的《黄帝三部针灸甲乙经》是我国现存最早的针灸学专著等。

晋唐时期，随着中外经济、文化交流不断发展，中医学与周边各国的交流也日益扩大，中国医学不断向海外传播，尤其对日、朝两国医学的发展产生了深远影响。

## 五、宋金元医学的繁荣

宋金元时期，商业贸易得到迅速发展，尤其两宋时期是古代科技史发展的高峰，医学界百家争鸣，流派纷呈，是医学发展的鼎盛时期。

两宋政府对医学事业十分重视。宋政府设立了较为完善的医药卫生行政管理机构，建立了国家药局，并颁布了世界最早的国家成药标准；设立历史上唯一的"校正医书局"，全面整理与编撰古医籍，使很多重要典籍的内容定型化发展，其流传影响至今；设立太医局作为专门的医学教育机构，促进了医学教育体系的完善；宋代加强文官统治，部分文人进入医学队伍，较大地提高了医生队伍的整体水平，出现了儒医；宋代政府重视方药学的普及，对官修本草和方剂典籍进行多次编修，除校勘外，还增补了大量文献资料和实际用药经验总结，成为官修本草与方书的高潮，对药物与方剂的标准化、规范化和普及推广起到积极作用。

金元时期，医学界学术争鸣蔚为风尚，医家们各自从不同的角度分说立论，大大地丰富了学术内容，金元医家思想争鸣，成为中医药学继承、创新、发展的里程碑。其中以刘完素、张从正、李杲、朱震亨最著名，被后世称为"金元四大家"。刘完素以"火热"立论，强调火热致病的病机，治疗上善用寒凉药物，被称为"寒凉派"，为后世温热学派的创立奠定了基础；张从正论病首重邪气，认为人体之所以发病，是邪气侵犯的结果，在治疗上倡导汗、吐、下三法祛邪，被称为"攻下派"；李杲以脾胃立论，阐发"内伤脾胃，百病由生"的观点，主张用甘温之剂来补益脾胃，被后世称为"补土派"；朱震亨提出人体"阳有余阴不足"的观点，在治疗中创用滋阴降火法，强调滋阴降火，被后世称为"滋阴派"。他们所提出的不同学术观点，极大地丰富和完善了中医理论，活跃了中医学术气氛，为不同学术流派的形成奠定了坚实基础。

临床各科成就显著。内科领域有许多独具灼见的学术主张，一批著名的医家和论著问世。在病因学方面，宋代陈言所著《三因极一病证方论》极具代表性，其将中医病因学说系统论述为三类，为后世病因的研究发展奠定了基础。外伤、妇科、儿科、针灸以及法医学等领域均有令人瞩目的突破性进展。元代危亦林撰写的《世医得效方》详细记载了多种骨折、脱位、跌打损伤的整复和功能锻炼，创立了"悬吊复位法"治疗脊柱屈曲型骨折，比英国的戴维斯（Davis）悬吊复位法早了600多年。此外，陈自明的《妇人大全良方》、钱乙的《小儿药证直诀》、宋慈的《洗冤集录》都体现了当时妇儿科和法医学的最高水平。在针灸学方面，灸法得到独立发展，王惟一设计铸造两具"天圣针灸铜人"，是世界上最早创制的人体经脉经穴模型，对针灸知识的推广和普及意义深远。宋代官府还曾组织了两次较大规模的尸体解剖活动。其中，宋仁宗年间由官府推官吴简主持并绘制了《欧希范五脏图》，简称为《五脏图》，是中国已知最早的人体解剖学图谱。

当时，中外医药交流非常频繁，尤其是大量香料药物的输入，丰富了中医的治法，扩大了治疗范围。

## 六、明清医学的继承与创新

明清时期是封建社会的后期，科技文化继续发展，人口大幅度增长，自然灾害频发，瘟疫多次流行，医学界对此不断创新，探索新的防治方法。明代中叶，西方自然科学随着传教士传入中国，对中国产生重要影响。医学在稳定发展的同时，取得不断的创新和进步。

这一时期温病从伤寒中分离出来，成为当时中医学发展的一大亮点。明末清初，战火纷纭，疫疠流行，众多医家在归纳、总结前人经验的基础上，从病因、病机、诊法、辨证论治等方面深化对温病的认识。医家叶天士创立了卫气营血的论治体系，吴瑭创立了三焦辨证的论治体系，使温病学最终脱离伤寒六经辨证体系，形成独立的辨证论治体系。温病学说蓬勃发展，涌现出明代吴有性的《瘟疫论》、叶天士的《温热论》、薛雪的《湿热条辨》、吴瑭的《温病条辨》等温病学经典之作。天花曾经是历史上波及面极广、危害严重的烈性传染病。我国古代医家为了对抗天花，创造了人痘接种术。清代，人痘接种术得到广泛推广，出现了痘衣法、痘浆法、旱苗法、水苗法等多种预防接种的方法。18世纪中叶，我国的人痘接种术传至欧亚各国，英国人詹纳在人痘接种法的启示下发明了牛痘接种技术，逐渐取代了人痘接种法。人痘接种术被誉为"人工免疫的先驱"，开创了人类预防传染病的新纪元。

明清医家重视书籍的整理与出版，尤其重视对前人医书的注释、考证、纠错，出现了许多注释名家，加深了对经典医的理解，充实了基础理论的内容，特别是清代受朴学的影响，借助校勘学、音韵学等知识，对经文的注释、校勘、考证达到了前所未有的高度。随着印刷技术的发展，书籍编辑工作日臻完善，出现了宏大的类书、丛书、全书体系，如《古今图书集成·医部全录》《古今医统正脉全书》《医学纲目》《证治准绳》《医宗金鉴》等集大成著作。在本草典籍的编辑、刊刻等方面也多有创新，出现了《本草纲目》这样里程碑式的本草典籍，全面系统地总结了中国 16 世纪以前的药物学理论和经验。方剂学方面形成了新的体例，增加了组方原则的理论性内容，更加重视方剂源流传变、方剂分类、功效、方解等内容的补充。其中，明代的《普济方》是我国现存最大的一部方书，几乎收录了 15 世纪以前所有保存下来的方书内容。

明清时期，临证医学进一步发展，不论是鉴别诊断还是对疾病的认识、治疗、预防，都有明显的进步。薛己所著《内科摘要》是我国医学史上第一本以内科命名的医籍。外科重视理论的探讨，发明了一些外科手术与伤科医疗用具，其中王肯堂的《证治准绳·疡医》中记载了多种外科手术的方法，其中许多是中医外科史上的最早记载，如气管吻合术、耳郭外伤整形术、唇舌外伤整形术，以及头颅、肩胛、颈部、胸腹、脊柱等部位外伤的急救手术与治疗。与此同时，医学界加强交流，徐春甫组织建立"一体堂宅仁医会"，是我国医学史上最早的民间医学学术团体，对于提高中医从业者的医德医术具有重要意义。唐大列主编的《吴医汇讲》是中国医学史上最早具有杂志性质的医学刊物。

明代中后期，西方医学开始传入中国，意大利传教士利玛窦用汉语撰写的《西国记法》中论述了有关医学的内容，是传入中国的第一部与西医相关的书籍。

（甄雪燕）

# 第三章

# 旧民主主义革命时期的卫生发展
# （1840—1919）

## 第一节　晚清时期的卫生发展（1840—1911）

### 一、西医传入与发展

中华民族素有吸收外来文化的传统，就医学来说，早在隋唐时期就吸收过印度古代医学，北宋时期又大量吸收过阿拉伯的医药知识，这些都丰富了中国传统医学的内容，但两次吸收都未形成双方对立的医学。而近代西方医学的传入，由于两种医学的哲学思想迥然不同，又由于1840年之后西医大量的传入与不平等条约相联系，故在近代中国形成了中西两种医学体系，并论争多年。

明清之际，耶稣会士已开始向中国传播西方医学，如利玛窦（Matteo Ricci）撰写的《西国记法》，龙华民（Niccolo Longobardi）、罗雅谷（Diego Rho）、邓玉函（Johann Terrentius）合译的《人身图说》以及邓玉函翻译的《人身说概》等医书。鸦片战争以后，外国人除在香港、澳门外，又在五口通商地区先后建立医院。随着医院规模扩大，外国医生需要训练中国青年为助手。1861年英国公使的医生雒魏林（William Lockhart）回忆他在广州医院里见到的中国助手说："这些青年人先前都受过良好的中文教育，后来又学会了英语。他们在医院里既是医生的助手，又是翻译。我耳闻目睹，对他们的造诣和治病中所显示出的才华大为惊叹。他们中不少人后来离开了医院，在广东省边远地区独立行医。"这些最早掌握西方医学知识的中国医生，成为我国西医界的先导。

与此同时，外国人与华人合译的西医著作也陆续出版，特别是合信（Benjamin Hobson）所著的五种医书，奠定了近代西方医学在华传播的基础。丁福保认为：合信氏医书5种，其说虽旧，而于全体、内、外、妇科，已粗备大略，此为西医入中国之始。合信的5种医书，确实从基础到临床、从诊断到治疗，比较系统地传播了近代西医学知识。此后，西医学便比其他西学更为有力地传播开来，在传统中医之外，另辟蹊径，并形成对中医学的挑战。

近代西方医学在中国的传播还有一个特殊现象，就是除了与列强侵略的政治、文化背景有关外，还与传教士的活动密切相关。不仅医院、学校大多是教会所设，而且译著医书也多出自传教士之手。传教士自称宗教与科学"相辅而行""并行不悖"，实际上，科学只是手段，传教才是真正的目的。

在西方，19世纪中叶以后，麻醉法的发明使外科手术有了进步的可能。中国民间有"西医长于外科，中医长于内科"的说法，因为当时西医内科治疗远远不如传统的中医。19世纪末，西方医学对微生物学，特别是病原细菌有了很多新发现；1895年X射线也被发现，不久即应用于医学检查；随后西方医学在安全输血和内分泌疾病、维生素缺乏症等疾病方面也有了许多新的发现。特别是20世纪以后，磺胺类药物的发明和青霉素的应用使西医在治疗细菌性疾病方面拥有了有效的办法，外科手术也成为治疗疾病的重要手段。从此，西医在中国得到较大发展，并为越来越多的百姓所接受，逐渐发展为一个独立的医学体系。在中国医学史上，第一次出现了中医学与西医学两种不同的医学体系并存的局面。

## 二、卫生行政机构的设立

清朝最后十年(1901—1911年),在帝国主义强大侵略势力及国内不断高涨的革命形势的压迫下,其统治者不得不对封建王朝这一庞大的政治机器进行改革。这些改革中也涉及医药卫生的内容,其中包括中央和地方卫生行政机构的设立,影响了之后北洋政府、南京国民政府的卫生政策。

### (一)中央卫生行政机构

**1. 卫生科**　1901年7月,光绪谕旨令各省饬练巡警。1905年9月,谕旨设巡警部,巡警部是集公安、民政、司法于一体的机构,分设五司十六科。五司分别为警政司、警法司、警保司、警学司、警务司,其中警保司分为保安科、卫生科等。卫生科有员外郎一人,总理科务;主事一人,办理科务;一、二、三等书记官若干。卫生科执掌为考核医学堂设置,考验医生给照,并管理清道、防疫、计划及审定一切卫生、保健章程。这也是我国政府机关的名称里第一次出现"卫生"一词,即第一次出现专管公共卫生的机构。尽管只是一个科,其历史意义不可低估。在封建社会里,只有太医院这个唯一的医疗机构,且专为皇室服务。遇有大疫,政府亦派太医院医官前去整治,可毕竟没有专管医疗卫生的常设机构,卫生科的设置适应了社会发展的需要。

**2. 卫生处**　1905年12月,设置京师内、外城巡警总厅,归巡警部统辖。内、外城巡警总厅分设三处:总务处、警务处、卫生处。卫生处掌清道、防疫、检查食物、屠宰、考验医务、药料,并管理卫生警察事。卫生处分设四股,包括:清道股,掌清洁道路、公厕,运送垃圾,禁止居民泼污水等;防疫股,掌预防传染病,种痘,检查病院、兽疫、屠场、食店;医学股,掌医学堂、病院情况,调查医生、药品、书籍,统计生死人数;医务股,掌救治疾病,稽查厂场卫生,制造药品事。

1906年,民政部设立,内、外城巡警总厅亦随之隶属,只是机构作了一些调整。总厅分设总务处、行政处、卫生处等分支机构。卫生处掌清道、防疫、检查食物、屠宰、考验医务。卫生处分设两科,包括:第一科,掌清洁、保健、防疫等事项;第二科,掌医务、化验、戒烟等事宜。京师作为首善之区,也代表着国家卫生事业的发展程度。内、外城巡警总厅卫生处的设立,开创了京城卫生清洁的新篇章。

**3. 卫生司**　1906年,谕旨改巡警部为民政部,仍设五司,分别为民治司、警政司、疆理司、营膳司、卫生司。卫生司有郎中一缺,员外郎、主事各二缺,七品小京官一缺,并设六、七品医官各一缺。卫生司下设三科,包括:保健科,职掌为检查饮食物品、清洁江河道路、贫民卫生及工厂、剧场公共卫生;检疫科,职掌为预防传染病、种痘、检霉、停船检疫;方术科,职掌为考医、验稳婆、验药业、管理病院。

### (二)地方卫生行政机构

**1. 巡警道设卫生课**　1901年各省陆续饬练巡警,已经不同程度地办理清道、建立公厕等卫生事项。1905年巡警部建立后,虽然开始管理各省巡警,但由于各省未建立统一的卫生行政机构,自行其是的局面仍不能从根本上改变。民政部时,依然如故。至1907年各省增设巡警道,各省的巡警制度才得以统一。"巡警道应就所治地方,设立警务公所……公所分四课如下:一、总务课;二、行动课;三、司法课;四、卫生课。"其中,卫生课"掌卫生警察之事。凡清道、防疫、检查食物、屠宰、考验医务、医科及官立医院各事项皆属之"。

巡警道设卫生课是我国直省机构中第一次统一出现医药卫生机构。至此,中央民政部卫生司与巡警道卫生课才成为一个系统,上下呼应,新的卫生行政系统才建立起来。这样,民政部卫生司制定的各种医药卫生政策,由巡警道的卫生课在各省具体贯彻实施,各省所办卫生事项,亦才不至于参差不齐。上通下达的卫生行政系统的建立,是我国新型医药卫生事业发展的根本保障和良好开端。1907—1911年,巡警道卫生课统一建立卫生室,负责医院、戒烟局、牛痘局及清理街道、修补厕所、检疫、管理水井等事项。

**2.州县卫生管理** 清末地方机构改革，地方自治成为热点。地方自治以专办地方公益事宜，宜辅佐治官为主，按照定章，由地方公选合格绅民受地方官监督办理。卫生是其中的一项，具体内容为：清洁道路，蠲除污秽，施医药局、医院、医学堂、公园、戒烟会，其他关于本城镇乡卫生之事。至此，从中央到各行省，到各州县，到各城镇乡，都有专门机构和人员来掌管卫生事宜，形成一个系统。由于清朝的覆亡，虽制定了一些制度、文件，但大部分条款来不及实施。

# 三、西医教育的肇始

鸦片战争以后，随着一系列不平等条约的签订，我国各通商口岸陆续设立了教会诊所或教会医院。据调查，1859年中国的教会医生有28人，1876年有教会医院16所，诊所24个。1897年教会医院增加到60所，1905年教会医院已达166所，诊所241个，教会医生301人，分布在全国20多个省。传教士医生来华初期，为了医疗上的需要，在医院或诊所招收中国学徒，教以浅显的医学知识，目的是训练他们担任护理助手工作。所以，早期的西医教育是在医院内，以师带徒的方式进行。但这种学徒式的训练方法成效不高，很难算得上是正规的医学教育，而且培养出来的人不能满足当时医疗上的需要。

## （一）教会医学校的设立

来华传教士逐渐认识到，要"以华制华"，举办教育事业是最具重要意义的，而早期教会医院的学徒式培养方法已不能适应客观需要。由于西医基础理论知识的不断丰富，诊治技术的不断发展，传教士欲将西医全部内容教授给学生，即将医学作为一门独立的知识体系在中国介绍、宣传、讲授，师徒的传授方式已不适宜。同时，19世纪中叶至20世纪初，在华的传教士医生和专职医生日渐增多，设立学校并开展系统的西医教学在客观上具备了条件。1863年9月《华北每日新闻》刊载的一篇社论，阐述了在中国创建西医学校的目的和可行性。在华的各教会组织为了使西医知识的传授纳入正常轨道，开始设立医学校。

最早的教会医学校是博济医学堂，成立于1866年（后更名为博济医院南华医学校）。继博济医学堂后，1884年美国安立甘会于杭州成立广济医学校，该校于1905年停办。之后，一些较重要的医学院校如圣约翰大学医学院（1896年）、夏葛女子医学校（1899年，原名广东女子医学校）相继成立，详见表3-1。根据1887年的一项调查，当时教会医院培养的学徒数量很少，在60所教会医院中，有39所医院兼收学徒，其中有5所招生人数超过10人。当时已毕业的学生约300人，肄业学生250~300人。这种学徒式的训练方法成效不高，很难算得上正规的医学教育，培养出来的医生也很难满足当时医疗上的需要。

表3-1 19世纪末至20世纪初在华开展医学教育的学校

| 年份 | 名称 | 地点 |
| --- | --- | --- |
| 1866 | 博济医学堂 | 广州 |
| 1884 | 广济医学校 | 杭州 |
| 1887 | 香港西医书院 | 香港 |
| 1889 | 史密斯纪念医院医学院 | 南京 |
| 1891 | 苏州女子医学校 | 苏州 |
| 1896 | 圣约翰大学医学院 | 上海 |
| 1899 | 夏葛女子医学校 | 广州 |
| 1904 | 共和医道学堂 | 济南 |
| 1906 | 协和医学堂 | 北京 |

20 世纪以前，教会所主持的西医教育，无论是过渡形式的教学，还是初具规模的医学校，教学格局基本类似，只是程度深浅不同而已。一般学制为 3～4 年，后期增至 5 年。课程设置有化学、生物学、物理学、解剖学、生理学、内科学、外科学、产科学、儿科学、五官科学、皮肤科学和药物学，教学内容集中在生理学、解剖学、化学、外科学和药物学，并且以实用性为主。以中国社会流行且中医较难医治的疾病为教学重点，临床教学集中在皮肤科、眼科及儿科。关于教学体制，受当时英美教学体制的影响，尤其受英国爱丁堡大学医学院的影响最大。那时在华的许多传教士医生，如德贞、马根济都是来自爱丁堡，中国有相当部分留学生，如最早的医学生黄宽即毕业于爱丁堡大学。这一时期中国的西医教育初具规模，开办的学校招收的学生人数虽然不多，但其教育形式、内容和质量与欧美的教育水准相比差距并不是很大。

### （二）中国人自办的医学校

1862 年清政府在北京设立同文馆，1871 年设立生理学和医学讲座。经美国传教士医生丁韪良（Martin W. A. P.，1827—1916）的推荐，同文馆聘德贞为第一位生理学教习，后又设立过医学班。所以一般认为，中国官办的西式医学堂起自同文馆。然而，同文馆的医学教育最初只是课堂讲授，没有实习。清廷于 1881 年开办医学馆。1898 年京师大学堂创立，1903 年京师大学堂增设医学实业馆，于 5 月 11 日开馆招生，讲授中西医学，并诊治病人，1904 年医学实业馆改成医学馆，1907 年医学馆停办，将学生全部送往日本。医学馆虽然只办了 4 年就停办了，但是为中华民国时期开设国立北京医学专门学校奠定了基础。

北洋医学堂是中国第一所官办的近代西医学校，创办于 1894 年。这所西医学校是由伦敦传教会马根济（Mackenzie）于 1881 年创办的总督医院附属医学校改建而成的，学制四年，不分科，教员包括中外医生，多为英国人，并以英语医书为课本，课程设置大体按照西方医学校的标准，设有解剖学、生理学、内外科学、妇产科学、皮肤花柳科、公共卫生学、眼耳鼻喉学、治疗化学、细菌学及动植物学。教学既有基础课，又有临床实践。医学堂的学生经过严格考试，由中国官方代表和外籍医生监督考核，共同签署毕业证书。1900 年因义和团运动而关闭，1902 年袁世凯恢复该学堂，改称海军医学堂。

1902 年袁世凯操练新军，在天津创办北洋军医学堂，1906 年由陆军军医司接收，改名为陆军军医学堂。1909 年又在广东设立陆军医学堂及海军医学堂，于是我国海陆两军均有培养军医的学校。

### （三）早期的医学留学活动

在西方医学传入中国的过程中，传教士医生意识到培养中国本土医生的重要性，他们开始以留学的方式，吸引中国学生出国学习，事实上是作为文化侵略的一种手段。同时清政府为了维持其统治地位，推行洋务运动，也开始向国外派遣官费留学生。19 世纪末至 20 世纪初，中国掀起了第一次留学高潮。

中国赴欧洲学习医学的第一人是黄宽。1847 年他随澳门马礼逊学校校长赴美，入麻省曼松学校学习，1850 年赴英国爱丁堡大学学习。1855 年毕业后回国，曾任海关医官，后来担任博济医院代理院长，兼负责博济医学堂的教学。中国女子留学学习医学的第一人是金韵梅，她进入美国纽约女子医学校学习，1885 年毕业，回国后担任北洋女子医院院长，在这所医院内建立了护士学校，培养护士人才。

1896 年，中国政府向日本派出第一批留学生，共 13 人。1905 年中国废除科举制度后，又有大量的学生赴日本留学。中日之间签订的留学生条约引起了美国政府的注意。1908 年美国国会通过罗斯福咨文，向中国政府正式声明，将中国偿付美国的庚子赔款的半数作为派遣留学生赴美之用。此后中国赴美的留学生也逐渐增加。

在 1906—1911 年间，有不少学习医学的留学生毕业。清政府依据学业分别赐予医科进士或举人。民国以后，留学生日益增多。他们回国后成为医疗卫生机构的骨干力量，对中国医疗卫生事业的发展发挥了一定的作用。

## 四、医药法规与疾病防治

1863 年海关税务司设立海关医务所，负责海港检疫等工作，这是中国近代最早的卫生行政机构。然而，海关医务所一直由外国人把持，直至 1930 年中国政府才收回海港检疫权。

1905—1906 年，中国五大臣（载泽、戴鸿慈、端方、尚其亨、李盛铎）出访外国时，着重调查各国法律施行情况，为回国后的法律改革作准备。朝野人士也有"以法治代替人治"的呼声。1907 年 9 月，任命沈家本、俞廉三、英瑞充为修订法律大臣，成立修订法律馆，陆续制定大清新刑律、民法等法典，其中便有关于医药卫生的法规。新刑律共有三章与医药卫生有关：第 24 章关于饮料水之罪、第 25 章关于卫生之罪、第 27 章关于堕胎之罪。新刑律和违警律中，虽然有医药条款，但毕竟不是专门的医药法规。清末已经出现了专门的医药法规。《医学报》记载有《浙江医药营业暂行规则》，共有 19 条。其主要内容为对医生营业的注册及对医生的考验，以及医生的行为规则。医生营业的注册，由医生注册所施行。已经注册的医生，经医生考验所考试合格后，发给营业许可证，丢失可补。国内或国外医学堂毕业的学生，其毕业证明书经查验合格后，发给许可证。如欲营业，还必须去医生注册所注册营业。医生犯罪，除受应得的刑罚外，还须申请巡警道暂停或禁止营业。平时，医生门前须写清诊金数额，不得无故提价，亦无故不得拒诊。最后声明，此规则先在省城杭州施行，其他府厅州县暂缓。通过以上条文可以看出，医生的直接管理机关是巡警道，对医生的管理比较严格。如能照章实施，与过去那种不管何人，背个汤头歌诀、买些药材即可营业的情形，有了本质的区别。

在巡警部的档案中，还存有外城卫生局拟定的管理戏园、落子馆及乐户的章程。其中戏园章程规定："便溺处所另修洁净，以重卫生。各园内四周须改治窗，开戏时支起，以便改换空气。"乐户规则规定："妓女不准带病见客，无论何症，立即送局诊治或另觅净室自行调治，以防传染，违必重究。"

另外，卫生司专为民政部制订了《本部卫生简章》，共 14 条。虽然规定的内容非常简单，无非置痰盂，不许毁坏花木、污损墙壁，不许倒污水及随地大小便等，但此前我国从未有过这样的卫生简章，故其意义不可小视。

由上述可见，清末的医药卫生法规是我国新型医药卫生行政管理的一个重要组成部分。

## 五、主要医学成就

### （一）基础医学的发展

鸦片战争以后，西方列强在中国推行殖民活动，各教会团体也纷纷派传教士来中国，以扩大他们的影响，其中一项重要的活动就是建立教会医院。随着教会医院的发展，传教士医生感到需要培养助手和进一步扩大西医的势力，于是各地教会陆续开办医学班，讲授西医课程，在这样的过程中，人体解剖学和组织胚胎学、生理学、生物化学、病理学、微生物学、人体寄生虫学等相应的基础医学学科开始发展。

### （二）临床医学的发展

19 世纪前半叶，西方医学在诊断和治疗疾病方面尚未取得突破，麻醉法、细菌学、X 射线等尚未被发明或发现，西方医学基本上仍因循传统的诊治方法。早期传入中国的西方医学只是人体解剖学和生理学，西洋医生直到 19 世纪中叶之后还主要是凭借种牛痘、治眼病或外科小手术等技法，以博得中国人的信任。19 世纪末期西方医学在认识和治疗疾病方面仍无根本性变化，这种情况直到 20 世纪才发生改变，主要表现在结核病等传染性疾病、中毒性疾病、热带病、营养缺乏性疾病等疾病的诊断与治疗方面。

19 世纪中叶是西医外科学在我国的萌芽起步阶段，各医院主持外科工作者均非外籍医生莫属。中国的医护人员从学徒式训练开始，陆续出现在诊所和医院中，从满足诊所和医院的实践中接受和学习西方医学。当麻醉、防腐、消毒等关键性技术在西方取得突破性进展的时候，这三项技术成为西医外科手术获得成功的重要前提，这些西方医学知识和技术也逐渐传入中国，并开始在阑尾炎、胃十二指肠溃疡、急性胆囊炎等普通外科疾病，以及骨科、泌尿外科、胸心外科、整形外科、肿瘤等手术治疗方面发挥作用。尽管这一时期外科学的发展仍处于初级阶段，但从外科知识、外科技术、外科医护人才培养方面都进行了准备，为中国外科学步入快速发展时期奠定了基础。

### （三）口腔医学的发展

眼耳鼻喉和口腔科是西方医学的分科方法。1840 年以后，耳鼻咽喉科伴随西洋医学的传入，逐渐在中国独立发展。

在 1840—1845 年间，英美法等国教会派大批传教士、医生相继在厦门、宁波、上海、福州等地设立西医院，有些医院设立了牙科。通过这些医院的牙科或牙医诊所的活动，将国外先进的近代口腔医学理论与技术陆续传入我国，使我国现代口腔医学有了缓慢的发展。除了一批传教士医生的积极作用外，早期我国即有少数学者出国学习西方口腔医学，回国以后应用近代口腔医疗技术开展临床治疗工作，并发挥重要作用。这一时期口腔医学治疗的临床疾病主要涉及牙体病、牙髓病、牙周病、口腔黏膜病、口腔炎症、口腔肿瘤、颜面神经疾病，以及涎腺与颞颌关节疾病等。

### （四）药学的发展

1840 年鸦片战争后，随着西方医学的传入，西方药学也传入中国。西药商业、西药工业、药物研究、药学教育逐渐兴起、确立，并以一种新的体系而发展。

西方医药学传入我国后，最初我国人民对西医抱着怀疑的态度，对西药不相信。之后随着教会医院的增多，教会医生采用送诊施药的办法，不断宣传推介，才使我国人民逐渐对西医西药产生信任。随着传教士不断地设立医院、诊所，开办医学学校，西医人数日益增多，西药的需要量随之增加，西药的进口数量逐年上升。于是在国内便形成了西药市场和西药行业，西药房也应运而生。当时的西药行业主要集中在东南沿海的通商口岸，后来逐渐扩展至内地，西药商业当时全部为外商所垄断。

19 世纪 50 年代开始建立的早期西药房，无论是外商或国人自己开办的较大规模的药房，如老德记药房、科发药房、中西大药房、中法大药房等药房，除经营进口西药外，都还能够制造一些品牌成药，但这些西药的制造多是零星的生产，未形成制药工厂或医药企业。中日甲午战争失败以后，外国药厂获得在中国设立工厂的权利，一些外商则开始在中国购买土地，兴建药厂。最早在中国开设药厂的外国人是英国人施德之，1900 年施德之在上海建立施德之制药厂。其后，也有华人开办药厂，如 1902 年梁培基在广州建立梁培基药厂。总体来说，中国制药工业的特点是"先商后工"，药厂大多脱胎于药房，由西药商业中分化独立出来。西药开始是作为帝国主义侵略商品而输入的，不是由中国自己生产的，中国的民族制药工业在很大程度上仍依赖外国。所以说当时中国的制药工业带有半殖民地的性质。从总体上看，在这一时期中国的民族制药工业发展中，能进行半机械化和机械化生产的大型药厂较少，而基础薄弱、技术落后的中小型药厂较多。

19 世纪中叶，在中国开设的早期教会医院也开始以训练学徒的方式培养西医人才，逐渐有少数人学习药物的配方制剂，这可算是培养西药人才的开始，后来逐渐发展为开办中级药科学校或训练班。至于高等药学（西药）教育的兴办是始于 20 世纪初，不是由外国教会兴办，而是由中国政府举办的。中国最早的药学教育机构为军医学校药科。1906 年，天津的陆军军医学堂创办药科，学制三年，后改为四年。我国近代药学研究则始于 20 世纪初，因为当时中国的制药工业不发达，所以在药品的生产方面基本是仿制或制剂加工。此外，开展了中药的化学和药理研究，但对于药物合成与分析、药剂学、药物临床等的研究相对较少。早期从事中药研究的人员主要是一些来自欧美或日本留学回国的留学生。

## 第二节　辛亥革命和北洋军阀统治时期的卫生发展（1911—1919）

1911 年，孙中山领导的辛亥革命推翻了清王朝的统治，结束了长达两千多年的封建君主专制制度，冲破了封建主义的藩篱，推动了中国民族资本主义经济的发展，促进了中国近代医疗卫生事业的进步与发展。1912 年元旦，孙中山在南京宣誓就职，成立了中华民国临时政府，改国号为中华民国。不久后，袁世凯窃取革命果实，于 3 月 10 日在北京就职，迫使南京临时政府迁往北京，建立了代表大地主和买办资产阶级利益的北洋军阀反动政权。

### 一、卫生行政管理体系

1912 年，南京临时政府内务部设立了卫生司，作为全国最高卫生行政领导机关，林文庆担任第一任司长。同年，袁世凯篡夺政权后，南京临时政府迁至北京，卫生司司长由伍晟担任。1913 年临时政府机构又作了调整，在内务部警政司下设卫生科，虽然机构缩小了，但其职责仍是领导全国卫生行政工作。当时，各地的卫生行政也相应由警察部门主管。1916 年，北洋政府重新恢复了卫生司，掌管传染病和地方病的预防、海港及铁道的检疫、医生和药品的监督与管理等，唐尧钦担任司长。1917 年由刘道仁继任。由于政局混乱，北洋政府的卫生司并未发挥积极作用。北伐胜利后，卫生司自然也就随着北洋政府的垮台而告终。

### 二、卫生防疫体系

在防疫机构方面，1919 年北洋政府成立了中央防疫处。这是民国时期由政府设立的第一个国家级防疫机构，其设立缘于 1917 年绥远暴发鼠疫，蔓延至山西，死亡 1.6 万余人。北洋政府因经费困难，求助于外国人管理的海关拨款进行预防工作。疫情平息后，用余款筹建中央防疫处，直隶于北洋政府内务部。历任中央防疫处处长一职多由内务部卫生司司长兼任。防疫处下设秘书室、第一科、第二科和第三科，分别负责各种急性传染病的调查、研究、讲习与治疗，各种生物制品的鉴定研究以及制造供应等事项。中央防疫处虽然号称"中央"，但其发挥职能之地只有北洋政府控制的地域，真正参与的防疫工作以京津一带为主。

### 三、中西医学的发展

鸦片战争以后，西方医学大量传入中国。在当时的历史条件下，一些民族虚无主义思想严重的人士不能正确地看待中医学，错误地把中医学当作封建文化的糟粕加以歧视和反对，排斥中医中药，激起了中医药界和社会人士的愤慨和不断抗争。

北洋政府以中西医"致难兼采"为由，在教育部第一届临时教育会议上，通过并颁布了《中华民国教育新法令》。该法令前后颁布两次（1912 年 11 月和 1913 年 1 月），均未把"中医药"列为教育学科，只提倡建立专门的西医学校。这就是近代史上著名的"教育系统漏列中医案"。该事件发生后，中医药界纷纷表示抗议，并组织了"医药救亡请愿团"，使得北洋政府教育部迫于舆论的压力，表示不是要废弃中医，但就中医能否加入教育系统这个根本问题，仍是含糊推托。同时，又准许新开办的中医学校在当地立案，这表示在实际中原则上不予反对。

（甄　橙　黄　颖）

# 第四章

# 新民主主义革命时期中国的卫生发展
# （1919—1949）

新民主主义革命是中国共产党领导的反帝、反封建、反官僚资本主义的革命。从 1919 年五四运动到 1949 年中华人民共和国成立，新民主主义革命历经党的创建、大革命时期、土地革命战争、抗日战争和解放战争五个历史发展阶段。新民主主义革命的 30 年，是为实现民族独立梦想而奋斗的 30 年，也是人民卫生事业创建发展的 30 年。可以说，"我们党从成立起就把保障人民健康同争取民族独立、人民解放的事业紧紧联系在一起"，在革命战争时期，中国共产党始终坚持"一切为了人民健康"的卫生工作原则，将卫生工作与中国革命具体实际紧密结合，科学对待中医药，为中国特色医疗卫生事业发展提供了宝贵的经验和指引。

## 第一节　党的创建和大革命时期（1919—1927）

在近代中国救亡主题下的国家出路探索中，辛亥革命的失败和北洋军阀统治使人们陷入深深的绝望、苦闷和彷徨中。一些先进的知识分子发起了一场新文化运动，倡导新思想、新思潮，掀起了思想解放的潮流，为新思想的传入尤其是十月革命后中国先进分子选择并接受马克思主义，创造了有利的条件。毛泽东曾说，"十月革命一声炮响，给我们送来了马克思列宁主义"，帮助中国知识分子"用无产阶级的宇宙观作为观察国家命运的工具，重新考虑自己的问题"。早年，马克思在写作《资本论》期间，就曾目睹霍乱、瘟疫在工人中频发，并且透过这一现象，挖掘卫生不公平背后的经济社会因素。恩格斯也曾指出，包括工人阶级卫生状况在内的状况，是"当代一切社会运动的真正基础和出发点，因为它是我们目前存在的社会灾难最尖锐、最露骨的表现"。马克思主义经典作家从人民政治立场出发，高度关注工人健康，不仅影响了中国共产党领导的早期工人运动，也为创建并发展人民卫生事业奠定了理论基础。

在中国共产党领导的早期工人运动中，对于中国工人阶级及劳苦大众的卫生健康给予政治上的关注，为改变工人阶级及劳苦大众的卫生健康状况、为争取工人阶级的健康权益而斗争，成为近代中国通过革命革新社会面貌的重要内容之一。1921 年 7 月，中国共产党的成立是开天辟地的大事，从此中国革命的面貌焕然一新。随后，在党的二大、三大和五大等报告中，均涉及关于如何发展人民健康的民生问题。例如，党的二大报告关于改良工人待遇中提出"工厂设立工人医院及其他卫生设备"。作为马克思主义政党，中国共产党在成立之初便极其关注工人健康问题，如何改善工人阶级生命健康状况也成为中国共产党领导无产阶级革命的目标之一。推动国民健康的历史使命在党独立领导中国革命的历程中逐步完善与发展。

## 第二节　土地革命时期党领导卫生发展的实践历程（1927—1937）

1927年大革命失败以后，中国共产党所领导的人民革命斗争进入了土地革命战争时期。在这一时期，以毛泽东等为代表的中国共产党人把马克思主义与中国具体实际相结合，非常重视革命战争与医疗卫生服务的关系。当时中国经济残破、文化落后、灾害疫病连年、人民卫生保健物质基础无从谈起的局面，给党领导卫生事业发展带来了许多复杂艰巨的困难。当时，做好根据地和军队中的医疗卫生工作，是保证士兵们身体健康，提高部队战斗力的现实需要，更是解决根据地人民群众就医需要和争取民众拥护支持，取得革命战争胜利的重要保证。以革命根据地为依托，在井冈山时期、中央苏区时期以及后来的长征过程中积极探索建立各种医疗卫生制度，形成了具有革命战争时代特点的医疗卫生事业，也积累了党领导卫生事业发展的历史经验。

### 一、井冈山革命时期人民卫生事业初具雏形

大革命失败后，在全党寻找中国革命新道路而进行的艰苦探索中，毛泽东率领秋收起义部队上井冈山，创建革命根据地，开展工农武装割据的斗争，代表了中国革命发展的正确方向。这一时期，因井冈山革命根据地的建立，当地群众条件比较好，加之党政领导对军民卫生事业的重视和关怀，工农革命军第一师第一团以卫生队为基础，在宁冈茅坪建立了较为稳固的医疗所，这就是红军医院的雏形。

井冈山会师后，湘赣两省敌军发动"会剿"，伤病员增多。为减轻群众负担，1928年夏，毛泽东提出在小井修建一个较好的红军医院，使伤病员集中居住，便于治疗，便于管理。1929年建成"红光医院"，毛泽东在《井冈山的斗争》一文中记载："医院设在山上，用中西两法治疗，医生药品均缺。"

由于敌人的军事"进剿""会剿"和经济封锁，井冈山革命根据地的军民缺医少药，只得用中草药治病疗伤。老红军们回忆："红军医院的药品，开始主要使用中草药。"1928年，红军将攻占永新县城缴获的药材运到距宁冈茅坪不远的茶山源，在这里建立了最早的红军药材库。在这种极端艰苦的战争环境中，红军努力克服缺医少药困难，充分利用了井冈山地区的自然和社会资源来为医药卫生事业的发展创造条件。

在如此艰苦的条件下，红军卫生工作也同样注重公共卫生。1929年红军在向赣南进军途中，在东固休整一周，洗衣洗澡、烫虱子、治疗冻伤和脚伤等，这是红军进行的第一次有组织、有领导的卫生防病活动。

井冈山时期的红军医疗卫生事业是党领导卫生事业发展的重要源头，其间各根据地建设的红军医院，为以后中央苏区时期人民卫生事业的发展积累了人力、物力资源以及成功经验。这一时期红军官兵发扬的革命乐观主义精神、互助友爱的助人为乐精神、克服伤病困难的艰苦奋斗精神等也作为精神财富代代相传。

### 二、中央苏区时期人民卫生事业的发展

1929年1月4日，柏露会议在宁冈县召开，在国民党大军压境的严峻形势下，中国共产党作出了红四军主力放弃井冈山，向赣南、闽西挺进的重大决策。柏露会议的召开正式开启了中国共产党创建中央苏区的序幕。

1929年11月，红八军进攻通山、阳新、大冶市时建立了后方医院，该院还举办了看护训练

班，挑选政治条件好、有一定文化程度的男女青年，边工作边学习，毕业后充当看护。红五军攻克大冶市后，以燕复总医院为基础，成立了军团总医院。同时，还办了一个为期 8 个月的医务训练班。但在当时频繁的作战环境里，无论治疗也好，训练也好，都是在随军行动中进行的，对于重伤病员，仍然采取就地安置的方法。学员带头护理伤病员，给伤病员洗伤、敷药、做饭、照顾大小便等，积极协助红军完成收治任务。当时苏区所需的药品和医疗器械，主要来源于四个渠道：一是红军战场缴获；二是通过各种途径从白区购买；三是傅连暲、戴济民等医务人员加入红军时捐赠的；四是苏区内部自采自制。1931 年冬，中央苏区在于北区的琵琶珑村兴办卫生材料厂，因陋就简，生产酒精、纱布、绷带等敷料和中草药丸剂；湘鄂赣苏区的红二医院设立制药厂，加工自己挖来的中草药；红三医院用中草药制成白芷膏，治疗战伤，效果很好。这些自采自制医药和群众看护等极大地缓解了战时医疗卫生工作的压力。

中央苏区时期人民卫生事业始终重视解决军民健康的实际需求。由于文化和交通等方面的原因，在苏维埃政权建立以前，赣南、闽西广大农村群众不太注意卫生，喝生水、生病叫魂、停尸不埋、弃婴河内、乱扔死禽等旧俗恶习极为普遍。在国民党军队大举进攻苏区的频繁战争中，这些恶习更为加剧，致使各种烈性传染病在苏区时有发生，严重威胁了苏区军民健康。为此，中央内务部制定了《卫生运动纲要》，在这些法规条例指导下，各苏区工农群众和红军指战员开展了广泛彻底的卫生防疫运动，有效降低了苏维埃地区的传染病发病率，保护了军民身体健康，保障了红军的战斗力和苏区的生产力，提高了军民的卫生文化素质，改善了苏区社会风貌。苏维埃政府建立的卫生防疫机制以及实施的卫生防疫措施，从解决军民健康的实际需求出发把广大群众都动员了起来，并收到了切实的成效。这是党的群众路线在卫生工作中的体现，也为后来新中国提出的卫生工作方针奠定基础。总之，中央苏区时期党领导的医疗卫生防疫工作是中国人民卫生事业的开端。

中央苏区时期人民卫生事业的发展根据革命形势的发展而不断完善。古田会议之前，毛泽东就把建设较好的红军医院列为巩固革命根据地的重要条件之一，十分重视卫生工作建设，但如何建设人民军队的卫生工作，仍存在许多问题。古田会议则进一步明确了卫生工作不是单纯的医治伤病的手段，而是军队建设的重要方面。在这一时期，红军卫生工作原则得到了确立，卫生工作体系逐渐成形。1931 年 11 月 25 日，成立中央革命军事委员会，下设总政治部、总参谋部、总经理部、总军医处。总军医处下设医务科、卫生科、材料科、事务科。1932 年以后，红一方面军各部队卫生机构有了基本统一的编制。方面军、军团编设卫生部，师编设卫生处，团设卫生队，连设卫生员。医院根据性质和任务不同，分为野战医院、兵站医院、预备医院、后方医院等几种类型。尽管规定的组织机构和编制员额因客观条件限制并未完全落实，但由于确定了统一的部队卫勤编制，明确了各类卫生机构的职责任务和隶属关系，又将医院区分为不同类型，前后方医疗机构既有分工，又相互配合，使卫生勤务组织形成了体系。

## 三、长征时期的医疗卫生工作

1934 年 4 月，广昌失守之后，为了调动和牵制敌人，减轻国民党军队对中央根据地的压力，中央红军主力被迫实行战略大转移，开启了伟大的二万五千里长征。经过两年时间，红军三大主力成功会师，标志着万里长征的伟大胜利。在艰难困苦的长征途中，红军医务人员因地制宜开展各种医疗卫生工作，极大程度上保证了红军战士的生命与健康，为长征的胜利作出了不可磨灭的贡献。

长征途中战争频繁不断，中国共产党人和红军医务人员始终坚持及时救治和安置伤病员。为了摆脱敌人的围追堵截，不可避免会经历许多战斗，在这些战斗中红军都有一定的伤亡。卫生部门对伤员积极进行抢救治疗，能随队的轻伤员都随队行动，不能走的伤员尽一切可能由担架抬着。红军渡过湘江之后，部队在大山中行进，山路崎岖陡峭，一天只能前进十几里，上高山，过悬崖，十分困难，常常是走走停停，边走边睡，人困马乏。担架上的重伤病员，由看护扶着爬山越岭，困难更大。轻伤病员则拄着棍子走路。晚上在路旁露营，衣被单薄，蚊虫滋扰。饮食给养得不到保证，难以吃到熟食。医院的女同志们表现得尤为出色，她们除了照顾伤病员的治疗和饮食外，还替换民工抬担架。年过半百的老同志们经常步行，把自己的马让给伤病员骑。那些不能行动的伤病员，被分散安置在群众家中隐蔽养伤，纵然在白色恐怖包围之下，收留伤病员的老百姓也把伤病员当作自己的亲人照顾。正是由于官兵、军民、同志间相互关怀，发扬团结友爱的精神，始终坚持"一切为了伤病员的方针"，红军才能在艰苦的环境条件下继续行军。

长征途中地理环境复杂多变，中国共产党人和红军医务人员始终坚持有效开展卫生预防工作。行军是长征中的主要军事行动。行军前，医务人员会进行卫生宣传教育，指导战士穿好鞋，防止脚被磨出水疱或被磨破；装好开水，要求战士不喝生水。行军中，卫生人员跟随前卫部队行进，从前到后逐个排查了解发病情况。在大休息时，以班或排为单位挖临时厕所，离开时掩埋。每次休息，卫生员都检查病号，请卫生队医生医治，并指导"倒脚"活动，以增进下肢血液循环，防止静脉曲张和下肢溃疡的发生。到达宿营地后，督促战士们洗脚，烤干湿衣服，争取时间休息。卫生员还和连首长一起查铺，看战士们盖没盖好被子，是否睡好等。1935 年 6 月 18 日，红一方面军北上翻越海拔 3 000～4 500 米的高山，极易发生冻伤及急性高山缺氧反应。为此，卫生人员采取了一切能够办到的预防办法，如要求每人尽可能准备烧酒，临睡前喝一口御寒；要求尽可能多穿衣服或披毯子；出发前吃热饭，减轻负重；在山上行走不可停顿；呼吸困难时可慢走，深呼吸；体弱者骑马或牵马尾巴走，戴有色面纱预防雪盲等。

在长征途中吃穿用度物资补给困难，中国共产党人和红军医务人员始终坚持就地取材中草药来治疗。在处境极其困难和缺乏药品的情况下，医护人员想尽办法用代用品治疗。例如，用煮沸过的羊毛代替脱脂棉擦拭伤口，用酥油浸过的纸代替纱布敷盖伤口，用竹子制作镊子、探针等各种医疗用具，用草药治疗各种疾病，用缝衣针、线缝合伤口。经过医护人员的努力，治愈了一大批伤病员，补充了部队的战斗力。

长征途中人员流动性极大，中国共产党人和红军医务人员始终坚持加强培养医疗卫生人才。为了扩充红军的医护人员队伍，红军广泛吸纳社会上的医技人员进入医护团队，包括一些中医和土郎中，以此加强红军医护人员队伍建设。同时，红军也十分注重利用休整时机组织医护人员上课，这时的教员有孙仪之（教务主任）、苏井观、许德、周济藻等人。他们继续发扬艰苦办学的精神，用木板搭起来做课桌，用树墩做凳子，用锅灰涂成黑板，用白土代粉笔，用铁皮自制笔尖，用颜料自配墨水，用自制的蜡纸（毛边纸涂上蜡烛油）刻写讲义，用各种废旧纸张做讲义纸。军医班的第六期学员就是在这种条件下，于 1936 年 7 月在炉霍完成教学计划走上卫生工作岗位的。

## 第三节  全民族抗日战争时期党领导卫生发展的实践历程（1937—1945）

抗日战争是中国共产党领导的新民主主义革命历程中的一个重要阶段，党领导医疗工作是新民主主义社会工作的重要组成部分。中国共产党明确了"保障人民健康"的宗旨，从开展群众性卫生防病工作、建设边区医疗卫生体系、建立医疗救护队伍、发挥中医药优势、重视妇幼保健工作、加强医德医风建设、吸引国际卫生组织支持和正义人士援助等方面来推动医疗工作。这些都为边区军民提供了基本的医疗保障，在中国抗日战争史上写下了光辉的一页，为新中国成立后社会医疗工作的开展积累了宝贵经验。

这一时期卫生工作的指导思想可以概括为保障人民群众健康，提高全体人民的健康水平。土地革命战争时期毛泽东就提出"为伤病员服务"的思想，明确指出要全心全意"为伤病员服务"。

抗日战争时期，毛泽东指出医疗卫生健康工作的根本任务是"为全体军民服务"。1945年，他在《论联合政府》一文中强调广大医生必须具有"为人民服务的精神"。坚持人民至上，一切为了人民健康，是中国共产党领导医疗卫生事业的出发点和落脚点，也是最鲜明的特征。

## 一、开展群众性卫生防病工作

抗日战争期间，日本帝国主义的侵略加剧了各种传染病在中国各地流行，导致了大量人员伤亡和生产力下降。在这期间，各根据地军民并肩战斗、生死与共，广大部队卫生工作人员将开展群众性卫生防病工作看作自己应尽的责任和义务。他们帮助建立卫生组织和培养卫生人员，派出医疗队扑灭疫病，开展预防接种工作，帮助地方组织建立医药合作社，指导军民共同开展卫生运动，通过多方面的协同在根据地开展群众性的卫生防病工作。

这一时期的陕甘宁边区是中共中央和中央军委的驻地，是各敌后抗日根据地的总后方。从这一意义上说，陕甘宁边区党委领导开展群众性卫生防病工作能够在很大程度上代表此时各革命根据地群众性卫生建设的基本面貌。1939年1月，崔曙光、罗成德等18人向陕甘宁边区第一届参议会提交了题为"建立边区卫生工作保障人民健康"的议案，在议案中提出以下具体措施：提高人民卫生知识，实行清洁运动，注意个人与公共的卫生；在各县城及较大区镇，设立医药房，以从事防疫及治疗；破除迷信，取缔巫医，保证人民健康等。

为了能够更好地满足民众的卫生保健需要，从1944年开始，陕甘宁边区逐步建立起基层卫生保健组织——卫生合作社，宣传卫生知识、指导群众性卫生运动等。这些卫生保健的体制和机制，有力推动了陕甘宁边区群众性卫生防病工作。

## 二、建设边区医疗卫生体系

抗日战争前夕，红军到达陕北，重新取得了革命根据地作为依托，迅速地恢复了医院和红军卫生学校，加强了部队卫生建设，并在东征、西征战役中，恢复和发展了作战区和野战后方区的医疗护送体系，使部队卫生力量得到了加强，圆满地完成了战地卫生工作任务。伴随着部队整编，各级卫生组织也进行了调整，统一领导、名称与编制，改进了工作制度，健全了各级卫生领导机关和各类型医院，并加强了卫生干部培训和疫情防控工作，为迎接新的革命高潮打下了良好的卫生工作基础。

抗日战争时期，边区获得了相对稳定的环境。这一时期，边区经济也有了一定的发展，边区人民的生活有所改善。经济的发展，为边区建设提供了必要的物质条件，为其医疗卫生体系和网络建设奠定了重要基础。这一时期，边区的医疗卫生事业明确了各级医院的组织任务、规章制度、政治工作、物资供应工作；积极进行战伤救治工作，发展了战伤医疗救护技术、毒剂伤的预防和治疗；坚持卫生防病和保健工作；重视药材筹措、供应、管理；兼顾医学教育的在职训练、短期训练和学校训练等工作。抗日战争时期陕甘宁边区的医药卫生工作，有其特殊环境和条件，可以说是新民主主义革命时期中国医药卫生事业发展的鼎盛阶段。

## 三、建立医疗救护队伍

在抗日战争时期，由于部队高度分散，战斗频繁，交通也极其不便，后送伤员十分困难，在此情况下八路军各师各军区认真贯彻《暂行卫生法规》中的"救护工作条例"。由卫生队人员组成团救护所，下设手术、换药、看护、搬运组等，在主攻营后面选择有利地形展开工作，并对伤员进行初步救治，重伤者送往师或军区医院治疗；营卫生所战时改为救护所，前接后送火线下来的伤员，对其补充包扎；连队卫生员主要在火线抢救伤员，进行包扎止血、固定搬运，并培训战士使用急救包和裹伤知识，以便在紧急情况下自救互救。

各医疗机构在重大战役中均会组织力量到前方救治伤病员，针对后方医院创伤感染严重的情况，各级领导机构和卫生部门十分重视白求恩医生提出的医疗队上前线、开展初步疗伤的建议，由此更加推动了医疗救护队伍的建设。在抗战中后期，敌后战争异常艰苦，中共中央军委指出，"应加强战地救护""建立战地手术组及医疗小组"。此后，一支支医疗小分队分工明确，从事战场救护手术和分散隐蔽民间伤病员治疗工作，为艰难的反"扫荡"游击战争提供了极大帮助。

在医疗救护队伍的不断发展下，相较于第二次国内革命战争时期战伤医疗救护技术水平有了很大提高。火线抢救得到加强，早期的清创技术不断完善，战伤外科手术的范围也有所扩大，技术水平明显提高，这些进步为平型关伏击战、百团大战、冀中"五一"反"扫荡"等战役都作出了重大贡献。

## 四、发挥中医药优势

从土地革命战争时期开始，专业的医疗人才和药品始终是党领导医疗卫生工作的重要制约因素。抗日战争时期，为了更好地解决这方面的矛盾，边区一方面采取各种各样的制度性措施，多方面、多渠道筹措药品，另一方面深入发挥中医药在医疗卫生工作中的优势。相比西医，中草药在陕甘宁边区较为丰富，就地取材，开展群防群治，更能解决战争中的燃眉之急。

1941年5月26日，边区政府委员会开会专门讨论卫生工作，提出为解决西医缺乏难题，应加强对中医中药的研究，发挥中医药优势，使其优良部分逐渐科学化，以适应边区实际环境的需要。各级卫生机关都十分重视药材的生产自给，积极创办制药厂，以研制中药为主，卫生材料次之，也生产部分西药。陕甘宁边区卫生材料厂的药草主要来源于本地土产药材，该厂不仅能够中药西制，还能从中药中提炼醇剂及膏剂。在1943年11月举办的一次展览会上，八路军留守兵团展出了自采、自制、自用的中药材60余种。山东福山独立营在反"扫荡"斗争中，药品用完，指战员便就近上山采桔梗、远志、麻黄以镇咳平喘，采大蓟、地榆以止血，采山虾、大黄作泻剂，采马齿苋治痢疾等，从而战胜了疾病，保障了边区军民健康，为夺取战争的胜利发挥了重要作用。

## 五、重视妇幼保健工作

土地革命战争时期，中国共产党就开始重视妇幼保健问题，在党的文件和根据地政府的文告中，多次提到了妇幼保健的概念。抗日战争时期，傅连暲在《陕甘宁边区群众卫生工作的一些材料》中明确指出："在群众卫生工作中，首先存在着的是妇婴卫生问题。"这一观点受到了党的高度重视，边区政府在党的领导下，为促进妇幼保健工作的发展，制定和实施了一系列政策和措施，进行妇幼保健宣传、培养妇幼保健人才、推行新法接生及预防接种等，为广大妇女和婴幼儿的身心健康提供了一定保障。

边区和根据地的部队也先后制定了妇幼保健"条例"，以山东省战时推行委员会为例，1940年和1943年两次下发文件，对妇女干部及孕产妇保健、育婴工作作了详细规定。自1940年11月起，凡14岁以上的脱产女工作人员，每月每人发给卫生费5角（1942年增到15元）；产妇发给生育费20元（1941年增至30元）。产假期间给养、津贴照发；经医生检查有妇科病者，部队应尽力为之治疗；经期不参加剧烈活动，并休息3～5天；妇女分娩前后共休假三个月，供应米面并给临时津贴。对育婴工作的规定包括育儿供给标准，抚育费、保姆费数额及保姆粮等。这些直接和间接的措施不仅为推动抗战时期妇幼保健工作、促进广大妇幼群众身体健康发挥了重要作用，更是有效降低了孕产妇和婴幼儿死亡率，并为新中国妇幼保健事业发展提供了宝贵经验。

## 六、加强医德医风建设

在艰苦持久的抗日战争时期,随着医疗卫生工作的发展,我军形成了坚持"救死扶伤,实行革命的人道主义",坚持"全心全意为人民服务"的原则,这是中国共产党领导卫生事业加强医德医风建设发展的重要体现,也是我国卫生行业医德医风建设的理论基础。

抗日战争时期,我军卫生工作人员将"救死扶伤,实行革命的人道主义"看作自己的神圣职责。这一时期战争残酷,敌人封锁,医药物资缺乏,依靠人民群众将伤员安置在可靠的群众家中是较普遍的一种安置伤员的方式。凡寄放在群众家中的伤病员,卫生人员都必须记下村名、房东名和伤病员姓名,利用夜间去探望、治疗。广大医务人员将多治疗一名伤患、多救治一名病员视为自己对抗日战争所作的贡献,为此他们竭尽所能救治伤员,这本身就是对"革命人道主义"精神最好的践行。

抗日战争时期,我军医务人员以"全心全意为人民服务"为根本宗旨,在艰苦战争中,紧紧依靠人民,服务于人民,与人民群众同生死共患难,坚持为人民群众服务,为群众防病治病,救死扶伤,形成了军民一体的救护队伍。经过抗日战争洗礼,坚持全心全意为人民服务的方针已深深扎根于我军广大医务人员心中。

## 七、吸引国际卫生组织支持和正义人士援助

在这场以民族矛盾为基础的全民抗日战争中,中国的卫生工作不仅得到了国内广大人民群众的支持,还得到爱好和平的国际卫生组织的支持和正义人士的援助。以加拿大的白求恩大夫,印度的爱德华、柯棣华、巴苏等为代表的国际医疗队,深入敌后根据地,支援中国人民的抗日战争,他们以崇高的事业之心、无私的奉献精神、高度负责的工作态度和清廉的工作作风,为抗战中的卫生工作作出了卓越贡献。

毛泽东主席在《纪念白求恩》一文中,对白求恩大夫给予了高度评价:"从前线回来的人说到白求恩,没有一个不佩服,没有一个不为他的精神所感动。晋察冀边区的军民,凡亲身受过白求恩医生的治疗和亲眼看过白求恩医生的工作的,无不为之感动。每一个共产党员,一定要学习白求恩同志的这种真正共产主义者的精神。"

马海德医生不仅医术出色,也很团结同志,在延安医学书籍紧缺的情况下,他毫不吝惜地拿出自己的英文书籍与大家共同学习,共同讨论。为了克服语言障碍,他刻苦学习汉语,刚到延安没多久就能达到流利会话的程度,并在后来其他国际医疗队抵达延安时负责接待和翻译,为双方的工作和生活都提供了极大的帮助。

这些国际卫生组织和正义人士的国籍、种族、社会经历、个人情况各异,但是当中华民族处在历史上最危急的关头,最需要得到援助的时刻,他们却怀着共同的责任感和国际主义信念,从世界各地来到中国,不仅为抗日战争胜利作出了贡献,更推动了我国医疗卫生事业的跨越式发展。

总之,在抗日战争时期,边区初建的医疗卫生体系明确了各级医疗卫生机构的权责,有力地推动了医疗卫生事业的发展;开展群众性卫生防病工作、重视妇幼保健工作、建立医疗救护队伍,均体现了医疗卫生工作"全心全意为人民服务"的宗旨,提高了群众的身体素质;充分发挥中医药的优势、吸引国际卫生组织和正义人士的援助,有效地壮大了边区的医疗卫生力量,为卫生工作提供了人才和物质上的保障。

在艰苦卓绝的战争年代,这些措施不仅为缺医少药的军民提供了基本的医疗保障,还立足于现实情况促进边区的医药卫生事业长足发展,为新中国的医疗工作提供了宝贵的经验,为我们今天的医疗卫生事业的发展仍提供了许多值得思考和借鉴的经验。

## 第四节  解放战争时期党领导卫生发展的实践历程(1945—1949)

抗日战争胜利后,国民党一味推行独裁统治,在美国援助下,不顾《双十协定》和停战协议,不顾广大中国人民的和平请愿,于 1946 年 6 月以 22 万大军围攻中原解放区,全面内战爆发。解放战争先后历经战略防御、战略反攻、战略决战、战略追击阶段,1949 年 4 月,解放军占领南京,国民党反动统治覆灭。1949 年 10 月 1 日中华人民共和国成立,标志着中国新民主主义革命的胜利,揭开了中国历史新的篇章。

解放战争过程中,革命形势发生了很大的变化。首先,军队作战方式有了很大转变,从抗日战争及解放战争初期的游击战斗方式转为大兵团运动作战;其次,随着人民解放军在各战场的不断胜利,以城市为中心的解放区不断扩大,中国共产党必须开始探索城市管理的经验。1945 年至 1949 年,以推翻国民党统治、实现全国解放为主要任务,同时进行生产生活、新解放区土地制度改革、卫生制度建设等工作。战争的胜利带来了医疗卫生资源的迅速增加,卫生机构和卫生人员均迅速增多,为了配合战争新形势的需要,部队战时医疗卫生的革新、新的解放区政权卫生制度的建设都需要在具体实践中逐步完善。总的来说,这一时期中国共产党领导的医疗卫生工作的开展已经朝着专业化方向前进,在卫生防疫、公共卫生制度、医学教育、战伤救治、妇幼保健等领域初步形成制度模式,为全国解放后的卫生制度建设奠定了重要基础。

### 一、明确党领导卫生健康工作的重心

做好解放区军民的医疗卫生工作,是解放战争取得最终胜利的重要保障。解放战争时期,我国卫生事业可分为农村卫生和军队卫生两大部分。党领导下卫生健康工作的重心在农村。以毛泽东为代表的老一辈无产阶级革命家在革命战争实践中,以马克思列宁主义思想为基础形成的农村卫生思想,是毛泽东思想的重要组成部分。"农民卫生主体论"是毛泽东农村卫生思想的核心内容,具体可表述为"农民卫生是国民卫生的主体"。1945 年,毛泽东在《论联合政府》中指出:"所谓国民卫生,离开了三亿六千万农民,岂非大半成了空话?"他提出部队医务工作者要"为全体军民服务",要求边区医院免费为农民看病,关照医生对农民要随到随看。解放战争时期毛泽东关于卫生工作的论述和实践非常丰富,他强调农民卫生工作的重要性,明确了卫生工作的宗旨是为人民服务。

从卫生事业和共产党的性质看,卫生事业是为人类生命健康服务的事业,党的性质也决定了党领导下的卫生事业旨在全心全意为人民服务,而中国人民中农民占绝大多数,因此将农村作为党组织卫生工作的重点区域。从民主革命的性质来看,解放战争是新民主主义革命的一部分,新民主主义革命是无产阶级通过共产党领导的,人民大众的,反对帝国主义、封建主义和官僚资本主义的民主革命。农民问题是中国革命的基本问题,农民是中国社会构成的主体,农民是民主革命战争的主力军,民主革命的任务实质上是为了解放农民。从保证解放战争的胜利来看,只有把卫生工作的重点放在农村,为广大农民解决卫生困扰,才能让群众心向人民军队,得到群众的真心拥护;才能保护农村劳动力,促进农业生产,从物力和财力方面保障军队供给,解决军队穿衣吃饭的问题,破除敌人封锁。此外,人民解放军自身主要就是穿了军装的农民,广大指战员的亲属也是农民,农民群众的卫生工作做不好,会削弱我们的革命力量。从农村的实际卫生状况来看,我国农村地域辽阔,经济文化落后,卫生状况自然也十分落后。农村卫生设施差,农民思想愚昧迷信,卫生习惯不佳,导致各种地方病、传染病肆虐。解放前广大农民平均寿命只有 35 岁,婴儿死亡率较高,现实状况紧迫,亟待改善。

随着解放战争逐步取得胜利，新老解放区的农村卫生机构日益健全，包括卫生行政机构和医疗机构等。党和人民军队多次派遣医务人员组成专家组、医疗队进农村，为群众除害灭病，积极宣传卫生知识，在农村领导和组织多场群众性卫生运动。至1949年9月，除少数未解放的省，各地农村的卫生事业已逐步建立起来。

解放战争不同阶段，军队卫生工作的重点也有不同。抗日战争胜利后到1946年6月，蒋介石假意求和，邀请共产党进行和平谈判，暗地为发动内战做准备。中国共产党为尽最大努力争取和平局面，毅然赴重庆进行谈判，同时调整战略部署，加强应对内战准备。此阶段共产党军队卫生工作的重点在于建立健全各级卫生组织，整顿、接收医院；扩大医务院校数量、规模，培养更多卫生干部。战略防御、战略反攻阶段，解放战争全面爆发，解放军奋起自卫、勇猛反击。此阶段卫生工作重点在于医疗后送和战伤救治、建设卫生机构，如医院、药厂，加速培训卫生技术人员以应对战争需要。1948年战略决战前夕，各大军区组织召开卫生工作会议，制定各项卫生工作条例、制度，全面总结此前阶段的卫生工作经验，为战略决战做准备。战略决战阶段以及最后向全国进军阶段，卫生工作重点在于组织大规模战役的卫生勤务工作，做好伤病员的战伤救治工作；开辟新解放区卫生工作，大力防治新解放区地方病、烈性传染病；收编、改造国民党军队的卫生机构和卫生人员等。总的来说，解放战争时期我军的卫生工作有了较大进步，吸收了"二战"及抗日战争军队卫生勤务工作的先进经验，又在大兵团运动战和城市攻坚战中得以实践、发展。

## 二、初建医疗卫生防疫体系

为了保障全体军民的健康、夺取革命战争的胜利，中国共产党及其领导下的革命军队和地方政府始终重视卫生防疫工作。土地革命时期党领导下的卫生工作开辟了我国群众性卫生防疫运动的先河，此阶段为中国共产党自上而下、全民参与卫生防疫工作组织形式的初创时期。中央苏区成立之初各种传染病肆虐，1929年《古田会议决议》指出军政机关不能再像以前一样不注意卫生问题，以后要在各种会议中讨论卫生问题。土地革命时期，中国共产党卫生防病工作重点强调发动军民开展除害灭病的群众卫生运动；确立了"预防第一"的卫生工作方针；针对卫生、防疫、卫生宣传等内容作了关于实施方法的决议；建立防疫组织，包括基层组织和中央防疫委员会。在党和苏维埃政府领导下，苏区卫生防疫运动从无到有，再到决定在各地举行大规模的防疫运动。抗日战争时期，传染病加剧流行，根据地开展更为全面的卫生防病工作，发动根据地军民广泛开展群众性卫生防疫运动；建立基层卫生保健组织；注重培养卫生防疫人员；加强卫生知识宣传；派遣医疗队扑灭疫病；开展预防接种工作等。

解放战争时期，随着中国人民解放军作战规模和战略方针的转变，卫生防疫工作面临诸多新的挑战。东北战场上要防治鼠疫和冻伤，渡江南下后主要防治痢疾、疟疾和中暑，新解放区要防治血吸虫病和丝虫病等。中国共产党在这一时期初步构建了医疗卫生防疫体系，疫病防控的各种具体举措内容上科学化、系统化、精细化，形式上制度化、条例化，以规章制度的形式固定下来；通过开展群众性卫生防疫运动丰富了大兵团运动战、攻坚战背景下的经验方法；在卫生部工作纲领中明确"预防为主"的工作方针；广泛开展卫生防疫宣传教育；建立健全防疫组织；派遣更多防疫队等。此阶段形成的一系列防疫举措及经验方法，为新中国成立后的卫生工作奠定了基础。

预防是减少人民疾病与死亡的有效手段和基本方针，中国共产党在组织卫生工作中始终坚持预防为主。1933年，毛泽东在长冈乡调查时要求每个乡苏维埃发动广大群众的卫生运动，以减少甚至消灭疾病。这是毛泽东首次提出用群众卫生运动的方式预防疾病，此后群众卫生运动一直在共产党领导的卫生工作中延续下来，为保障军民身体健康、争取革命胜利发挥了重要作用。1945年，陕甘宁边区政府派出11个卫生工作队，赴12个县市开展防疫工作，办卫生人员培训班，建卫生工作站，对于改善县市居民卫生习惯和卫生状况起了很大作用。1946年1月公布的《苏皖边区临时行政委员会施政纲领》、1946 年 4 月陕甘宁边区第三届参议会第一次会议通过的《陕甘宁边区宪法原则》，均强调进行卫生教育以做好预防；1946 年 3 月，太行行署发布防疫指示，强调"防疫重于治疗"。这一切有力推动了各解放区军民群众卫生防疫运动的开展，成效显著。1946 年 4 月，林伯渠在陕甘宁边区第三届参议会上强调文化建设要"以消灭文盲和不卫生为中心"。延安总卫生部制定了《工作计划大纲》，规定从 1946 年起，预防医学实施成为解放区医学界的主要工作方针；1946 年冀晋解放区一些农村的天花、麻疹流行被当地驻军派去的医疗队及时控制。《陕甘宁边区 1946 年到 1948 年建设计划方案》专门就"国民卫生"提出了四大举措。针对预防、医疗工作，方案提出"动员全边区人民同疾病死亡做斗争，广泛地进行预防疾病瘟疫的卫生宣传教育"。1948 年 2 月 7 日，陕甘宁边区政府发布《切实组织好各地防疫治疗工作》的通知，指导各地防范大规模疫情流行，以保障边区群众的生命和健康，这为后来的疫病防治模式提供了经验借鉴。1948 年 5 月，东北行政委员会颁布了《传染病预防暂行条例》，疫情防控的通知报告、疫情处置等制度、举措已经能够做到科学化、系统化。1948 年 8 月通过的《华北人民政府施政方针》强调要进行可能的防病工作。

解放战争时期疫病横行，党和解放区政府在疫病防治中探索形成一套具备现代科学防控特点的传染病防治应对举措。以东北鼠疫防治为例，可窥见解放战争时期中国共产党领导下疫病防治工作的具体经验和方法。受平原地理环境、战火肆虐、人民群众生活习俗等的影响，东北地区鼠疫频发，给东北军民身体健康构成极大威胁。除鼠疫等传染病外，困扰东北人民的还有克山病、大骨节病、地方性氟中毒等，大骨节病导致东北地区大量青年无法入伍。日本投降后，中国共产党逐步建立东北解放区，内蒙古王爷庙地区突发鼠疫，后经铁路线向东北传播，一直到 1949 年秋才基本平息，同期还发生了霍乱。中共中央东北局和东北行政委员会采取了一系列行之有效的防疫措施，有效控制了疾病肆虐。首先，建立健全卫生防疫组织机构；通过开办防疫讲习所、卫生行政干部及医务人员训练班、大学与专科教育等多种方式训练与培养医务人员。据统计，1947 年至 1949 年间，仅东北疫区就先后训练与培养了 5 728 名基层防疫人员，他们在 1948 年至 1949 年的卫生防疫工作中发挥了相当大的作用。其次，宣传鼠疫防治知识。宣传普及卫生知识是防疫工作的一项重要措施。宣传媒介包括报纸，如《东北日报》的卫生专栏，报道内容包括各种传染病及地方病的症状、分类、预防、治疗等；还包括组织师生向广大农民宣传卫生防疫知识和防疫政策。宣传形式上除严肃报道外，还编写了诗歌、儿歌、秧歌等方便民间传唱。再次，开展捕鼠灭蚤的群众性卫生运动。卫生防疫工作是一项群众性工作，需要充分组织和动员人民群众积极参与。运动内容包括捕鼠灭蚤，打扫室内外卫生，整饬居住环境，寻找患疫尸体并处理等。动员方式包括：行政动员，监督、考评与奖励，时常组织卫生防疫竞赛并酌情奖励；卫生防疫人员言传身教，以防疫实际行动感染民众等；进行运动纠偏，指防疫人员通过认真纠正形式主义、投机取巧等错误偏向，耐心教育民众回归正轨。卫生防疫工作的顺利开展得益于卫生领导机关正确决策、及时决策、制定科学的防疫举措，更关键的是措施的落实。广大人民群众被群众性防疫运动充分调动起来，对执行、落实卫生委员会的各项措施抱有高涨的热情，防疫工作真正变成了党领导下的群众性工作，成效显著。解放战争时期，群众性卫生防疫运动的开展为新中国成立后的爱国卫生运动积累了宝贵经验。最后，实行普遍防疫注射、疫情报告、严格隔离封锁、科学治疗，加强药物研发和使用（包括中药研发）等措施。

解放战争时期实行的一系列卫生防疫措施改善了解放区的卫生防疫环境，初步建立起了较为完善的卫生防疫体系，培养出大量卫生防疫人员，有效控制了解放区烈性传染病的暴发与流行；改变了民众的生活习惯和思想观念，使他们获得了科学的卫生防疫知识，提高了解放区军民的健康水平。解放战争时期卫生防疫工作的经验和成果为新中国成立后党领导的卫生防疫事业发展，社会治理与建设的优化打下了坚实基础。

## 三、构建医疗卫生体系和网络

解放战争时期在党领导下的卫生工作，已建构起相对完备的医疗卫生体系和网络，包括提出了明确的卫生方针，构建起相对完善的卫生工作组织机构，重视卫生知识的宣传普及工作，建立起医疗保障制度和卫生防疫制度，探索战伤救护制度，做好医学教育与人才培养工作等。

### （一）提出了明确的卫生工作方针

1945 年解放战争前夕，毛泽东在中国共产党第七次全国代表大会上号召积极预防和治疗人民疾病，发展医药卫生事业，制定了"面向工农兵，团结中西医，预防为主"的卫生工作方针。解放战争时期，中国共产党军队在一切为了战争胜利的总要求下，始终坚持一切为了伤病员、一切为了部队健康的卫生工作指导思想，坚持"以军民健康为中心"的卫生服务政策。在医疗救护工作中提出"高度运动，大量收容"、阶梯治疗等方针。

### （二）建立了相对完善的卫生工作组织机构

随着解放军规模、战役规模的不断扩大，部队各级卫生组织机构也不断扩编，逐步形成了较为完整的卫勤组织体系。卫生行政机关方面，1946 年中央成立延安总卫生部统一领导解放区的医疗卫生工作，隶属于中央军事革命委员会，下设野战军、各大军区卫生部，兵团、军（纵队）卫生部，师（旅）卫生部，团设卫生队，营设卫生所，连设卫生员。医疗机构方面，设有医院、纵队（军）野战医疗机构、师（旅）野战收容所。医学教育训练机构方面，各军区（野战军）积极建立医科大学、医学院、医药专门学校、医务学校等，省军区、纵队还办了许多卫生学校。药材机构有制药厂和药材仓库。

### （三）卫生知识宣传和普及工作日常化

卫生知识的宣传和普及是预防为主工作方针的重要内容，党和政府始终把"宣传卫生知识，普及卫生知识"作为党领导卫生工作的重要方面。解放战争时期卫生刊物和书籍层出不穷，以《解放日报》的卫生报道为例：1945 年 1 月，版面设置上，由《卫生》副刊（专刊）改为《卫生》专栏；出刊频率上，由一月一整版变为 10 天左右出三分之一版，此整改系服务卫生运动更加蓬勃开展的要求，满足读者及时阅读的需求；报道内容上，以医学卫生常识、防疫知识和一些常见病的原因、症状、治疗以及党的卫生工作等为主，解放战争爆发后，新增了对前线医事的报道。卫生知识的宣传普及，使广大民众了解不少卫生知识，增强了其参与卫生预防运动的主动性，对防止一些流行病的传播、保障身体健康起了重要作用。

### （四）建立医疗保障制度

解放战争时期组织医疗卫生工作时，党和政府十分重视提升军队及人民群众的医疗保障水平。医疗卫生服务的可及性提升，公立医院提供服务的范围以及医疗队免费医疗的范围不断扩展，享有人群逐步扩大。1949 年 3 月，华北区颁布的《关于公立医院及医疗队免费医疗的决定》将免费医疗的对象定位在经济困难群体以及特殊急救情况。此外，解放区政府把工人的疾病保障作为重要工作内容，为新中国建立劳保医疗等制度积累了经验。

## 四、加强医学教育与人才保障

### （一）充分发挥中西医人才在医疗卫生事业中的作用

党提出对旧医生们的改造，是通过适当的方法教育他们吸收新观点、新知识，以使他们为人民服务。革命战争年代，毛泽东同志多次强调必须充分发挥中医、中药的作用，以应对根据地和解放区缺医少药的问题。1945 年 3 月 13 日，延安成立中西药研究会，强调使中医几千年的诊疗经验与西医的现代科学方法结合起来，亲密团结，创造新的医理医术，共同为边区人民服务。此外还有中西医药研究会、中医救国会、医务研究会等研究机构和学术团队全力进行防治疾病、战伤救护等工作。1949年9月,毛泽东在全国卫生行政会议上又一次强调团结新老中医与西医,为健康事业做贡献。医药方面,解放战争期间延安及各军区纷纷建立制药厂,部队所需药材70%出自自建药厂,所制药既有中草药,又有西药制剂。民间中医药人才进入各级医疗机构甚至卫生部发光发热,为革命战争的胜利作出了贡献。

### (二)发展医学院校

解放战争时期,除继续开办抗日战争时期成立的医学院校以外,陆续开办了新的医学院校。1946年,中国医科大学经过院校合并不断发展壮大;原白求恩学校扩充为白求恩医科大学;1947年莱芜战役后,华东白求恩医学院在山东军区鲁中山区的沙沟成立;1948年新办东北药科学校、华东军区药科学校、华东军区卫生技术学校、华东医学院、胶东军区卫生学校等,东北的兴山中国医科大学增设5个分校;凡较大医院大都开办了卫生学校。到1949年,军委卫生部有直属军医大学3所,各大军区创建的医学院校5所,各省军区也都创办了卫生学校。到新中国成立前,全军医学教育培养医生和司药约6 000人,全军护士以上卫生人员70%是自力更生培养出来的,他们后来都成为解放军和新中国卫生工作的骨干力量。

### (三)出版医药书籍、杂志

为了便利部队卫生人员学习,提高卫生人员的技术水平,全军出版了医药书籍776 220册,杂志126 750册,画册2 400册。众多军区卫生部都办有卫生书刊,华东军区卫生部办有刊物《医务生活》,教科书办有《急救学》,苏北军区卫生部办《医工通讯》,胶东军区办《医学文摘》,渤海军区办《内科文集》等,以书刊介绍医学相关知识和技术,满足了部队卫生人员的需要。

### (四)培养卫生人才

随着战争的胜利,解放区不断扩大,解放军作战规模也不断扩大,伤员激增,对卫生保障、战伤救治和卫生人员的需求增多。卫生领导机关采取多种方式培训卫生人员,学校教育与在职学习并重,为完成部队医疗卫生任务打造出一支能够经受战争考验的卫生干部队伍。联防军在1946年2月高干会议上作出决定,"关于在可能情况下各级卫生组织要努力办学校和各种专业训练班"。1946年春,陕甘宁边区政府和陕甘宁晋绥联防军卫生部共同组建西北医药专门学校,医科学制3年,药科学制1年,学生毕业后分配至野战医院、后方医院工作。1946年,为满足东北民主联军对卫生人员的极度需要,中国医科大学缩短学制为2年,学生毕业后边工作边实习,有力支援了人民解放战争。1946年5月,军委卫生部和联防军卫生部开办公共卫生训练班,学员包括卫生队长、护士长等60人,该班设置的目的在于培训在职军医预防医学知识和提高疾病防治技术能力,使其全心全意地为士兵、群众服务。在其带领下,各军区卫生部也相继开办在职医卫人员轮训班。1947年规定每个军区或纵队卫生部都要组织卫生学校或医训队。在解放战争时期,各卫生学校与训练班在极端困难的条件下,克服种种难题,为部队培养训练了数量较多、质量较好的卫生技术人员,为解放战争的胜利作出了突出贡献。

## 五、发展战时救护技术手段

为适应运动战和攻坚战的战斗需要,各野战军在作战时十分重视战时医疗救护工作。

### (一)建立了统一的卫勤指挥体系

要求部队加强统一协同,军区确定统一的卫生领导机关,负责领导、协调下属军区卫生部及其所属医疗机构的战时救护工作,逐步建立起统一的军队卫生工作规章制度。随着战事发展,有力保障了卫生领导工作效率,改变了各自为政的混乱局面。1948年1月,贺诚在东北军区卫生大会上强调在大规模战争中一切工作都要贯彻高度集中与协同思想,遵循一定的制度。该会议统一了东北军区卫生机构设置、机构编制和人员职务名称问题,制定了一系列卫生规章制度;统一了卫生干部管理制度；统一了卫生工作领导关系和任务分配，实现了全军区统一的卫勤指挥系统。

### （二）建立健全卫生组织机构

根据阶梯治疗任务，各野战军陆续建立了不同类型的医疗卫生机构，包括野战医院、兵站医院、专科医院、教学医院（附属医院）、疗养院、收容所等战伤救护机构。在解放区后方建立后方医院，负责伤病员的彻底治疗。以第四野战军为例，到1949年12月，其所属各类卫生机构包括：野战军卫生部1个，兵团卫生部4个，军、省军区卫生部18个，师卫生部64个，大单位卫生处5个，机关卫生科4个，后方医院、兵站医院32个，疗养院2个，野战医院14个，师休养所64个，团卫生队226个，卫生所110个，医学院校2个，药厂1个。延安和各战区都建立了制药厂、医疗器械厂。

卫生人才方面，积极采取措施扩大卫生人员队伍：开办各种训练班、卫生学校、专科院校等，培养了大批卫生技术人才；动员和接收地方卫生人员；留用日本卫生人员；接收国民党军队医院的一部分卫生人员等。各类卫生人员共2.8万余人。

### （三）阶梯治疗与后送制度

战争环境变化很快，为了满足战争的需要，部队卫生工作既发挥了抗日战争时期成功的经验，又吸收第二次世界大战中卫生勤务与战伤治疗的新成就，学习苏联在卫国战争中的阶梯治疗和伤兵分类等经验。1948年东北野战军（东北人民解放军）进入大兵团作战时期，卫生勤务的中心问题是如何对大批伤员多而不乱地进行后送、治疗。

1948年1月，贺诚在军区卫生大会上提出全面实施阶梯治疗的后送体系。东北野战军阶梯治疗可分为以下三个阶段。

第一阶段在连、营、团。连卫生员负责压迫止血、初步裹伤、包扎、骨折简单固定、隐蔽安置伤员、指导自救互救、提供包扎材料、后送；营救护所负责临时止血、矫正与补充裹伤、骨折固定、预防休克、紧急手术、派人护送；团即医生治疗阶段，结扎血管止血、纠正绷带、矫正骨折固定、防治休克、简单急救手术、注射破伤风和气性坏疽血清、填伤票、伤员分类。其中伤员分类是最重要的任务，分轻伤、重伤、传染病病人，方便后送。连、营、团卫生人员需掌握在战斗情况下抢救伤员的战术，包括战前准备、前沿突破救护方法、巷战救护手段等内容。

第二阶段为师卫勤机构。师卫生部收容所是野战治疗的重心，负责永久性止血、早期创伤手术、石膏绷带固定骨折、补注破伤风和气性坏疽血清、补填伤票、伤员分类安排、留治轻伤、组织接运主攻团伤员。

第三阶段是纵队及之后的兵站医院，依旧负责伤员转运过程中的治疗工作，包括补救手术、防治休克、留治轻伤、危重伤临时收治、组织接运主攻师伤员等。伤员送到后方医院，转运工作即完成，之后是完全治疗，直至恢复健康。

按各阶梯的主要任务来分，团以下卫生机构主要为战地救护，师卫生机构主要为战伤早期手术治疗，纵队卫生机构主要为分类转运与留治轻伤。

伤员转运坚持统一治疗原则，要求各级医疗机构明确自身的任务范围，保证既不重复治疗，又不中断治疗。伤员转运规定"三不转""四不转"等原则。建立按级检查制度，监督阶梯治疗工作的实施。

1949年1月，东北野战军后勤卫生部总结了辽沈战役的卫勤经验，下发了《战伤分段治疗的规定》，提出战伤治疗大体上分为三个阶段，即：第一线（野战区），主要是早期处理；第二线（兵站区），应为继承治疗；第三线（后方区），为最后治疗；并对各类伤在各阶段的处置，作了比较具体的规定。此后，随着战事发展，战伤救护制度不断完善，增加了山地救护、海上救护等内容。

### （四）注重野战军卫生防病工作

一是在部队中广泛开展卫生知识宣传教育，针对基层卫生人员进行卫生防病训练；培训卫生宣传战士，教育每位战士注重个人卫生。二是要求指战员严格贯彻落实卫生管理规章制度。三是禁止接触传染源，标记当地传染病病人居所，禁止接触。四是做好阵地卫生，即使在艰苦的环境和有限的条件下,也要采取措施做好阵地卫生,保卫战士健康。五是组织防疫队,深入部队进行防病工作指导;聘请地方有关专家传授防疫知识和检验技术。六是积极筹措防疫药品,发放防疫用具,如蚊帐。

### (五)解放战争期间医疗卫生工作的开展离不开人民群众的大力支援

第一,伤兵转运,运力是个大问题。成千上万的民工抬着担架,赶着骡马大车,紧跟部队前进。数以万计的伤员主要依靠支前民工从前方转运到后方。第二,由于部队医疗条件的限制,众多伤员依靠当地群众进行临时安置、生活照顾和医药护理。第三,民间医疗资源自愿支援部队作战,有效缓解部队缺医少药的困境。第四,地方支前机构给予大力支持,积极筹措物资供应部队卫生机关,不少伤员可直接转送到地方医疗机构进行救治。

### (六)医疗救治技术方面可分为战伤治疗技术、疾病治疗技术

解放战争时期,解放军的战伤救治技术在抗日战争救治经验的基础上,广泛吸收第二次世界大战外国军队,尤其是苏联红军在卫国战争中的战伤救治经验,经过医院对大量伤员的医疗实践,逐步发展提高,发展了一系列新技术疗法。华东野战军在鲁中垛庄召开第二次卫生工作会议强调,要在战伤处理时推广应用石膏绷带。此后,土法炒制石膏、自制石膏绷带技术在各个部队中传播应用。1948年1月,东北军区卫生大会上制定了12个战伤医疗条例,战伤救治技术更加规范化、制度化。条例规定了战伤新疗法的主要内容,包括早期切除术、间断交换绷带、石膏封闭疗法、战时特殊感染防治等。疾病治疗技术的发展包括冻伤、斑疹伤寒、回归热、疟疾、痢疾、血吸虫病的诊治等。

解放战争三年多时间里,在大规模的运动战、攻坚战中,收治伤员100余万人,治愈率达70%,其中不少人经过短期治疗后重返前线,仅华东战场经过治疗后重返前线的就有22万多人。

## 六、进一步发展妇幼保健制度

新中国成立前,全国人口的平均寿命仅35岁,婴儿死亡率在农村高达200‰,城市地区达100‰,孕产妇死亡率达15‰,妇幼卫生状况堪忧。在革命战争时期,党中央十分重视妇幼保健工作。毛泽东曾多次公开强调妇幼保健工作的重要性,他认为做好妇幼保健工作,有利于提高整个中华民族的身体素质,是取得革命胜利、进行社会主义现代化建设的一项重要工作。

### (一)妇幼政策、制度方面

1946年中央总卫生部保健科制定保育机关防疫八项原则,召开保育会议,防止保育机关儿童传染病的流行。1948年《华北人民政府施政方针》强调要培养妇婴医务干部。同年召开第六次全国劳动大会,继续把男女同工同酬和女工特殊保护列入工人运动的纲领中,加强妇女劳动权益保护。《婴儿保育暂行办法》和《产妇保健暂行办法》等妇幼保健政策措施不断出台,其中包含产假、生产补贴、保育补贴标准等具体规定,进一步保障妇女儿童的合法权益。政府配合妇女组织,以各种形式宣传普及妇幼卫生知识,鼓励新法接生,在农村广泛宣传妇女"放脚",多到户外活动。在生活上给予女干部、女战士、孕妇、产妇、婴儿各种形式的特殊照顾。

### (二)建立妇幼保健机构,培养妇幼医务人才

抗日战争时期,边区即建立起妇幼保健机构及妇婴卫生训练班,培养了一批妇幼工作者,推动边区妇幼保健工作全面展开。随着解放区的不断发展壮大,医疗卫生工作也日益细化,对特殊重点人群的关注愈加明显。解放区开始出现专门的妇婴医院,且产科、妇科、小儿科等专门的科室已然出现。卫生服务的可及性提升,产科实行全天候接诊,降低了难产率,对赤贫人群实施免费救治。

总之,这一时期中国共产党领导的医疗卫生工作在抗日战争卫生事业的基础上进一步发展,初步建立起相对完备的医疗卫生体系;初步构建卫生防疫体系,坚持预防为主,积极开展群众性

卫生防疫运动；发展医学教育，为革命战争培养有能力、有无产阶级政治觉悟的卫生队伍；确立战伤救治、妇幼保健等领域相关制度。解放战争时期的卫生工作为新中国卫生事业发展奠定了重要基础。

## 第五节　新民主主义革命时期人民卫生事业发展的特点

自中国共产党诞生到新中国成立，在新民主主义革命时期的不同历史阶段，中国共产党领导下的革命事业以夺取新民主主义革命胜利、建立新中国为中心任务和目标，以武装斗争为手段。党领导下的人民卫生事业是其中一个重要部分，并要为革命战争事业服务，对赢得革命战争胜利起了非常重要的作用。综观新民主主义革命时期人民卫生事业发展的实践，可概括出人民卫生事业发展在这一历史阶段"四个始终"的特点。

### 一、始终坚持党对卫生健康工作的领导

新民主主义革命时期，人民卫生事业发展始终坚持党的领导。党十分重视卫生健康工作的开展。土地革命时期，闽西苏区医疗卫生事业成就显著，在中央苏区建设过程中发挥着不可或缺的作用，这与党高度重视闽西苏区医疗卫生事业是分不开的。1929 年，毛泽东主持起草《中国共产党红军第四军第九次代表大会决议案》(史称《古田会议决议》)，明确了党要加强对医疗卫生工作的领导，健全卫生机构组织，任命有能力的卫生管理干部，"军政机关对于卫生问题再不能像从前一样不注意，以后各种会议，应该充分讨论卫生问题"。1933 年，毛泽东在《长冈乡调查》中强调"减少疾病以至消灭疾病，是每个乡苏维埃的责任"。1944 年毛泽东在延安大学开学典礼上致辞时提到："近来延安疫病流行，我们共产党在这里管事，就应当看得见，想办法加以解决。"

#### （一）党总揽规划卫生工作

边区第一届参议会通过了《陕甘宁边区第一届参议会对陕甘宁边区政府工作报告的决议》，其中明令强调："发展卫生保健事业，以增进人民的健康。"1944 年朱德在延安各界卫生动员大会上指出，要开展全边区的医药卫生运动，同疫病作斗争，做到"人与财旺"，表明党将开展群众性的卫生运动视为做好卫生工作的重要抓手。实践证明群众卫生运动确实是不可或缺、行之有效的重要手段。党提出医疗工作的指导方针，为做好卫生健康工作明确了发展方向和实现路径。1945 年毛泽东在党的第七次全国代表大会上号召积极预防和治疗人民的疾病，发展医药卫生事业，他亲自制定了"面向工农兵，团结中西医，预防为主"的卫生工作方针。1946 年《延安总部总卫生部一九四六年工作计划大纲》明确提出党领导下全体医疗卫生工作的指导方针是"预防为主"。在战时医疗救护工作中提出"高度运动，大量收容"、阶梯治疗等方针。

#### （二）适时制定符合实际的卫生政策和规章制度

从 1939 年 7 月始，边区政府陆续制定并颁布了《陕甘宁边区卫生行政系统大纲》《陕甘宁边区卫生委员会组织条例》《陕甘宁边区政府民政厅卫生处组织条例》《陕甘宁边区保健药社暂行条例》及《陕甘宁边区保健药社章程》(1940 年 3 月 13 日修改)，一系列卫生政策文件的实施，使得边区的医药卫生事业按既定规划循序渐进地发展起来。1939 年 11 月，边区第二次党代表会议通过了《关于开展卫生保健工作的决议》，强调卫生保健工作的重要性，要求与群众运动相结合开展卫生工作。关于战伤救护工作，1946 年 10 月，晋察冀军区卫生部制定《野战救护治疗工作暂行条例》。为培养卫生干部，1948 年 11 月，中共中央华北局发布《关于在职干部教育的决定》；1949

年8月，中共中央东北局制定《关于在职干部学习的决定》。

### （三）组建卫生健康工作领导机关

延安时期党组建了三大相互协作的卫生系统，分别是中央卫生处领导的中共中央系统属系、军委总卫生部领导的中央军委属系和边区政府卫生处领导的边区卫生系统。但凡遇到群众性重大卫生工作，三大系统均要在边区政府的统一领导下共同完成阶段性任务，尤其要重视农村的防疫和群众病伤救治工作。解放战争期间，党成立延安总卫生部统一领导解放区的卫生健康工作，下设野战军、各大军区卫生部，兵团、军（纵队）卫生部，师（旅）卫生部等。

### （四）党的领导人和党员干部以身作则

党领导下的卫生工作始终坚持预防为主的工作方针。1929年，朱德、毛泽东、陈毅率领从井冈山下来的红四军首次入闽，进驻汀州城。当时正流行天花，红军又是大部队集体行动，为了红军将士的身体健康，朱德带头接种牛痘。在他的带领下，半个月的时间里，红四军全体将士都种上了牛痘，避免了一场天花的大流行。抗日战争时期，为做好卫生工作，毛泽东、朱德带头清扫卫生、保持清洁，周恩来亲自在重庆购买医疗物资，推动边区疫病防治。为顺利开展群众性卫生运动，党中央和政府派遣党员干部深入群众，以身作则，以自己的实际行动来动员和感召人民群众。如遇到人民群众对党的防疫措施怀疑观望，防疫人员就亲自到群众家里抹墙、扫院子、晒被子、堵鼠洞、搬箱挪柜，亲身示范，让群众感受防疫效果。

## 二、始终践行"一切为了人民健康"的宗旨

中国共产党的宗旨是全心全意为人民服务。医疗卫生事业关乎亿万群众的生命安全和身体健康，医学的目的就是预防疾病、减轻病痛、治愈疾病和维护健康，要始终面向大多数人，要全心全意为人民的生命和健康服务。党领导下的人民卫生事业始终坚持"一切为了人民健康"的宗旨，这也是党的宗旨和群众路线在医疗卫生工作中的体现和要求。

土地革命战争时期，毛泽东提出"为伤病员服务"和"给老百姓看病"的思想，要求"对人民、对伤病员要满怀阶级感情"。抗日战争时期，毛泽东最早为卫生工作题词"一切为了人民的健康"。1939年1月，边区第一届参议会通过《陕甘宁边区第一届参议会对陕甘宁边区政府工作报告的决议》，号召发展卫生保健事业，以增进人民的健康。1941年，毛泽东在延安为中国医科大学第十四期毕业生题词"救死扶伤，实行革命的人道主义"。1941年5月，中共边区中央局在《陕甘宁边区施政纲领》中强调要通过开展各种卫生工作，达到减轻人民疾苦的目的。1942年，毛泽东为中央医院题词"治病救人"；1944年，他再次在延安为卫生展览会题词"为全体军民服务"，要求广大部队卫生人员不仅要尽力救治部队伤病员，而且要积极为农民群众治病。同年，毛泽东在追悼张思德的会议上强调，我们的队伍是彻底为解放人民和人民的利益服务的。1945年，毛泽东在党的第七次全国代表大会上作《论联合政府》的报告，号召"应当积极地预防和医治人民的疾病，推广人民的医药卫生事业"。这些论述明确指出了我国医疗卫生事业发展的根本目的，就是要始终把广大人民群众的生命安全和身体健康放在第一位，一切为了人民健康，为我国卫生事业的发展指明了方向。

解放战争时期东北疫病大流行，中共中央东北局和东北行政委员会秉持着"一切为了健康"的口号，投入巨大人力、财力、物力，实行防疫注射、药物研发、隔离封锁等一系列措施，有效防止了传染病的流行，保护了东北地区人民的身体健康。1945年，陕甘宁边区政府派出11个卫生工作队，赴12个县市开展防疫工作，办卫生人员培训班，建卫生工作站，对于改善县市居民卫生习惯和卫生状况起了很大作用。1946年晋冀解放区一些农村暴发天花、麻疹等传染病，当地驻军及时派遣医疗队，为村民治疗，同时向村民传授一些卫生防疫知识，通过一系列措施及时控制了疫病的流行。

### 三、始终坚持医疗卫生工作为军事斗争服务的原则

新民主主义革命时期，中国处于半殖民地半封建社会，社会主要矛盾表现为帝国主义和中华民族、封建主义和人民大众两大矛盾。中国山河破碎、生灵涂炭，中国共产党正是在中华民族生死存亡之际被饱受苦难的中国劳苦大众选出来的。1921年7月，中国共产党一经成立就担负起实现民族独立、人民解放与国家富强的历史使命，而要完成这个伟大使命，必须依靠党领导下的新民主主义革命的武装斗争手段，中国共产党一经成立就积极投身于实际的革命斗争活动中去。党领导下的医疗卫生工作要始终为完成党的历史使命而服务，要始终为军事斗争而服务，最大限度保存有生力量，紧密联系革命统一战线，为夺取新民主主义革命的伟大胜利而服务。

做好医疗卫生工作，从各个方面服务于新民主主义革命军事斗争。首先，做好医疗卫生工作保障了广大军民的身体健康，是提升解放军作战能力的需要。此外，毛泽东认为"加强卫生教育和优待伤病员是对士兵政治训练的良好方法"，红军初创时期缺医少药的情况一度打击了战士的战斗情绪，生病受伤若吃不起药、看不了病，十分影响军心和士气。后来党陆续组建各级各类医疗卫生机构，建立健全卫生工作条例和制度。做好医疗卫生工作为战士们解决了治病疗伤的困难，从而能安抚士兵情绪，增强士兵对党和人民军队的忠诚度和幸福感，提高战斗力。同理，党的医疗卫生工作也将敌方俘虏伤兵容纳在内，"对敌军的宣传，最有效的方法是释放俘虏和医治伤兵"，我军优待俘虏，对敌方伤病员及时予以治疗，打破了敌人的谎言和诬陷，征服了大量敌军，壮大了我军队伍。最后，做好医疗工作密切了军民血肉联系，巩固、扩大了人民民主统一战线。毛泽东认为如果单单动员人民进行战争，什么工作也不做，不能达到战胜敌人的目的，要把群众生活上的问题提到自己的议事日程上来，解决群众的穿衣吃饭问题、疾病卫生问题，等等。通过宣传卫生知识、派遣医疗队等举措为人民群众解决疾病卫生问题，解除群众遭受的病痛，有利于密切军民联系，获取广大人民群众对共产党军队的信赖和援助。

党领导下的医疗卫生工作实践始终为军事斗争服务。1948年1月，中央军委在《后勤会议关于卫生部门的工作决议案》中规定："在药品器材方面，目前处理办法，决定将陕甘宁晋绥全部现存药品器材，统一调制，具体决定，先取晋绥存药发给野战军，解决急用，联卫与边区存药交各后方医院补充，以解决目前战争之急需。"解放战争时期，东北是战争焦点地区，东北解放区卫生工作的重点在军队，坚持"一切为了支援解放战争"的卫生工作方针，将有限的医疗资源大部分用于支援解放军，为战争胜利而服务。东北全境与华北大部分解放后，党领导下东北的卫生工作方针转变为"军民并重"，东北地方性卫生事业逐步走向正轨。东北鼠疫大流行时，坚持"一切为了前线"的口号，严防疫病拉低战士战斗力、影响作战，也为了维护解放区民众的健康，中共中央东北局和东北行政委员会不惜投入巨大人力、财力、物力，实行防疫注射、药物研发、隔离封锁等一系列措施。尽管强制措施给东北人民的生产生活造成了某些不便，但保障了军队以及作战区的安全。

### 四、始终坚持为了群众、依靠群众的卫生工作群众路线

群众路线是党的生命线和根本工作路线，是以毛泽东为代表的中国共产党人在领导中国革命斗争的过程中把马克思列宁主义普遍原理同本国实际相结合的伟大成果。党的群众路线萌芽于党的创建时期，形成于中国共产党领导的土地革命战争时期，发展和成熟于抗日战争时期，并在社会主义建设时期、改革开放新时期以及中国特色社会主义新时代不断丰富与发展。1945年在中国共产党第七次全国代表大会上，刘少奇在《论党》（原为《关于修改党章的报告》）中指出：党的群众路线"是我们党根本的政治路线，也是我们党根本的组织路线"。党的七大党章在总纲和条文中都特别强调了党的群众路线，是建党以来第一次在党章中系统地阐述群众路线问题。党的七大前后，群众路线的内涵已经包括"一切为了群众、一切依靠群众"的群众观点，也包括

"从群众中来,到群众中去"的领导方法和工作方法,还包括到群众中去执行的政策要符合群众的需要和自觉自愿原则等要求。

中国共产党开展卫生工作始终坚持群众路线,做到一切为了群众,一切依靠群众。开展卫生工作必须为了群众,这是由党的性质决定的,并且在党领导的卫生实践中得到了证明。中国共产党是人民选出来的政党,中国共产党始终代表最广大人民的根本利益,秉持全心全意为人民服务的宗旨。中国共产党是马克思主义政党,始终坚持把马克思列宁主义思想同中国革命实际结合起来,思想上牢固树立马克思主义群众观点,一切以人民群众的利益为出发点。党领导下的医疗卫生工作始终为了人民群众的身体健康服务,始终践行"一切为了人民健康"的宗旨。

开展卫生工作必须依靠群众,做好军队卫生保障工作也必须依靠群众。党领导下军队医疗卫生工作的开展离不开人民群众的大力支援,在医疗物资补给、战场伤病员后送以及伤病员安置、照顾和医药护理等方面,人民群众都提供了诸多支持。没有人民群众的支持,就没有医疗卫生工作在军队的顺利开展。1929年,《古田会议决议》明确了人民军队卫生工作的性质和方向,必须走群众路线。毛泽东批评闽西蛟洋红军医院"与当地群众关系不良",由此导致医院难以得到群众的支持和补给,医院救治环境恶劣,进而影响部队的战斗力。他强调红军的医疗救治是无产阶级革命工作的重要组成部分,必须依靠群众,走群众路线。

做好卫生防疫工作必须依靠群众。卫生防疫工作中开展群众性卫生运动是我们党把群众路线运用于卫生防病工作的成功实践。卫生防疫工作如果仅靠卫生领导机关与卫生防疫人员的努力是完成不了的,必须使人民群众积极参与配合,充分发挥集体优势。人民群众的参与有效弥补了防疫人员、防疫手段与环境的不足,能最大限度地控制疫病。土地革命时期,疾病是苏区的一大仇敌。1933年1月,苏维埃中央人民委员会第31次常委会决定"为保障群众的健康,决议责成内务部举行大规模的防疫运动"。在党的领导和动员下,工农大众无论男女老幼,人人讲卫生、搞清洁,坚决破除顽固守旧邋遢的思想习惯,互相参观学习,搞竞赛评比,主动预防春疫。苏区卫生防疫运动直接降低了疫病发病率,保护了军民健康,提升了红军战斗力。

新民主主义革命时期,人民卫生事业的发展始终坚持党的领导,党总揽全局,高屋建瓴,指导卫生事业的前进方向,是人民卫生事业不断发展进步的根本原因。党领导下人民卫生事业始终坚持"一切为了人民健康",这既符合卫生事业的本质要求,也体现了中国共产党全心全意为人民服务的宗旨。革命战争的胜利离不开充足的卫生保障,党在革命战争时期领导的卫生事业始终坚持为军事斗争服务,为最终推翻"三座大山",实现民族独立、人民解放与国家富强的宏伟使命而服务。党发展卫生事业始终坚持群众路线,坚持为了群众、依靠群众的工作方法和领导方法。

## 第六节　南京国民政府统治下的卫生发展

在国民党统治下中国社会半殖民地半封建的性质没有改变,该时期初步构建了医疗卫生体系,医疗卫生教育体系在西方医学的传播与影响下逐步确立,来自西方的医学在中国的影响力日增,中医学的发展却备受阻挠。

### 一、医疗卫生体系的构建

#### (一)中央卫生行政机构

1927年,南京国民政府设立内政部,下设卫生司掌管卫生行政事宜。1928年改设卫生部,内设总务、医政、保健、防疫、统计5个司,另设"中央卫生委员会"作为设计审议机构,并公布了《卫生部组织法》。1931年,卫生部并入内政部,改称卫生署,机构压缩,将原来的5个司改组为总务、医政、保健 3 个科。1935 年，卫生署直隶行政院领导。1936 年 12 月公布了修正后的《卫生署组织法》，规定传染病的检验和预防由保健科负责。

抗日战争期间卫生署曾改属内政部，1941 年又重新隶属行政院，机构扩大，内设医政、保健、防疫、总务 4 个科。保健处负责指导监督公共卫生设施、检查饮料食品及其他用品、卫生宣传等事项。防疫处为新增设科室，负责传染病的防治及处理、特殊地方病的指导协助、督促各种防疫设施、视察及指导改善水陆检疫所、水陆港埠流行病的调查统计、国际检疫、指导监督生物制品等事项。在抗日战争时期，卫生署主要的任务是战时救护工作。抗日战争胜利后，国民政府由重庆迁回南京，卫生署也随之迁回。1947 年，卫生署再度扩大为卫生部，内设医政、保健、防疫、地方卫生、药政和总务等司。1949 年 5 月，政府再次取消卫生部，改为卫生署，直属内政部，9 月又改为卫生司。

### （二）地方卫生行政机构

1928 年以前，地方卫生机构的配置缺乏相应的制度。该时期最早自办的较有规模且有实效的城市卫生机构，是 1925 年在北京市试办的京师警察厅公共卫生事务所，工作范围包括生命统计、环境卫生、卫生教育、疾病医疗等项，兼具临床医学与预防医学的职能。南京国民政府成立卫生部后，于 1928 年 12 月公布了《卫生行政系统大纲》，规定省级政府设卫生处，市、县设卫生局。抗日战争前，省立医疗卫生机构共有 52 所，市立的有 82 所，合计为 134 所。

1940 年，行政院公布了《省卫生处组织大纲》，明确了在省卫生处领导下应设有省的医院、卫生材料厂、卫生实验所，以及快速培养初级卫生人员的训练所。1941 年，南京国民政府决定实施公医制度，由政府拨给公医调度经费，选派公医制度医师分赴各省、市、县，协助当地政府建立基层医疗卫生机关。到 1945 年抗日战争胜利时，全国已有 16 个省设立了卫生处，省级医疗卫生机构共有 70 所；由于沿海省市此前被日军侵占，仅重庆、成都、自贡、昆明、贵阳、西安、兰州等市设立了卫生局或卫生事务所，市级医疗卫生机构共有 24 所。

这一时期农村卫生工作虽有开端，但零星分布不成体系。1932 年，南京国民政府在内政会议上决定，依照各地方情况着手筹建县立医院。1934 年，在卫生行政技术会议上又通过了《县卫生行政方案》，决定变更县立医院为县卫生院。1937 年 3 月，卫生署颁布《县级卫生行政实施办法纲要》，规定县卫生院掌管全县卫生行政及技术工作，如医药管理、医疗工作、传染病管理、环境卫生、妇婴卫生、学校卫生、卫生教育、生命统计等。但抗日战争期间，已设立的各县卫生院都存在着人员不足、设备简陋的窘况，无法全面开展工作。其间，农村教育、农村建设运动倡导者与卫生部门合作，试办过若干农村卫生实验区，如 1927 年，陶行知在南京创办晓庄试验乡村师范学校，毕业于北京协和医学院的陈志潜协助陶行知创办了第一个农村实验卫生机构——晓庄乡村卫生实验区（1931 年卫生署接收后改为汤山农村卫生实验区），等等。

### （三）防疫机构

1928 年，南京国民政府接管了北洋政府的中央防疫处。该处最初隶属于国民政府内政部，卫生部成立后改由卫生部（后为卫生署）直属。1930 年，国民政府公布《中央防疫处组织条例》后，中央防疫处变成了仅仅从事生物制品研制的机构，防疫事项由卫生部的防疫司负责。

1932 年，在日本入侵东北不久后，东北防疫处的工作中断。1934 年，中央卫生署在兰州设立西北防疫处，下设事务室、第一科和第二科，除负责西北地区传染病的防治外，还负责为青海、新疆、宁夏、陕西及四川地区生产和供应包括兽用的生物制品，调查和扑灭兽疫病等事项。1935 年，设立了蒙绥防疫处，其任务主要是防治兽疫及生产兽用生物制品。1934 年，在全国经济委员会领导下组建了黑热病研究队，赴江苏淮阴工作。同年，全国经济委员会又组建浙江衢县（今属浙江省衢州市）血吸虫病防治工作队，直至抗战前结束。此外，1935 年 12 月在福建成立了"龙岩鼠疫防治实验区防疫所"，至抗战前结束。

抗日战争全面爆发后，中央防疫处跟随卫生署于 1937 年迁至武汉，后至长沙。中央防疫处以湖南省卫生实验处的房屋为基地,生产各种菌苗、牛痘苗和生理盐水等。1939 年,长沙经常被日军轰炸,中央防疫处随即迁往昆明,在昆明城区附近的高峣建起了办公用房、实验动物房和宿舍。1942 年,中央防疫处第一次分离出青霉素菌种,开始试行生产青霉素。抗日战争期间,卫生署还先后在交通要道设置医疗防疫队和公路卫生站,吸收从沿海各省市内迁的医护人员,分别在队、站任职,从事医疗、卫生和防疫工作。医疗防疫队为流动性质,巡回于交通沿线,后又协助军医署成立防疟队及流动输血队,在各战区办理抗疟及输血工作。这些卫生站于抗战即将结束时,分别交由当地县政府接收,改设为县的医疗卫生机关。

抗日战争的全面爆发造成士兵伤亡惨重,人民流离失所,这种情况下很容易发生传染病流行。当时的国际卫生组织"国际联盟卫生部"组织了 3 个国际防疫队来中国帮助调查和开展有关传染病的防治工作,但随着战争形势的变化,上述工作不得不相继终止。

抗日战争胜利后,在昆明的中央防疫处于 1946 年 6 月迁往北平的原中央防疫处旧址,改称中央防疫实验处。留在昆明的机构改称"中央防疫实验处昆明分处"。中央防疫实验处除继续制造各种生物制品外,还设立了抗生素研究室。在兰州的生物制品制造所,继续提供痘苗、疫苗等生物制品。西北防疫处、西北制药厂及卫生用具制造厂则合并,迁往上海,创办卫生署直辖的中央生化制药实验处。

## 二、医学教育与卫生人才培养

这一时期,西方医学凭借其自身优势和政府的支持成为我国近代医学教育的主体;相较之下,中医学则被北洋政府和南京国民政府排斥于国家医学教育体系之外,只得由民间力量尽力发展中医学教育。在半殖民地半封建的社会时局下,我国近代医疗卫生教育体系在西方医学的传播与影响下逐步确立。

### (一)西医院校的建立

**1. 教会医学院校** 鸦片战争以后,根据《南京条约》、中美《望厦条约》、中法《黄埔条约》等有关条约的规定,英国、美国、法国等国家有权在我国通商口岸建造教堂、医院和学校,教会医院遂日渐增多。伴随着医院的增多,外国来华传教士医生已经不能满足教会医院的需要,故教会相继出资兴建医学院校以培养医生,包括北平协和医学院、华西协和大学、山东基督教共和大学医科、湘雅医学专门学校等。以协和、湘雅、齐鲁、华西为代表的教会医学院在创立之初,都是对接当时最先进的医学理念和教学方法,但是在抗战全面爆发之后,这些医学院校都受到了不同程度的冲击。有的被日军接管,有的被迫西迁,但仍教学不辍,培养了许多优秀的医学人才。

**2. 国立医学院校** 除教会医学院校外,我国也有政府自办或先由私人创立后政府接管的医学院校。20 世纪上半叶,北京、广州、上海、杭州、南通、保定、济南、开封、昆明等地陆续建立了多所公立医学院校。例如,1912 年 10 月国立北京医学专门学校于北京和平门外后孙公园创立,这是中华民国政府依靠自己的力量开办的第一所专门教授西方医学的国立医学院校。1923 年,学校奉命改建为国立北京医科大学校,并首次将学制设为六年制。1927 年,北京所有国立高等学校合并,成立国立京师大学校,北京医科大学校更名为国立京师大学校医科。1927 年国立第四中山大学医学院在上海吴淞创立,是国立大学创办的第一所医学院,1928 年 2 月国立第四中山大学更名为国立江苏大学,1928 年 5 月学校再更名为国立中央大学;医学院也相应先后更名为江苏大学医学院、国立中央大学医学院。1932 年,国立中央大学医学院独立为国立上海医学院。这些国立医学院校在抗战期间或西迁或停止教学,抗战胜利后均回迁复校,后成为新中国成立后西医教学的主体力量。

### (二)中医院校的建立

民国时期,北洋政府和南京国民政府歧视中医,禁止中医办学校。1912 年,北洋政府颁布了

《中华民国教育新法令》，标志着中国采用西方资本主义国家教育制度的形式正式确立。1913年，北洋政府教育总长汪大燮改革大学教育制度，公布大学课程分文、理、法、商、工、农、医七大类，而医类再分为医学与药学，完全不把中医列入课程，这就是著名的民国初年"教育系统漏列中医案"。

"教育系统漏列中医案"引发了近代中医界首次抗争救亡运动。上海神州医药总会余伯陶等人积极联系各地中医药界团体组织共同赴京请愿，向北洋政府提交《神州医药总会请愿书》，力求中医药加入学校系统。在社会舆论的压力下，1914年1月，北洋政府国务院复文表示：政府无意废除中医，对于各地创设中医教育机构原则上不加反对。这一时期，多所中医药专门学校均在内务部成功立案。1929年，南京国民政府召开了第一届中央卫生委员会行政会议，会上讨论了"规定旧医登记案原则"，该原则分为甲、乙、丙三项，其中乙项为"禁止旧医学校"。同年，国民政府教育部发布命令，将中医学校一律改名为"中医传习所"，不在学制系统之内，不准呈报教育机关登记立案。这是继1913年北洋政府"教育系统漏列中医案"之后，近代政府第二次公开压制中医教育。

在不利的政策环境之下，办学成为中医界的重要抗争手段。中医界有识之士以办学自救，并深入进行医学教育理论的探索、创新与实践。这一时期，中医院校在数量上迅速发展。据不完全统计，全国各地兴办的中医院校、讲习所或学社共计80多所，如1924年广东、香港以及海外各中医药团体集资兴办广东中医药专门学校，1940年更名为广东中医药专科学校，该校是近代中国南方规模最大、办学时间最长的中医药学校，曾为中国南方以及南洋等地培养了一批优秀的中医药人才。1934年，中央国医馆在南京创办南京国医传习所，这是近代第一所公立中医学校，抗日战争爆发后停办，1947年复办，更名为南京市中医专科学校。这些近代中医学校在课程设置、学习年限、学科建设、教材建设等方面都进行了探索，培养了一批中医基础扎实又具备近代医学知识视野的医疗人才，对新中国成立后中医院校的办学产生了深远的影响。

### （三）其他医学人才的培养

**1. 军医的培养**　鸦片战争之后，面对西方军事武器带来的巨大冲击，清政府学习西方先进军事制度进行军事改革及建立新式军队，并引进西方军队的医疗及教育模式，如仿照英法等国给军医设置正式编制、设立军医学堂、培养西式军医等。

该时期的军医教育是对清代军医教育的继承与延续。1902年（光绪二十八年），袁世凯在天津创办北洋军医学堂，1912年改名为陆军军医学校。该校的出现标志着我国近代军医教育体系的建立。1928年，陆军军医学校由南京国民政府军政部陆军署接管，成为民国时期培养军医和军队卫生勤务人员的主要机构。1936年，学校更名为中央军医学校。1937年，蒋介石自任校长。为了满足抗战时期庞大的军医需求，政府加大了对学校的经费投入，扩大了招生数量，还成立了各种速成班，以迅速培养能应用于战争的医护卫生人员。除中央军医学校外，南京国民政府先后在地方创办了两所军医学校，分别是1930年创立于昆明的云南陆军军医学校和1935年创立于广州的广东军医学校。抗战期间，这两所学校归并到陆军军医学校，分别称军医第一分校和军医第二分校。

**2. 护士的培养**　中国护理学与护理队伍是伴随着西医学的传入而建立的，由于中国传统封建思想的束缚，护士学校的建立面临着很大的阻力。北洋女医学堂是我国第一所公立护士学校，由留美归国女医生金韵梅创建。该校于1908年（光绪三十四年）8月10日在天津正式招生。学堂开设助产、看护两科，采用西方课程，聘请我国第一位护理专业女留学生钟茂芳担任看护教习，并由英国医生卫淑贞出任实习教习。北洋女医学堂的创建为培养护理人才、开展护理教育打下了良好基础。然而因经费不足等原因，学堂于1914年停办。在这种不利情境下，民国时期仍然发展出一批护理院校。如北京协和医学院护士学校在当时便十分有名，该校在教学质量和组织管理上均十分完善，课程安排重视理论讲解、实践操作和职业道德的培养。虽然当时社会对护士工作的性质缺乏理解和支持，但是我国的护理人才培养仍然从无到有地建立起来，成为近代中国卫生事业的重要组成部分。

（邹长青　黄　颖）

# 第五章

# 新中国成立和社会主义基本制度建立
# 时期的卫生发展
# （1949—1956）

1949 年 10 月，新中国宣告成立。1953 年之后，开始进行社会主义改造，从新民主主义向社会主义过渡。到 1956 年，全国绝大部分地区基本上完成了对生产资料私有制的社会主义改造。在国民经济中，全民所有制和劳动群众集体所有制这两种公有制经济已经占据主体地位，标志着社会主义经济制度在我国已经建立起来。1949—1956 年，新中国的卫生工作也经历了新的发展转变。

## 第一节　卫生工作方针的确立

新中国成立之初，百废待兴，人民生活水平低，传染病流行，医疗资源匮乏。在艰苦复杂的形势下，卫生工作方针的确立对于新中国卫生事业发展具有十分重要的指导意义。

### 一、卫生工作方针的形成

新中国"预防为主"的卫生工作方针孕育于土地革命战争时期，经过红军初创阶段对于疾病"着重预防"思想的逐步深化和根据地"预防第一"工作原则的制定及工作方法的发展逐步形成。1949 年 10 月，第一届全国卫生行政会议召开，会议着重讨论了新中国成立后卫生工作的方针任务。卫生部党组书记兼副部长、军委卫生部部长贺诚在报告中提出，根据人民军队和各个时期根据地、解放区卫生工作的历史经验，"预防为主"作为卫生工作方针是完全正确的，它体现了党对人民群众健康的极大关怀，也体现了医学科学发展的趋势；时代发展要求必须确立"预防为主"的方针，不仅在军队中落实，也应列为全国的卫生工作方针之一，建议提交第一届全国卫生会议讨论确定。

1950 年 8 月 7—19 日，由卫生部和军委卫生部联合召开的第一届全国卫生会议于北京燕京大学举行，会议的主要任务是讨论 1949 年 10 月军委卫生部召集的全国卫生行政会议所确定方针的实施情况并总结经验，制定全国卫生工作的总方针和任务。8 月 7 日上午，第一届全国卫生会议预备会议召开，选举产生由李德全、贺诚、苏井观、傅连暲、姜齐贤、各大区政府和军队卫生部门负责人、知名专家以及英雄模范人物共 45 人组成的大会主席团。中央人民政府副主席朱德、李济深和政务院副总理郭沫若、黄炎培以及内务部副部长陈其瑗等参加了会议。卫生部副部长苏井观首先致开幕词并提出本次会议的四项任务：一是确定卫生工作总方针；二是讨论卫生教育如何实施；三是研究国防军卫生建设的任务；四是团结一切力量。之后朱德副主席作重要讲话，重点明确了两个问题：第一，政府和军队的卫生医药工作，应当确定为群众服务的方针，并依靠群众去推动和发展人民的卫生事业；第二，今后卫生工作的任务，是在保证经济建设与国防建设根本任务前提下，发动、组织并依靠广大人民群众，中西医务人员团结起来，互相学习，共同发挥所长，充分利用中国原料制造药物和医疗器材，逐渐做到自己能制造各种主要的药品器材。朱德副主席的讲话为第一届全国卫生会议指明了方向。8 日，卫生部部长李德全在作政府卫生工作报告中指出：卫生部成立半年来所进行的主要工作是接管和整顿旧的卫生设施，建立新的卫生机构，并提出"预防为主"是卫生建设的总方针。9 日，贺诚作军队卫生工作报告，同样提出"预防为主"的卫生建设总方针。

经过讨论，第一届全国卫生会议确定了"面向工农兵""预防为主""团结中西医"的全国卫生工作三大方针，于 1950 年 9 月 8 日经中央人民政府政务院第 49 次政务会议批准。毛泽东专门为此次会议题词："团结新老中西各部分医药工作人员，组成巩固的统一战线，为开展伟大的人民卫生工作而奋斗！"10 月 23 日，《人民日报》也就此次会议发表了题为《人民卫生工作的正确方向》的社论。社论号召卫生医药工作者切实按照会议所确定的方针，团结一致，戒骄戒躁，共同努力，克服困难，更有效地应对疫病，力求改善我国人民特别是工农兵及其他劳动人民长期健康不良状况。朝鲜战争爆发后，从 1952 年 1 月下旬开始，美军连续在朝鲜及中国东北、青岛等地投掷苍蝇等带菌昆虫 30 多种，还投有老鼠等媒介物多种。面对美军细菌战阴谋，中央人民政府成立了以周恩来为主任的中央防疫委员会，领导和组织反对细菌战的工作。1952 年 12 月，在第二届全国卫生会议上，周恩来根据毛泽东"动员起来，讲究卫生，减少疾病，提高健康水平，粉碎敌人的细菌战争"的号召，提出了"卫生工作与群众运动相结合"的方针。至此，正式形成了新中国卫生工作四大方针："面向工农兵""预防为主""团结中西医"与"卫生工作与群众运动相结合"。

## 二、卫生工作方针的内容

新中国卫生工作四大基本方针在新中国卫生事业建设史上具有极其重要的意义，不仅确立了新中国成立后卫生工作为人民服务的根本立场，而且促进了中西医的团结和协同发展，为新中国卫生事业的发展奠定了坚实的基础。

### （一）面向工农兵

为人民服务首先是为工农兵服务，这是第一届全国卫生会议确定的首要基本方针。卫生部副部长傅连暲在此次会议闭幕式讲话中指出，确定面向群众为人民服务的立场，是因为工人农民人数最多，又是人民民主政权的基础和生产建设的基本力量，他们受疾病困扰问题最深，得到的卫生保障却最少；兵是武装了的工农，是国防建设的基本力量，没有它生产建设与平民生活就无法获得保障。这是当时的基本卫生状况。新中国成立前，中国的卫生资源分布极不合理，不仅西医分布不合理，中医分布也不平衡。西医集中分布在大城市和中小城市，而乡村却寥寥无几，边疆地区几乎没有；即使在大城市，西医也多分布在商业繁华的市中心地区。中医虽然在城市中也有部分存在，但相对而言仍以乡村和边远地区居多。朱德副主席也指出，在农村中生了病不但不容易请到西医，甚至中医也请不到，中国的医生太少，几十年只培养了 1 万多名医生，药品也不够，而且多来自外国，中国农村病人有 80% 找不到医生治病。因此，卫生部决定尽快在全国建立各级基层卫生组织，必须努力争取在 3～5 年内基本上完成这个任务，使中国大部分的县有 2～7 名专科医生和 1 名药剂师或调剂员的卫生院组织，逐渐使区有 1～2 名医士和 1 名助产士的卫生所组织，工矿街坊也都有卫生组织，乡村要有卫生员。为达此目的，卫生部规定此后凡是医学院校的毕业生，首先要分配到农村工矿和部队去，工作三年之后，再回来进入到城市较大医院或教育机关工作，或者进修，这是一种长期实施的方案。另外一种则是短期措施，可以组织防疫医疗队到乡间去工作。对于城市的大医院，要给予一定的任务，定期分配医务人员到城市以外的小医院或门诊部去帮助工作，使城市的大医院成为一定区域的中心医院。

### （二）预防为主

新中国成立前后，流行病的传播状况十分令人担忧。当时医疗条件差，严重缺乏药品与医疗器械，同时人民群众文化水平低，封建迷信盛行，医疗卫生意识淡薄，一旦某地发生疫情，往往无法有效控制而迅速蔓延，病人死亡率极高。在第一届全国卫生会议上确立的"预防为主"基本方针中，李德全指出，"预防为主"的方针是根据广大人民的需要提出来的，是治本的办法，也是经济的办法。贺诚对于如何贯彻"预防为主"的方针提出两点要求：一是"预防为主"并不是忽视治疗工作；二是在进行预防工作时，必须将组织工作与宣传工作同时进行，群众性的卫生运动与科学研究工作及卫生人员教育工作同时进行，必须做到卫生部门与其他文教部门密切配合，特别是与新闻工作者、教育工作者密切配合。傅连暲也提出，要贯彻"预防为主"，卫生工作者首先必须与群众结合。1951年9月9日，毛泽东在批复贺诚给中共中央关于防疫工作的报告中指出，各级党委对于卫生、防疫和一般医疗工作缺乏注意的情况必须加以改正，指出"必须把卫生、防疫和一般医疗工作看成一项重大的政治任务，极力发展这项工作"。正是在这种重视卫生、防疫和医疗工作的情况下，从1949年到1951年，全国人口45%以上接种了牛痘，这相当于国民党统治时期最高接种纪录的29倍多；其他一些传染性疾病的防控，如疟疾、黑热病等，也在"预防为主"方针的实施下取得了相当大的控制成效。

### （三）团结中西医

关于中医发展，贺诚在第一届全国卫生会议总结报告中指出"团结中西医"的原因，提出中医是我国的国粹，有维护人民群众健康的悠久历史，实际治疗经验丰富。同时，中医具有西医所没有的人数众多、分布广泛的优势，中医的人数远超西医，而且分布于广大农村，提出对中医必须采取团结和改造的方针，学习中医科学理论，使其治疗经验获得科学分析与整理，尤须灌输预防医学知识，以补充中医缺陷。西医同样既有优势亦有劣势，西医有医学科学理论和方法，这种理论和方法是中国医学发展的基础，但当时其工作作风不够大众化和中国化，不善于适应中国人民的生活习惯、体质以及中国的气候、地理及物质条件，在许多地方拘泥于西方的形式，使一些民众怀有疑忌。且许多西医对于中国药材和中医经验往往一味抹杀。贺诚还指出，西医必须大众化，学习接近群众的作风，并且研究中国的经验和中国的药物，西医本身之间应加强团结，消除门户派别之见。

为促进中西医团结，卫生部于1951年3月7日邀请在京的中西医20余人举行了针灸疗法座谈会。为扩大宣传，《人民日报》刊登了著名针灸专家朱琏撰写的论文《针灸疗法的重要性及其原理》，从理论上进一步加以说明。同时，卫生部要求中医研究所等单位组织针灸研究小组进行研究，从而使这一宝贵的医学遗产得到发扬和推广。之后，按照卫生部的要求，全国各地纷纷成立卫生工作者协会与中医学会。

### （四）卫生工作与群众运动相结合

新中国成立初期，城乡公共卫生十分落后，传染性疾病流行，解决旧中国留下的卫生问题成为中国共产党和人民政府一个重大而紧迫的任务。1952年1月下旬开始，美军连续在朝鲜及中国东北、青岛等地投掷苍蝇等带菌昆虫30多种，还投有老鼠等媒介物多种。经检验部门检验证实，投掷物带有鼠疫、霍乱、脑膜炎、副伤寒、回归热、斑疹伤寒等的病原体。1952年12月第二届全国卫生会议上周恩来提出的"卫生工作与群众运动相结合"的方针，即是面对美帝国主义细菌战阴谋进行的灭虫、消毒防疫运动的开端。之后，全国城市和乡村广泛深入开展了以消灭病媒虫害为主要内容的群众卫生运动，后称为"爱国卫生运动"。

## 三、卫生工作方针的作用

卫生工作方针的确立和贯彻执行使新中国成立之初的卫生工作取得了显著成就，主要包括以下几个方面。一是统一了认识，明确了方向，使全国卫生人员卫生工作有章可循；二是出现了中西医医药人员大团结的局面，使中西医广大医务人员在各自岗位上都发挥了重要作用；三是组建了防疫机构，推动了预防工作开展，急慢性传染病及地方病防治在短期内取得明显效果；四是改造旧产婆，推广新接生法，建立妇幼保健机构，推动了妇幼保健工作的开展；五是加强了工矿企业卫生建设，工矿企业内部设置了职工医院或卫生所等基层卫生组织，大大改善了工矿企业职工健康保障条件；六是加强了寄生虫病和地方病防治的领导和组织措施，设置了各种专科防治机构，如血吸虫病、寄生虫病防治所等；七是建立了全国范围内的医疗保障制度，包括公费医疗、工人劳保医疗和农民合作医疗等；八是推动了卫生事业各方面工作的全面发展，包括调整医学院校布局，完善中医教育和科研体系，加强少数民族地区医药建设，发展化学制药工业和生物药品科研生产，充实医学科研工作和组织机构建设，加强宣传和卫生出版工作，加强医药学术团体组织和活动，以及颁布卫生法规等。

## 第二节　高度集中计划经济体制下卫生筹资体系的发展

卫生筹资是指卫生领域中资金的筹集、分配和使用。卫生筹资的目的不仅是筹集足够的资金以维持卫生系统的运转，还要建立卫生服务费用的风险分摊机制，并为卫生服务提供者制定一套合理的经济激励机制，从而保证每个人得到所需的可支付的服务，实现社会健康保障。新中国成立后所建立的医疗保健制度，实现了高度集中计划经济体制下对全民的健康保障。新中国成立初期，相继建立了劳保医疗和公费医疗两种城镇职工医疗保障制度。

### 一、企业职工及其家属的劳保医疗制度

新中国诞生后，毛泽东就指出在实施增产节约的同时，必须注意职工的安全、健康和必不可少的福利事业。据此，政务院陆续发布了相应指示，制定了相关条例。1949 年 9 月通过的《中国人民政治协商会议共同纲领》中明确要求要为"逐步实行劳动保险制度"的创建进行准备工作。1951 年 2 月 26 日，开始重点试行《中华人民共和国劳动保险条例》（以下简称《劳动保险条例》），以解决产业工人的医疗保健问题。按照条例，国有企业和集体企业职工所需的医疗费用按规定由企业的福利基金开支，由此建立了国有企业和集体企业职工的公费医疗制度。条例还涉及工人与职员因工负伤问题，规定应在该企业医疗所、医院或特约医院治疗。条例还规定了工人与职员的疾病或非因公负伤，在该企业医疗所、医院、特约医院或特约中西医师处医治时所需的诊疗费、药费、住院费、住院膳食费及普通药费均由企业负担费用。对于女工人与女职员怀孕所产生的费用，在该企业医疗所、医院或特约医院检查或分娩时，检查费与接生费由企业负担。凡对企业有特殊贡献的劳动模范及在企业的战斗英雄，疾病或非因工负伤的贵重药费、就医路费、住院膳食费全部按规定也由企业负担。条例规定工人与职员供养的直系亲属患病时，在该企业医疗所、医院、特约医院或特约中西医师处免费医治，手术费及普通药费由企业负担一半。由此，建立了企业职工及其家属的医疗保障制度，此后又多次对《劳动保险条例》进行修订，扩大实施范围，提高劳动保险待遇。

### 二、机关事业单位的公费医疗制度

公费医疗办法在新中国成立前的中国共产党革命根据地早已存在。新中国成立后，应社会主义国家卫生事业发展需要逐步建立起了公费医疗制度。继 1951 年先行颁布《劳动保险条例》后，1952 年 6 月 27 日，周恩来总理签发了《关于全国各级人民政府、党派、团体及所属事业单位的国家工作人员实行公费医疗预防的指示》，规定从当年 7 月起分期在全国公职人员中推行公费医疗制度，将公费医疗范围由仅限于革命根据地的公职人员，扩展至全体国家工作人员，包括全国各级人民政府、党派、工青妇等团体，以及各级工作队及文化、教育、卫生、科研、经济建设等

事业单位的国家工作人员和二等以上革命残疾军人与高等院校在校生。医疗费用由各级人民政府领导的卫生机构,依各单位编制人数比例分配,统收统支,个人实报实销。1952 年 8 月,政务院再度发布《国家工作人员公费医疗预防实施办法》,将享受公费医疗人员范围扩及乡干部与大专院校在校生,并分期实施先门诊后住院、补充发给药费等办法。

## 三、商业保险的创建与发展

商业医疗保险是医疗保障体系的组成部分,是指由保险公司经营的、营利性的医疗保障体系,单位和个人自愿参加。消费者依一定数额交纳保险金,遇到重大疾病时,可以从保险公司获得一定数额的医疗费。1949 年新中国成立后,政府在迅速接管各地官僚资本保险公司的基础上,于 1949 年 10 月 20 日成立了中国人民保险公司,作为国有保险企业经营各类保险业务,创建了新中国的保险事业。与此同时,政府加强了对私营保险公司和外资保险公司的管理与改造,外资保险公司和私营保险公司分别于 1952 年和 1956 年先后退出国内保险市场,中国人民保险公司代表国家经营国内外所有保险业务。

## 四、卫生筹资发展的阶段性成效

1954 年后,国家机关工作人员子女、民办小学教职工、各国在华专家、高等学校工作人员、高干家属、高级知识分子、人民武装警察、外国留学生、工会所属事业单位、工作在中国共产党建政前的革命根据地的公职人员均可享有公费医疗。1956 年,全国实行《劳动保险条例》,覆盖职工达到了 1 600 万人,签订集体保险合同的职工有 700 万人。同时,在卫生和劳动部门的督促和检查下,一些大中型企业陆续创办职工医院、职工医疗所和门诊所,供广大职工使用的疗养院和休养所相继建成,职工分期分批带薪疗养、休假,极大地改善了职工对疾病的预防和抵抗能力,降低了疾病发病率,同时也提高了职工的政治觉悟和生产积极性。新中国成立初期确立的城镇职工医疗保障制度,为保障人民群众身体健康、促进经济发展和维护社会稳定发挥了积极作用,解决了看病就医的燃眉之急。

## 第三节　构建卫生服务网络

新中国成立之初,卫生健康工作面临着传染病、寄生虫病和地方病普遍流行,以及医疗卫生资源短缺、水平低下的严峻形势。自"面向工农兵、预防为主、团结中西医、卫生工作与群众运动相结合"的卫生工作方针确立后,新中国政府通过建立三级医疗卫生服务网络加强卫生服务。

### 一、农村三级医疗卫生服务网络初建

农村三级医疗卫生服务体系是中国医疗卫生服务体系的重要组成部分,是医疗卫生服务的网底。新中国成立以来,为加快改变广大农村和老少边穷地区缺医少药状况,党中央高度重视发展农村医疗卫生事业。当时着重抓了两个环节,一是建立健全乡村医疗卫生机构,二是培养农村所需要的卫生技术人员和卫生管理干部。同时,在财力、基本建设和医疗设备上,有计划、有重点地予以支持,以保证乡村医疗卫生事业不断发展和提高。1950 年,第一届全国卫生会议上提出县设卫生院、区设卫生所、行政村设卫生委员、自然村设卫生员的组织形式的构想。1952 年,卫生部下发《县卫生院组织通则》,全国逐步将县卫生院分立为县医院、县卫生防疫站和县妇幼保

健站（所），有一部分县逐步设立了中医医院、县卫生进修学校、药品检验所（室）以及专科防治所（站）。由此，逐渐形成了以县级医药卫生机构为中心、农村卫生院（乡镇卫生院、中心卫生院）和村卫生所（保健站、合作医疗站）组成的农村三级医疗卫生网络，三级卫生组织机构各自发挥自己职能。农村三级医疗卫生服务网络后被世界卫生组织（WHO）称为"发展中国家解决卫生医疗问题的典范"。

农村卫生院是综合性的卫生事业单位，是县和村两级卫生组织之间的枢纽，起着承上启下的作用。它的建设经历了一个发展、变迁、调整、整顿的过程。解放初期，随着农业生产的发展和土地改革、互助合作运动的开展，卫生部在1951年先后发布了《关于健全和发展全国卫生基层组织的决定》和《关于组织联合医疗机构实施办法》，各地将散在农村的以中医为主体的个体开业者，逐步组织为民办公助的区卫生所和联合诊所、乡卫生站（医疗站）、医药合作社。在1956年的农业合作化高潮中，区卫生所普遍发展成区卫生院，设置了少量的病床和产床，乡卫生站、联合诊所和医药合作社组合为民办公助的乡卫生所。

村卫生所（保健站、合作医疗站）是农村最基层的卫生机构，是农村卫生服务的第一线。早在1952年8月，卫生部就发布了《关于县以下卫生基层组织的组织系统、编制及任务的规定》，对其任务职能进行了规定。1956年农业合作化过程中，山西省高平县来山乡办了保健站；1958年兴办人民公社后，开始有了生产大队。同时，各地纷纷成立了保健站（合作医疗站），由经过选择和训练的半农半医保健员组成，他们既是参加生产劳动的农民，又是医务卫生人员，为群众防病治病，亦农亦医。1968年9月统一称其为"赤脚医生"。

## 二、城市基层卫生服务网络初建

除了农村三级医疗卫生服务网络之外，城市基层卫生服务网络也是卫生服务体系的重要组成部分。城市基层卫生服务网络是以初级卫生保健服务为基础的基层卫生服务体系，提供健康促进、预防、保健、医疗与康复等服务。新中国成立后，在汲取苏联经验的基础上，采取国家、集体、个人相结合的办法，形成了多层次、多规格、多种形式的医疗组织结构，确立了逐级指导关系，建立了城市基层卫生服务网络。20世纪50年代初，在一些城市试行了分级分工医疗（有的称为划区医疗），之后向全国推广。基本做法是在一个城市里，把省、自治区和市级医院、区医院、街道卫生院划分为三级，规定各自分担的医疗预防责任和相关的工作任务，一般病人就近就医，疑难重症逐级会诊、转诊，开展地段医疗保健。在大城市，卫生机构一般分市、区及基层三级，中小城市一般分市及基层二级，市级医疗卫生机构包括市中心医院、专科医院及市中心防治机构等。市中心医院是全市医疗技术指导中心，是技术水平最高、设备比较完善、科室比较齐全的综合性医院，一般都承担一定的教学任务。区中心医院是一个地区医疗业务技术指导中心，是市级医疗与基层机构之间的纽带。除了区中心医院外，还设有区医院和区防治机构，担任一定地区或某一专科的医疗预防任务，协助区中心医院领导一定基层医疗卫生机构并对其进行业务指导。

解放初期，社会上有大量的个体开业医生，随着国家经济建设的发展，特别是集体化的发展，不少个体医生自愿组织起来联合开业。1951年8月，卫生部制定了《关于组织联合医疗机构实施办法》，提出联合诊所是我国城乡基层卫生组织中的一种重要组织形式，应以自愿为原则，把私人开业的卫生人员组织起来成立联合诊所或医院，负责当地的医疗预防工作，并与公立医疗机构建立分工合作关系，与当地工厂、机关、学校建立医疗委托关系。据1957年统计，全国城市共有联合医院77所，联合诊所3 546所，联合妇幼保健所619所；在县、区，有联合医院320所，联合诊所53 034所，联合妇幼保健所142所。联合医疗机构在新中国卫生事业发展中发挥过巨大作用。卫生事业在发展，联合医疗机构也在变化，联合诊所中业务好的发展成联合医院，现在城市中有些区医院和街道卫生院，就是由联合诊所（医院）演变而来的。此外，作为补充形式，还有散在的个人开业和坐堂行医。

城市基层医疗卫生机构是地段（街道）医院，为地段居民提供医疗、预防、卫生防疫、妇幼保健及计划生育等医疗卫生服务。地段医院行政上接受街道办事处领导，业务上接受市区卫生局及市区医疗机构指导，城市基层卫生组织还包括各机关、学校、企事业单位的医务室、卫生所、门诊部等，这些机构一般为本系统、本单位职工提供医疗卫生服务，起到地段（单位）基层防疫保健网络的作用。大、中城市还在街道以下居民委员会设立群众性卫生站（红十字卫生站）、工厂车间保健站，进行初级医疗救护，协助地段医务人员建立家庭病床，开展爱国卫生运动、宣传普及卫生知识、做好卫生防疫及妇幼保健和计划生育工作。

20 世纪 50 年代中期，为了解决群众看病难、住院难的矛盾，部分城市还创建了适合中国国情的新型医学服务模式——家庭病床。家庭病床是医疗单位对适合在家庭条件下进行检查、治疗和护理的某些病人，在其家庭就地建立的病床，受到了广大群众和社会各界的普遍欢迎。

## 三、发起爱国卫生运动

1950 年 2 月，卫生部和军委卫生部联合发布的《关于开展军民春季防疫工作给各级人民政府及部队的指示》指出，针对特殊传染病症进行卫生防疫运动，这种运动不只限于大扫除及预防接种，最重要的是早期发现疫病、及时隔离病人。此外，还可进行严格的晨间健康检查制度。自此，卫生防疫运动以危害人民健康最大的 20 种传染病作为防治目标，将对国防和经济建设威胁最大的天花、鼠疫、霍乱作为防治重点，这也被看作爱国卫生运动的初始阶段。

为总结新中国成立以来的卫生工作并制订今后卫生工作的任务，1951 年 4 月卫生部召开了全国防疫会议。会议在肯定已有成绩的前提下，认为过去的卫生防疫工作还存在不少缺点：一是只抓住一些烈性传染病作为重点而忽视了其他传染病的防治；二是从地域上讲，只注意了老疫区而忽视了散在的不常发病的地区；三是群众性的防疫工作做得不普遍；四是鼓励医生下乡防疫的工作做得不够；五是还没有克服重治疗轻预防的旧医学观点。因此，会议认为，今后的防疫工作必须使技术与群众运动相结合；必须加强对防疫人员群众观点的教育；必须加强群众的宣传教育工作，使群众自觉自愿地参加防疫运动。只有这样，才能使卫生防疫工作普及和深入到家喻户晓的程度。

1951 年 9 月 6 日，在贺诚写给中共中央的《二十一个月来全国防疫工作的综合报告》中记载：在新中国成立不到两年的时间里，卫生部门已在 1.7 万人口中种了牛痘，东北、内蒙古、河北、江西、陕西、福建、天津、湖北等地，1951 年天花发病人数平均较 1950 年减少了一半以上。为了控制鼠疫蔓延，卫生部门在 8 个鼠疫中心地区均设立了防疫所，发动群众捕鼠减蚤，并进行预防注射；为了遏制霍乱及其他传染病的流行，加强了交通检疫，加强检验以期及早发现病人，实行饮水消毒和改善环境卫生，早期预防注射以增强免疫力；为了机动使用防疫力量，卫生部在全国组织了 125 个防疫队，6 000 名卫生工作者深入灾区、疫区、治淮工程区，开展群众性的卫生防疫工作；为防治血吸虫病，在长江流域成立了 18 个防治站（所）等。9 月 9 日，毛泽东看了贺诚上报中共中央的报告后，以中共中央名义亲笔批示并转发给县以上各级党委。毛泽东在批示中说："中央认为各级党委对于卫生、防疫和一般医疗工作缺乏注意是党的工作中的一项重大缺点，必须加以改正。今后必须把卫生、防疫和一般医疗工作看作一项重大的政治任务，极力发展这项工作。"批示同时强调："必须教育干部，使他们懂得，就现状来说，每年全国人民因为缺乏卫生知识和卫生工作引起疾病和死亡所受人力畜力和经济上的损失，可能超过全国人民所受水旱风虫各项灾荒的损失，因此至少要将卫生工作和救灾防灾工作同等看待，而决不应轻视卫生工作。"这是新中国成立后毛主席对卫生工作亲自拟稿批转的第一个文件，它为新中国的卫生工作给出了明确定位，也为此后的爱国卫生运动奠定了思想理论基础。

1950 年 10 月，抗美援朝战争爆发。从 1952 年 1 月开始，美军在朝鲜北部和中国东北、青岛等地投掷大量带有鼠疫、霍乱、伤寒和其他传染病的昆虫及鼠类等媒介物,企图以细菌战制造疫区,削弱中朝军民的战斗力。一时间,鼠疫、霍乱、伤寒等十余种传染病在中国东北、青岛和朝鲜肆虐。为抵御美国的细菌战,1952年3月14日,政务院总理周恩来主持召开政务院第128次政务会议,决定成立中央防疫委员会,领导和组织反细菌战,加强防疫宣传工作,在全国范围内开展人民防疫运动。接着,全国各大行政区及沿海省市也先后成立了防疫委员会。在党中央和政务院的号召下,全国人民紧急行动起来,迅速掀起了以反对美国细菌战为中心的人民防疫运动。1952年12月,在第二届全国卫生会议上,周恩来根据毛泽东"动员起来,讲究卫生"的号召,提出了"卫生工作与群众运动相结合"的方针,贺诚作了《为继续开展爱国卫生运动而斗争》的报告。在这次会议上,把1952年初建立起来的原防疫委员会的领导机构改称为爱国卫生运动委员会,周恩来亲自担任了中央爱国卫生运动委员会的第一届主任委员。由于这个运动的直接目的是反对美帝国主义的细菌战争,是保卫祖国的一项政治任务,是在强烈的爱国主义思想指导下进行的,中央把这个运动定名为爱国卫生运动。当时的主要任务是消灭传播鼠疫、霍乱、伤寒等传染病的病媒害虫,爱国卫生运动此后进入新阶段。

## 第四节　卫生人才培养体系建设

### 一、医疗卫生机构和教学机构建设

新中国成立之初,卫生部决定建立新的医学教育制度,以发展医学教育和大量培养卫生人员。李德全指出,新的医学教育制度应分高、中、初级,并在高级医学教育中实行分科重点制。医学高等教育提前分科是为了快速普及医学教育,因为新中国成立初期亟需医师约几十万人,而当时正规医学院校培养的医师不到2万人。因此,当时迫切需要进行的是中级教育。发展中级教育既可以建立县级卫生院与区卫生所,也可以为培养初级卫生人员提供条件。据统计,全国在解放前有高等医药院校44所,其中22所附设在综合大学内,一般校舍设备简陋,师资缺乏,每年招生量少。这些学校所培训出来的高中级医药卫生人员,绝大多数分布在沿海地区的大中城市,广大农村为数极少,80%以上的农村人口得不到应有的医疗卫生服务。中等医学教育层面,也只有一些护士学校和助产学校等,规模小、招生少、专业不配套。新中国成立后,有计划地发展了高、中、初等医学教育和进修教育,逐步形成了一套中国自己的医学教育体系,卫生队伍不断壮大。同时,从卫生部到各省、自治区、直辖市卫生厅(局),都设有专管医学教育的机构,地区、市、县卫生局(科)都有专人管理医学教育。

## 二、医学教育的发展

### (一)高等医学教育

1949年,新中国接管了国民党统治时期的公立和私立医药院校。1951年又接办了外资所建院校。经对全国44所高等医药院校情况调查发现,这些院校规模小、招生少、设备差、校舍简陋、师资缺乏、分布不合理,不能适应卫生事业发展需要。为办好高等医药院校,改变布局不合理状况,1952年7月开始进行院系调整。例如,对原设在上海的9所高等医药院校除国防医学院改为军医大学外均进行了调整:将上海药科专门学校连同浙江大学药科一起并入国立上海医学院,国立上海医学院改名为上海第一医学院;将震旦大学医学院、圣约翰大学医学院、同德医学院和上海牙医专科学校合并成上海第二医学院;将同济大学医学院迁往武汉,同武汉大学医学院合并,改名为中南同济医学院,后改名为武汉医学院。经过调整,全国高等医药院校数保留为31

所。1954年起，参照苏联做法进行了教学改革，高等医药院校的专业定为医疗（后改称医学）、卫生、儿科、口腔、药学5种。同时，为培养新一代高级中医药人才，继承发扬中国医药学，1956年建立了新中国成立后的第一批中医学院，同时在西医院校开设中医药学课程，这样就使中国的医学教育具有了中国的特色。为了发展建设边疆和少数民族地区的医学教育，1955年起采取老校支援新校、中专升格等办法，加强少数民族地区的高级医学人才培养，新建了一批高等医药院校，其中有新疆医学院、内蒙古医学院、延边医学院等。

### （二）中等医学教育

中等医学教育在中国医学教育事业中受到特别重视，这是由中国人口众多、幅员辽阔、医学卫生技术人员匮乏等因素造成的。1950年9月8日，中央人民政府政务院第49次会议上听取了卫生部部长李德全关于全国卫生会议情况的报告，确定建立高、中、初三级医学教育体系和优先发展中等医学教育。同年9月18日，卫生部召开了中等医学教育会议，制定1951—1952年中等医学教育发展计划，这是全国在解放初期果断采取的一项坚定措施。1957年，全国有中等医药卫生学校182所，各中等医药卫生学校隶属于地方卫生机构，由各省、自治区、直辖市卫生厅（局）管理。学生毕业后更多地分布在广大农村、厂矿基层单位，成为中国城乡医疗卫生工作网的基石。

### （三）初等医学教育

初等医学教育是为了培训城乡基层卫生组织中从事简易技术工作的初级卫生人员，是一种职业性质教育，分为脱产和不脱产两种培训，多数为不脱产的培训。新中国成立初期，由于受过正规教育的中级卫生技术人员严重不足，而城乡基层卫生机构又急需发展，初等医学教育得到了很快的发展。初级卫生技术人员的培训目标，是按所担负的工作来确定：在城市医疗机构中大部分为护理员、药剂员、化验员等，在卫生防疫机构中为防疫员、消毒员；在妇幼保健机构中为妇幼保健员、保育员等。初级卫生技术人员的培训工作，是在地方卫生行政部门统一规划和管理下，由医药卫生机构承担，其形式多样，大部分是举办短期训练班或通过边工作边学习方式培训，时间长短不一，一般为3~6个月以至1年。为了贯彻"预防为主"的方针，广泛发动群众自己与疾病作斗争，还培训了大批农村卫生员。同一时期，大力推广新法接生，在改造旧产婆的同时，也培养接生员。这是中国有计划大规模培训不脱产卫生人员的开始。

### （四）进修医学教育

进修医学教育是医学教育的重要组成部分，属于在职教育性质，与多数国家所指的毕业后教育和继续教育基本相同。新中国成立后，各级卫生行政部门都有管理机构或专人管理，对进修教育一直比较重视。进修教育的原则是缺什么补什么，做什么学什么，以提高业务水平、更新知识和推广新技术新方法为基本任务。新中国成立之初，开展以专科进修和专题进修为主，列入卫生部进修计划的人数每年都有2 000~3 000名。在北京，1956年卫生部建立了卫生干部进修学院，负责轮训省、自治区、直辖市一级的卫生行政管理干部，各省、自治区、直辖市的卫生干部进修学校也得到了相应的发展。

## 三、卫生事业单位人事制度的建立与发展

卫生事业单位一般指公立医疗机构，其人事制度发展从新中国成立初期开始建立，经历了几个阶段，最初创建阶段为新中国成立后至1956年。这一阶段人事工作的方针、政策和措施总的精神是：适应国家建设和发展需要，做到人尽其才，把社会上所有人才都发掘出来、组织起来，并分配以适当的工作，使他们能各得其所，充分发挥其应有的才能，把全部能力贡献给国家建设和发展事业。人事管理从20世纪50年代初建立的"干部职务名单制"管理办法发展到逐步建立一些单项的人事法规和制度，后又建立了中央及各级党委组织部统一管理下的分部分级管理干部制度。1956年，工资制度改革，建立了职务等级工资制。此外，还根据不同地区的经济发展水平

等各方面因素,实行不同的工资水平,边远地区实行地区生活费补贴。

## 第五节　重视发展中国传统医学

中国传统医学是中国传统文化宝库的重要组成部分,在民间基础深厚,有丰富而有效的治疗经验,尤其在广大农村,中医师是医疗重任的主要承担者;但相比西医而言,中医曾被斥为"不科学",国民党政府统治时期曾通过了《废止旧医案》,严重威胁了中医的生存。

### 一、正确认识中国传统医学

新中国成立后,为应对严峻的卫生形势,1950 年第一届全国卫生会议就确定了包含"团结中西医"在内的卫生工作方针,但当时很多方面对中医缺乏正确的认识,并未将其认真贯彻落实,反而轻视、歧视和排斥中医学,大有"中医西医化"的倾向,中医生存举步维艰,中医被认为是"封建医学",而"封建医学"不应该存在。1951 年 5 月 1 日,卫生部颁布了《中医师暂行条例》和《中医师暂行条例施行细则》,要求各地依条例规定对辖区内中医进行审查登记,重新进行中医医师资格的审查和认定,以核发新的开业执照,审查不合格者取消行医资格。1953 年底,全国 92 个大中城市和 165 个县的中医完成登记、审查,结果合格的中医师只有 10 400 多人。其中,卫生部直接领导进行审查的华北区 68 个县,有 90% 以上的中医从业者被审定为不合格。1953 年底,经卫生部核发证件的有 16 181 人,仅占全国原有中医人数的 3%。1952 年 10 月 4 日颁布《中医师考试暂行办法》,以考试办法淘汰医药行业的不学无术者,进行行业整顿,其中笔试部分包括必试科,如生理解剖学概要、细菌学概要、本草概要、古方概要、传染病概要等,选试科包括内科、妇科、儿科、外科、眼科、针灸科、正骨科、按摩科等,完全超出了一般传统中医所要掌握的基本内容。1953 年全国 16 个大城市举行中医师考试,卫生部首先以天津市作试点。当时天津市发给准考证的中医共有 564 人,通过考试者 55 人,考试合格率不到 10%。1950 年开始的以"中医科学化"为最终目的的中医进修则逐步演变为以西医基础理论和技术改造现有中医的教育,以为"科学化"就是"西医化",完全讲授西医课程,造成了学用脱节的现象。除此之外,还存在诸多其他限制中医的做法,如大医院不吸纳中医参加工作,中华医学会不吸收中医会员,1952 年开始实行的公费医疗制度中,中医中药治疗不予报销等,这些做法严重地影响了中医的发展。

中医的发展问题引起了毛泽东的重视,1954 年在春节座谈会上毛泽东再次指示必须改进中医工作。1954 年 2 月 25 日,政务院第 206 次政务会议批准的《第三届全国卫生行政会议决议》强调,要认真学习毛泽东关于改进中医工作的指示精神,加强中医工作,充分发挥中医的作用。1954 年 12 月,卫生部发出通知,要求各级卫生干部进一步学习毛主席关于中医工作的指示,正确理解党的中医政策。1955 年 11 月 5 日,中共中央批准卫生部党组《关于改进中医工作的报告》,要求各地遵照报告精神制订改进中医工作的具体方案。1956 年底,卫生部先后废除了《中医师暂行条例》《中医师暂行条例施行细则》《医师、中医师、牙医师、药师考试暂行办法》《中医诊所管理暂行条例》《中医诊所管理暂行条例施行细则》等一系列不利于中医的条例、法规。1956 年 8 月,国务院专门向全国发出通知:"新医、旧医应改为中医、西医",禁止新闻媒体、各级政府官员将中医称为旧医。

### 二、西医学习中医运动

为进一步促进中医工作开展,1954 年 6 月,毛泽东提出继承发扬祖国医学遗产的具体办法,

"即时成立中医研究机构，罗致好的中医进行研究，派好的西医学习中医，共同参加研究工作"。1954年10月26日，中央文委党组向中央提交《关于改进中医工作问题的报告》，提出改进中医工作的五项建议，围绕建立中医研究院和组建西医学习中医研究班的具体事项向中央作汇报。11月22日，中共中央批转了中央文委党组的报告，指出团结中西医、正确地发挥中医的力量为人民保健事业服务是中央早已明确指示的一项重要的卫生方针；大力号召和组织西医学习中医。根据中央批示，1955年卫生部着手在北京筹办了第一届全国西医离职学习中医研究班，作为全国开展西医学习中医的样板。试点成功后，1955年12月2日，卫生部副部长、中华医学会理事长傅连暲向中华医学会各地分会发出了《积极领导和组织西医学习中医》的号召，要求全国西医积极参加学习中医。1956年2月，卫生部向各地发出了《关于改进中医工作的报告》，要求各地必须有领导、有组织、有步骤地开展西医学习中医。

## 三、中医管理机构的建立

1949年卫生部成立后，在组织结构上设置办公厅、卫生计划检查局、保健防疫局、医政局、妇幼卫生局、卫生宣传处等机构。其中，在医政局下设医政处、药政处和卫生教育处，医政处由中医科、医政科、机关卫生科组成。此时的中医科是卫生部组织下的一个部门，承担全国的中医卫生工作。1954年，卫生部正式成立中医司，由一名部级领导主管中医工作，下设办公室、中医科技处、中医医疗处、中医教育处、中西医结合处。此时的中医司相较于早期的中医科，机构设置更为合理，在组织上进一步加强了对中医工作的领导。在建立中央管理机构的同时，也相应建立了地方中医管理机构。1954年中医司成立后，各省、自治区、直辖市卫生厅、局相应地成立了中医处，地、市卫生局设立了中医科，有些县卫生局设立了中医股。

## 四、中医科研机构的建立

1953年前，由于卫生行政部门的少数同志认识不足，未能认真贯彻"团结中西医"的方针原则。1953年冬，中共中央和毛泽东责成卫生部要认真贯彻党的中医政策，迅速改变歧视中医的状况。1954年10月20日，《人民日报》发表《贯彻对待中医的正确政策》社论。10月26日，中央文委党组向党中央提出《关于改进中医工作问题的报告》。1955年2月，卫生部发出了关于取消禁止中医使用白纸处方规定的通知；同年12月12日，周恩来同志为即将在19日成立的中国中医研究院题词，号召"发扬祖国医药学遗产，为社会主义建设服务"。为迅速改变医药事业的落后面貌，国家在组织发展生产的同时，加强了医药科学研究工作。从20世纪50年代开始，国家一方面调整充实旧中国遗留下来的医药科研机构，另一方面积极筹建中医药的新机构。

## 五、中医人才培养制度的建立

1951年，卫生部颁发《关于组织中医进修学校及进修班的规定》，随后部分省市成立了中医进修学校（班），但当时这些中医进修学校（班）大多数并非对学员进行中医知识和临床技能的系统培训，而是教授西医，鼓励中医改学西医。1954年后，卫生部重新制定了中医进修学校的办学方针和课程设置，确定中医进修学校以传授中医药知识为主，旨在提高中医业务水平。除了举办西医离职学习中医、中医带徒弟外，还开始建立中医学校。

1954年10月15日，江苏省率先在中国成立江苏省中医进修学校，办学宗旨是提高学员的中医学术素养和临床诊疗能力，是新中国成立后创办最早的一所具有中医高等教育性质的真正意义上的中医进修学校。学校师资都是来自全国各地的名医大医，学员也是来自全国各地具有一定中医理论功底和丰富临床经验的中医师。来自全国 20 多个省市的学员期满学成后分配到全国各地，成为全国中医药高等教育建设初期相关省市筹备中医药高等院校的重要师资力量和生力军。1956 年，在周恩来总理关怀下，北京、上海、广州、成都等地又先后创办了多所高等中医院校。

## 第六节　卫生发展成效

新中国成立初期，在所确立的卫生工作方针指导下，卫生工作各个方面都取得了重要成就，建立健全了领导和组织机构，初步建立了卫生服务制度体系，发展了医学教育，培养了专业人才，开展了爱国卫生运动，改善了公共卫生等，实现了对重大传染病和地方病的有效防控。

新中国成立后，党和国家坚持和加强对卫生工作的领导，将发展卫生事业作为中央人民政府优先开展的工作。1949 年 11 月 1 日，中央人民政府卫生部正式成立，领导全国卫生工作。

在 1950 年和 1952 年两次全国卫生工作会议确定的卫生工作方针指导下，卫生工作各个领域都取得了重要成就，城市和农村三级医疗卫生服务网络基本形成，建立了劳保医疗和公费医疗制度。两次会议影响了此后相当长时期的卫生工作发展走向。

1952 年 4 月开始进行全国高等医药学校院系调整，实现了教育资源合理配置，调整的院校相继建立起党组织，师资力量、教学设备和实验设施等得到充实。同时，中医学院的建立促进了中医学科研机构的建立和科学研究的发展。中西医学教育的发展为新中国医药卫生事业发展培养了亟需人才，为新中国医学教育事业和卫生人才培养奠定了重要基础。

新中国成立初期，防疫灭疫重点是预防烈性传染病、肺结核、寄生虫病和性病。1950 年 1 月，卫生部决定在全国范围内开展肺结核防疫工作，免费推广卡介苗接种。1950 年 10 月，周恩来署名发布《政务院关于发动秋季种痘运动的指示》，要求全国普遍种牛痘，争取数年后在全国范围内基本消灭天花。对于性病，新中国政府以行政强制手段封闭妓院，阻断性病主要传播途径，同时在高发地区进行普查普治。截至 1952 年底，全国范围的疾病流行大大减少，霍乱、鼠疫、性病等传染病基本得到控制，肺结核等疾病获得有效治疗，因传染病死亡人口大为减少。1955 年，国务院发布《传染病管理办法》，这是卫生防疫工作的第一个法定性文件，将传染病定为甲、乙两类共 18 种，对各种传染病的疫情报告及防治处理都作了具体规定，使防疫工作有法可依。新中国成立之初，全国有 12 个省（自治区、直辖市）的 348 个县（市）流行血吸虫病，病人多达 1 160 万人；全国有钉螺面积 143 亿平方米，威胁超过 1 亿以上人口。1955 年，毛泽东发出关于"一定要消灭血吸虫"的指示，通过农业、水利、卫生等部门以及广大科技人员和广大群众的长期不懈努力，血吸虫病防治取得巨大成绩。1958 年江西省新余县首先消灭血吸虫病。1966 年起，国家对血吸虫病病人实行免费治疗。

（张艳荣）

# 第六章

# 社会主义建设时期卫生事业的艰难探索和曲折发展（1956—1978）

社会主义建设时期，在卫生工作方针的指导下，我国以政府为责任主体，充分依靠人民群众开展爱国卫生运动，充分利用中医药资源，形成了"三大法宝"——县乡村三级医疗卫生网、农村合作医疗制度和赤脚医生制度等符合中国实际的做法和经验，创建了中国初级卫生保健模式，革命性地解放和发展卫生生产力，提高了卫生健康服务供给，缓解了缺医少药等问题，烈性传染病被基本消灭，城乡人民健康水平显著提高。

## 第一节　坚持卫生工作方针

新中国成立之初，我国确立了"面向工农兵、预防为主、团结中西医、卫生工作与群众运动相结合"的卫生工作方针。该时期，我国始终坚持以卫生工作方针为指导，通过一系列政策对卫生事业的性质和宗旨进行了明确和强调，进一步为我国卫生健康事业发展指明了方向。1956 年 7 月，财政部、卫生部共同在《全国卫生系统财务检查工作总结》中明确指出"我们认为医疗卫生事业是人民的福利事业，应当为社会主义建设服务，为人民的健康服务"，明确了我国医疗卫生事业的福利性质。1958 年 11 月，《财政部、文化部、教育部、卫生部关于全国文教的财务工作经验交流会议的报告》提出"医院、卫生院等单位，国家现在财政上给予一定的补助，主要是为了减轻病人经济负担，今后随着生产的发展，将有可能逐步实现全民免费医疗"。1960 年 2 月，《卫生部、财政部关于医院工作人员的工资全部由国家预算开支的通知》提出"医院是人民卫生的福利事业，国家给予预算补助"。总体来看，政府进一步增加了对卫生健康事业的投入，并不断降低收费标准，城市以公共财政拨款为主、农村以集体经济合作为主，针对缺医少药、医疗卫生条件差和传染病、寄生虫病流行猖獗等状况，实行统一规划、组织，加大资金投入力度，医疗卫生服务体系得到迅速发展，形成了包括医疗、预防、保健、康复、教学、科研等比较完整、布局比较合理的医疗卫生服务体系。

## 第二节　建设医疗卫生服务网络

新中国成立后，党和国家高度重视农村卫生状况改善。1961 年，党的八届九中全会明确了我国医疗机构要不断向"城乡兼顾、多种形式、合理分布"的方向发展。1965 年 6 月 26 日，毛泽东对卫生部作出"把医疗卫生工作的重点放到农村去"的重要指示（即"六二六"指示），对今后一段时期的医疗卫生工作产生了重要影响。

## 一、农村县社队三级医疗卫生服务网

1956 年，我国农村已基本完成生产资料和私有制的社会主义改造。1958 年 8 月，中共中央政治局扩大会议通过了《中共中央关于在农村建立人民公社问题的决议》，推行人民公社化运动，撤乡、镇并大社，以政社合一的人民公社行使乡镇政权职权，农业生产合作社改称生产大队。随着人民公社的建立，中国的农村基层卫生组织也发生了很大变化。1959 年 4 月，卫生部发布《关于加强人民公社卫生工作的几点意见》，明确公社设卫生院，行政村和生产大队设卫生所，卫生院、卫生所都是综合性的卫生机构，负责医疗预防、卫生防疫、妇幼保健、卫生教育等各项卫生工作。公社化以前的乡镇卫生所、农业社保健站和联合诊所等绝大多数成为人民公社卫生院（所），由公社统一经营管理。为提高可及性，由财政和集体经济共同出资新建、扩建了一批公社卫生院。

经过努力，我国县级医院体系初步建成，各地从实际出发，按照"小型、多点"原则，在一些离县城较远的重要集镇或山区也建设了一批医院。在人员配备方面，卫生部要求"从 1960 年起，除了分配一定比例的高等医药院校医疗系的新毕业生到县医院工作外，还应从城市医疗卫生机构中抽调一定数量的有经验的医生，分配或下放到县医院作骨干"，此后几年内全国县医院的主要科室都配备了较高水平的医生。截至 1965 年底，全国县医院实有床位数由 1957 年的 6.95 万张增加到 17.5 万张，卫生技术人员数由 6.1 万人增长至 13.1 万人，分别较 1957 年增长了 152%、114%，大都配备了相应的医疗设备，县医院的技术能力得到了有效加强。除了县医院外，各地还陆续建立了负责疾病预防与控制的卫生防疫站和妇幼保健站、血吸虫病防治所、疟疾防治所、丝虫病防治所、结核病防治所、麻风病医院等机构，这些机构与县医院密切配合，积极贯彻预防为主的原则，维护人民健康。

至此，以县医院为龙头、以公社卫生院为枢纽、以生产大队卫生所为基础的县社队三级医疗卫生网络在全国大部分地区建立起来，从而使我国基本医疗卫生服务的可及性得到大幅度提高。县社队三级医疗卫生组织各有分工，相互协作，上下支援，逐级指导。县级医疗卫生机构负责对公社卫生院，特别是中心卫生院的工作给予指导，公社卫生院负责对生产大队卫生所进行业务指导和支持。在县社队三级医疗预防保健网络下，农民有了小伤小病可以就地就近治疗，一些疑难病症可以在县医院得到治疗。

然而，该时期我国城乡医疗卫生服务能力仍存在显著差距，特别是卫生人员方面较为突出。据统计，1964 年占我国 85% 人口的广大农村地区（县和县以下），拥有 31% 的高级卫生技术人员、43% 的中级卫生技术人员，卫生人员拥有量远低于城市地区。这一状况引起了毛泽东的注意，1965 年 6 月 26 日，毛泽东作出了"将医疗卫生工作的重点放到农村去"的"六二六"指示。1965 年 9 月 3 日，卫生部党组向中央作出了《关于把卫生工作重点放到农村的报告》，提出要对农村基层卫生机构的所有制问题再次进行调整，并重新恢复传统合作医疗制度所依托的医疗服务供给基础。1965—1967 年，卫生部增设了农村工作办公室，各地卫生部门纷纷组织包括老专家、教授在内的医务人员到农村开展巡回医疗工作，并从医院中抽调大批卫生人员和设备，到农村建立基地或充实农村医疗机构，长期扎根农村，这对改变当时中国农村医疗卫生的落后状况起到了重要作用。在"文化大革命"的特殊历史背景下，大批医学院校毕业生和城市医务人员下放农村，这些措施使得农村无论是在卫生医疗网点的设置上，还是在医务卫生人员的数量和专业技术水平上都快速提升，在很大程度上解决了农民的看病就医问题。

## 二、城市医疗卫生服务体系

新中国成立之初，我国陆续建立了大批公立医院。从 1956 年开始，在社会主义改造的背景下,部分民营医疗机构也转为公立医院。截至 1957 年,全国共有 4 179 所公立医院,逐步构建起了公立医院服务体系。这一时期,我国公立医院主要集中在城市地区,成为提高医疗技术、培养人才的基地。1957 年 9 月,周恩来在党中央八届三中全会上明确提出,今后医院工作的方针应该是"为六亿人民服务,城乡兼顾、扩大门诊,举办简易病床;扩大预防,以医院为中心指导地方和工矿的卫生预防工作"。为贯彻该指示,1957 年 12 月卫生部召开全国医院工作会议,明确"勤俭办院,改革医院制度,便于病人就医,提高医疗质量,树立全心全意为人民服务的思想是医院工作的首要任务"。

该时期我国还重点加强城市基层医疗卫生网络的建设。1960 年 3 月,随着城市的公社化运动正式拉开帷幕,城市地区依托大型国营厂矿企业、机关、学校或商店、街道成立了城市人民公社,并大办公社工业、街道工业、郊区农业和公共福利。为应对生产过程中的劳动安全、疾病控制等问题,很多厂矿企业按工厂或车间建立了保健室。1962 年以后,随着公社体制和公社卫生组织的调整,部分街道医院和区卫生所重新转为集体所有制,总体上城市的基层医疗卫生网络已形成框架。

自 1965 年"六二六"指示发布以后,从城市医疗机构中抽调了大批卫生人员和设备到农村,"文化大革命"期间造成了一些城市医院库存药品严重缺乏,损害了城市医务人员的工作积极性,导致城市医疗卫生事业发展停滞,甚至倒退。"文化大革命"结束后,城市卫生服务网络逐渐恢复。

## 第三节　建设公共卫生服务体系

### 一、建设卫生防疫体系

1949 年,卫生部专门成立了公共卫生局,统一负责全国的卫生防疫工作,1951 年至 1954 年先后更名为保健防疫局、防疫司,1955 年更名为卫生防疫局。1953 年 1 月,经政务院第 167 次会议批准,全国各省、自治区、直辖市,以及地(市)、县(旗、区)普遍建立卫生防疫站,疾病控制、卫生监测、卫生监督、卫生宣教和科研培训等工作广泛开展。同年,卫生部召开第一届卫生防疫站工作会议,讨论研究贯彻执行政务院的决定。1954 年 10 月,卫生部颁发了《卫生防疫站暂行办法和各级卫生防疫站组织编制规定》,这是我国卫生防疫体系建设中的重要文件,明确规定了各级卫生防疫站的任务是预防性、经常性卫生监督和传染病管理,工作内容扩大至环境卫生、食品卫生、放射卫生、学校卫生以及传染病控制等领域。1955 年 7 月,卫生部正式颁布实施了《传染病管理办法》,首次将传染病分为甲、乙两类管理,确立了法定传染病报告和传染病病人隔离治疗制度。该管理办法也明确了我国卫生防疫作为一项福利性政策,由政府全面管制和统包直供。与此同时,根据 1957 年 9 月周恩来在党的八届三中全会上所作的《关于劳动工资和劳保福利问题的报告》中关于"扩大预防,以医院为中心指导地方和工矿的卫生预防工作"的指示精神,卫生部要求医疗机构也要把预防疾病作为重要任务之一。由此,县以上医院建立了预防保健科,乡卫生院建立了卫生防疫组,扩大了卫生防疫队伍,增强了基层卫生防疫力量,壮大了卫生防疫体系。

1960—1962 年,三年困难时期给初建的卫生防疫体系带来了冲击,备受影响的经济政策环境,以及各地各级防疫机构出现合并、工作停滞、人员流失等现象,造成某些传染病反弹,严重影响了工农业生产和人民健康水平。直到 1961 年"调整、巩固、充实、提高"方针的提出,以及 1964 年 8 月《卫生防疫站工作试行条例》、12 月国家编制委员会与卫生部联合颁发《关于卫生防疫站组织机构和人员编制的规定(草案)》,卫生防疫站成为国家卫生组织的组成部分,其性质为卫生事业单位,其功能也逐步恢复。据统计,截至 1965 年底,全国共有卫生防疫站 2 499 个,职工 49 079 人,其中卫生防疫技术人员 40 527 人。与 1952 年相比,卫生防疫站的机构数增加了 16 倍,医师(技师)增加了 11 倍。至 1966 年底,全国除有些少数民族和边远地区外都建立了卫生防疫站,铁路系统和大型厂矿企业也建立了卫生防疫站。

"文化大革命"期间,卫生防疫体系再次遭受重创,许多卫生防疫站被撤销或合并,各级卫生防疫站的规章制度、法规条例横遭破坏,疫情报告系统全面瘫痪,原先已被控制的传染病、寄生虫病、地方病又重新抬头或大幅度上升。"文化大革命"时期停滞的卫生防疫机构,直至 1972 年国务院发布《健全卫生防疫工作的通知》后才逐渐恢复,到 1975 年全国卫生防疫站达 2 912 个。防疫体系的及时恢复为医疗与救灾卫生防疫工作的开展提供了有力保障。

## 二、持续开展爱国卫生运动

社会主义改造和经济建设时期,爱国卫生运动与保护劳动力、提高劳动效率、移风易俗紧密地联系起来。1956 年 1 月,党中央发布《1956 年到 1967 年全国农业发展纲要(草案)》[以下简称《全国农业发展纲要(草案)》],以改善农村卫生状况、保护劳动力为主要任务。1957 年 9 月 20日,党的八届三中全会对爱国卫生运动进行讨论,进一步明确爱国卫生运动的任务和目的是"除四害、讲卫生、消灭疾病、振奋精神、移风易俗、改造国家"。1958 年,毛泽东起草了《中央关于在全国开展以除四害为中心的爱国卫生运动的通知》,爱国卫生运动再掀高潮。

自 1958 年开始,爱国卫生运动主要围绕"除四害"展开,旨在通过除"四害"(老鼠、麻雀、苍蝇、蚊子)消灭疾病,改善农村卫生状况,保护劳动力。全国许多省份都按照《全国农业发展纲要(草案)》对卫生工作的要求,制定了除害灭病的具体规划,并培养了一大批卫生先进典范。针对当时卫生健康发展的阶段性特征,爱国卫生运动开展了普及卫生知识、消灭病媒虫兽、改善卫生条件、提高环境质量的系列活动。

1960 年,党中央提出"以卫生为光荣,以不卫生为耻辱"的口号。1961 年 7 月 22 日,国务院批准撤销了爱国卫生运动委员会,将其工作移交卫生部卫生防疫司,并合署办公。随后,各级爱国卫生运动委员会和其他办事机构也先后被撤并。1966—1978 年期间,爱国卫生运动主要围绕"两管五改"(管水、管粪,改水井、改厕所、改畜圈、改炉灶、改造环境)和食品卫生为中心展开,防止疾病回升。但该阶段受三年困难时期及"文化大革命"的影响,爱国卫生运动有所迟滞和放缓。20 世纪 60 年代后期,针对"文化大革命"对卫生工作的破坏和某些传染病疫情迅速回升的情况,周恩来多次指示,要继续开展爱国卫生运动,控制一些疾病的流行。为了迅速扑灭烈性和急性传染病,保护人民健康,保障经济和文化建设,1977 年 4 月 4 日,国务院发出《关于大力开展爱国卫生运动的通知》,明确要"把放松了的爱国卫生运动重新发动起来,大打一场除害灭病的人民战争,努力除掉老鼠、臭虫、苍蝇、蚊子这'四害',消灭危害人民最严重的疾病",并明确了相关工作要求。1977 年底卫生部召开了电话会议,传达了中共中央关于开展爱国卫生运动的指示,要求各地继续开展以"两管五改"和食品卫生为中心的爱国卫生运动,把除害灭病讲卫生活动与广大农民的生活、生产进一步结合起来。

## 第四节　高度集中计划经济体制下的卫生筹资

### 一、卫生投入政策

在高度集中的计划经济时期,我国的卫生投入紧紧围绕"卫生事业是社会主义福利事业"的定位,主要采用计划手段配置,卫生系统中的固定资产、卫生机构经常性经费和医疗保障经费都主要由政府筹资。由于该时期卫生事业的福利性定位，医疗服务收费很低，医院亏损由政府补贴。随着社会的发展，医疗服务需求不断增长，政府对公立医院的补偿越来越力不从心。1954年10月15日，卫生部印发的《关于医疗机构内部收费问题的原则意见》中规定了药品加成的相关内容，启动了药品加成政策。

1956年社会主义改造完成后，政府进一步增加了对卫生事业的投入，并且不断降低医疗收费标准，城市以公共财政拨款为主，农村以集体经济合作为主。我国城镇职工由公费医疗和劳保医疗制度保障，农村居民则是以乡村集体经济为依托的合作医疗制度保障。受社会经济发展水平的限制，该时期的卫生投入特征是"低水平、广覆盖"，用较低的投入在一定程度上较好地保障了人民群众的基本医疗，提高了人民健康水平，这也极大地调动了生产积极性，促进了经济建设，维护了社会稳定。

## 二、农村合作医疗制度的建立与发展

为保障广大农民获得基本医疗卫生服务、缓解农民因病致贫和因病返贫，我国采取通过集体和个人集资的方式，建立起互助互济的农村合作医疗制度。

农村合作医疗的出现与农业合作化运动密切相关。1955年，在农村合作化背景下，山西、贵州、上海、山东、河南、河北、湖南等地农村，相继出现一批由农业合作社兴办的保健站和医疗站。1956年，全国人民代表大会一届三次会议通过的《高级农业生产合作社示范章程》中对集体责任作出了明确规定，由农业生产合作社负责因公负伤或因公致病的社员的医疗，并对其酌量以劳动日作为补助，首次赋予农村集体组织介入农村社会成员疾病医疗的责任。随后，全国陆续出现了形式多样的互助性农村医疗室（站）。

1958年随着人民公社的兴起，全国掀起了举办合作医疗的第一次热浪。山西省稷山县翟店公社太阳村从1959年1月起开始实行社员每人每年交2元保健费、不足部分从公益金中补助的"大家集资，治病免费"的合作医疗制度。1959年11月，卫生部在稷山县召开全国农村卫生工作现场会议，会后向中央上报《关于全国农村卫生工作山西稷山现场会议情况的报告》及附件《关于人民公社卫生工作几个问题的意见》，对合作医疗制度予以肯定。1960年2月，中共中央转发了该文件，要求各地参照执行，这是新中国成立后中央下发的第一个有关农村合作医疗的文件，对农村合作医疗制度的发展起到了积极的指导作用。此后，全国各地农村相继建立起一批以集体经济为基础，集体与个人相结合、互助互济的集体保健医疗站、合作医疗站或统筹医疗站。1958年，全国行政村（生产大队）举办合作医疗的比重为10%，1960年达到32%，1962年已达到50%。此时的农村合作医疗还处于探索阶段，医疗条件简陋，医务人员业务水平偏低，管理制度也不健全。尽管如此，农村合作医疗的出现，一定程度上缓解了农村缺医少药的状况，为以后农村合作医疗的全面发展奠定了基础。

"六二六"指示强调了农村医疗卫生工作的重要性，对农村合作医疗制度的建立推行具有重要意义。自1965年起，全国掀起了大办农村合作医疗的热潮。到1976年，农村合作医疗生产大队覆盖率超过90%。1978年，第五届全国人民代表大会第一次会议将"合作医疗"正式写入《中华人民共和国宪法》，确立了其作为农村基本医疗保障制度的法律地位。20世纪80年代，WHO和世界银行在对我国的考察报告中指出，"中国实行的合作医疗制度，是发展中国家群体解决卫生保障问题的唯一范例"，被誉为"以最少投入获得了最大健康收益"的"中国模式"。

## 三、城镇医疗保障制度在调整中发展

新中国成立后，我国先后于1951年和1952年建立了劳保医疗制度和公费医疗制度。其中，劳保医疗制度的保障对象是国有企业职工及其直系亲属，部分集体企业参照执行，各项费用均由施行劳动保险的企业负担，职工全额报销、家属半额报销；公费医疗制度的保障对象是国家机关事业单位工作人员、革命残疾军人及高校学生，所需经费由国家财政拨款负担。劳保医疗和公费医疗制度符合计划经济体制下的社会结构，是十分重要的卫生制度安排，在保障城市劳动者及其家属身体健康方面发挥了积极作用。但在运行实践中也发现这两项制度还不完善，由于医疗费用主要由企业和财政单方面承担，个人无须缴纳医疗保障费用，几乎是免费医疗，需方过度利用医疗资源现象严重，医疗开支膨胀较快。

1957 年，周恩来在党的八届三中全会上作《关于劳动工资和劳保福利问题的报告》，指出公费医疗中存在严重浪费问题，强调"在发展生产的基础上逐步开展对职工的劳动保险"，明确要求"劳保医疗和公费医疗实行少量收费（门诊、住院和药品），取消一些陋规（如转地治疗由医院开支路费，住院病人外出由医院开支车费等），以节约开支"。

**（一）劳保医疗制度**

1956 年，政务院对《劳动保险条例》进行了修订，适当扩大了范围，扩大到大部分的产业和部门，进一步完善了劳保医疗制度。1957 年，劳保和其他福利待遇费用由各工矿企业单位按职工工资总额的 3% 提取提高到 4.5%～5.5%。1969 年 11 月，财政部又重新规定，将企业奖励基金、福利费、医药卫生费合并为"企业职工福利基金，按工资总额的 5.5% 提取"。

**（二）公费医疗制度**

随着社会保障制度的不断完善，1965 年卫生部和财政部联合发布了《关于改进公费医疗管理问题的通知》，1966 年劳动部、全国总工会联合发布了《关于改进企业职工劳保医疗制度几个问题的通知》。两个文件分别对国家机关工作人员和企业职工的医疗保险制度作了调整和整顿，针对国家公务人员公费医疗和企业职工劳保医疗中存在的管理和浪费问题提出了相应改进措施。

"文化大革命"时期，我国社会保障事业也遭到了严重破坏，劳动保险管理机构被撤销，劳动保险基金的统筹统管制度也停止实施。1969 年 2 月，财政部颁发了《关于国营企业财务工作中几项制度的改革意见（草案）》，规定取消劳动保险金和部分福利经费的社会统筹，使社会性的劳动保险转变成了实质上的企业劳动保险，对社会保障制度的进一步完善造成了障碍。"文化大革命"结束后，国家重新把工作重点转移到经济社会建设上，社会保障工作也进入恢复重建状态。

# 第五节　加强卫生人才教育培养

## 一、医学教育的发展

从 1953 年全国"一五"计划开始，医学教育在"整顿巩固、重点发展、提高质量、稳步前进"的方针指导下逐步发展。1954 年，卫生部召开了第一届全国高等医学教育会议，确定了医学教育应以发展高等医学教育为重点的方针，教育体制上全面系统地学习苏联经验，执行国家统一规定的学制、专业设置、教学计划和教学大纲。1956 年至 1962 年期间，卫生部先后发出了《关于修订教学计划的几点原则意见》和《关于修订高等医药院校教学计划的几项原则规定》，明确提出了教学计划是指导性文件，各校可按照部颁的教学计划执行，也可制定本校的教学计划，但自定的教学计划必须符合部颁教学计划精神。此外，1958 年卫生部发布《关于高等医药学院增设中医课程的通知》，要求高等医药院校各专业分别开设中医中药学课程。这些措施对改变新中国成立初期医药卫生人员严重缺乏的状况起了很大作用。

在教材使用方面,我国从 1954 年起基本使用苏联教材。为解决使用苏联教材带来的问题和困难,1956 年卫生部在翻译出版了 52 种苏联教材的基础上,陆续组织国内教师编写适合中国国情的高、中等教材,1959 年另编专科教材,并于 1959 年至 1964 年间先后编印出版。医学教育中实验、实习课比重较大,教学基地建设对于提高教学质量十分重要,卫生部于 1956 年、1958 年分别发布《改进临床教学中医疗与教学工作关系的指示》《关于加强高等医药学院与地方卫生机构合作以及解决教学基地若干条件问题的通知》,使教学基地有了迅速发展,教学床位数不断扩大,质量也不断提高。

1958 年,医学教育受当时"左"的错误影响,各地不顾客观条件,盲目发展院校,高等医药院校由 1957 年的 37 所增至 1960 年的 204 所。由于脱离客观实际,缺乏统筹规划,加上国民经济出现暂时困难,新建医学院校的基本建设、师资和设备条件跟不上,教学质量根本无法保证。1962 年,医学教育又一次进行了调整,将条件差的院校停办或合并,最后保留 85 所高等医药院校。从此,中国的医学教育事业重新走上稳步发展的轨道。据统计,1957 年至 1975 年,全国高等医药院校从 37 所增加至 88 所,在校学生由 4.9 万人增长至 8.6 万人,中等医药学校从 182 所增加至 480 所,在校学生人数由 8.1 万人增长至 13.9 万人,我国总体医学办学和教育水平得到了大幅提高。

新中国成立后,我国进修医学教育进入了新的发展时期,特别是 20 世纪 50—60 年代中期是我国进修医学教育的第一个兴盛高峰,各级卫生部门和医学院校根据当时社会需要和卫生人员状况,采取"做什么学什么,缺什么补什么"的方针,逐步开展了专门化培养、专科进修和专题进修等进修医学教育活动,建立了卫生人员在职学习制度,建立了卫生部一级的卫生干部进修学院和一批医学专业进修基地。60 年代初期建立了住院医师培训制度。"文化大革命"期间,我国初具规模、正在走向正规化、制度化的进修医学教育一度中断,在党的十一届三中全会以后又得到恢复和新的发展。

## 二、赤脚医生制度初步建立

新中国成立初期,城乡医疗卫生服务能力差距显著,特别是人员差距更为突出,广大农村地区(县和县以下)卫生人员拥有量远低于城市地区。为培养农村医药卫生人员,1965 年 1 月毛泽东指示城市高级医务人员下农村,为农村培养医生,同时半农半医人员培训试点工作也在稳步推进,各地多有探索。1968 年夏,《文汇报》发表《关于上海郊县赤脚医生发展状况的调查报告》,介绍上海市川沙县王桂珍等农村初级卫生人员的事迹,第一次提到"赤脚医生"。紧接着,《红旗》《人民日报》相继转载,毛泽东在《人民日报》上批示"赤脚医生就是好",号召广大城市医务工作者向赤脚医生学习。此后,我国大力培训以"赤脚医生"为代表的农村卫生人员,到 1975 年底,全国有赤脚医生 156 万人,卫生员和接生员约 390 万人,93.7% 的生产大队拥有赤脚医生,平均每个生产大队拥有 2.1 名赤脚医生,其中经过 6 个月以上培训的占 41.5%,会接生的赤脚医生占 24.3%,他们成为向农民提供医疗卫生服务的主力军。

对于赤脚医生的培养,讲究实用性,结合实际情况因地制宜地安排,学期较短但着重使其扎实掌握基本的知识和操作,边学边做,循序渐进,业务学习和政治学习双管齐下。根据常见病、多发病的实际情况,各地对赤脚医生的培训方式也略有不同,主要有四种:一是由公社卫生院在实践中带教,即有计划地安排赤脚医生定期到公社卫生院,边工作、边学习,在实践中提高医疗水平;二是由城市医疗卫生单位组织的农村医疗队深入基层,采取举办训练班和在实践中传、帮、带的方法培训赤脚医生;三是县级举办赤脚医生学校进行培训;四是高、中等医药院校和各级其他学校专设赤脚医生班进行培训。这些培训,时间少则一两个月,多则半年,女赤脚医生、保健员以及一些旧产婆的培训内容以讲解、教授新法接生方法、妇女儿童保健知识等为主,时间更为简短。

1976 年，卫生部召开了"全国赤脚医生工作会议"，提出赤脚医生要贯彻"预防为主"方针，搞好农村卫生预防工作；各级卫生部门要支持赤脚医生的发展和成长，采取多种形式培养赤脚医生，要积极培养女赤脚医生。该时期，赤脚医生在生产大队直接领导、公社卫生院指导下，不仅为大队社员诊病，还担负着预防、宣教、环境卫生、妇幼卫生指导，种、采、制中草药等任务，他们用朴素实用的诊疗模式为农民服务，满足了当时中国农村大多数群众的初级医疗保健需要，显著改善了中国农村居民的健康状况。该模式在国际上引起强烈反响，得到了 WHO 等国际组织的高度赞誉。1972 年，美国斯坦福大学几位学者在中国拍摄了纪录片《中国农村的"赤脚医生"》，真实地记录了"赤脚医生"就地取材，用土法炮制的药物应对农村常见病、用小银针治大病的情形，把"赤脚医生"这个词以及这项制度推向了世界。联合国教科文组织把中国的《赤脚医生手册》翻译成 50 多种文字，面向全世界发行，一时间全球形成了"中国赤脚医生热"。

## 第六节　坚持中西医结合

新中国成立后，我国十分重视发展中医药学，将"团结中西医"纳入我国卫生工作方针，并制定了一系列保护和发展中医的方针政策，采取了许多有效的措施发展中医药事业。

### 一、保护中医药事业

新中国成立初期，针对当时存在着对中医政策理解不够、贯彻不力的情况，毛泽东、周恩来和刘少奇多次指出当时卫生部门和社会上存在歧视中医、排斥中医的错误倾向。1956 年，毛泽东提出"要以西方的近代科学来研究中国传统医学的规律，发展中国的新医学"。1958 年毛泽东再次明确提出"中国医药学是一个伟大的宝库，应当努力发掘，加以提高"。

针对当时对待传统医学的不正确态度，在毛泽东、周恩来的指示下，1959 年 1 月在《人民日报》上发表了由胡乔木主持起草的《认真贯彻党的中医政策》社论。该社论详细阐明了发展传统医学的必要性，同时阐明了现代医学与传统医学的关系，再次强调全党要认真对待中国医学文化发展的问题。为了更进一步说明这个问题，1962 年，聂荣臻主持召开了有中西医专家参加的座谈会。会后由卫生部向党中央提交了《关于改进祖国医学遗产的研究和继承工作的意见》，1962 年 10 月 12 日经中央批准后颁发。这些重要指示不仅为中医事业发展指明了前进方向，而且意义深远，此后中医药政策的内容不断丰富，日益被人们正确理解。

### 二、中医医疗服务体系的建立与发展

随着社会主义改造运动的持续深入，国家将散在于社会的中医药人员约 28 万人全部进行了组织和安排，改变了中医不能进医院的历史。1956 年 11 月 27 日，卫生部宣布废除《中医师暂行条例》及其实施细则、《医师、中医师、牙医师、药师考试暂行办法》及其实施细则、《中医诊所管理暂行条例》及其实施细则等与党的中医政策相违背的条例，消除了许多对中医机构的不合理限制，扫清了中医药事业发展的障碍。全国中医药人员在农村乡镇、城市街道迅速组织起数万个联合诊所，有的进而发展为中医医院或中医联合门诊部，同时，绝大多数各级综合性医院也都建立了中医科。到 1960 年，中医医院由 1952 年的 19 所迅速发展至 330 所，中医床位也由 1952 年的224 张增长至 14 119 张。为适应国家大规模建设的需要，国家逐步组织、吸收大量中医参加全民和集体所有制医疗机构的工作。根据卫生部中医司的报告，到 1957 年 3 月，全国有 20 万中医参

加了联合中医医院、联合诊所、农业合作社的保健站等单位的疫病防治工作，并有2.9万余位中医参加了各公立医疗机构的工作，中医的社会地位和学术地位得到了大幅提高。这些都为我国中医药事业发展打下了坚实基础。

1966—1976年"文化大革命"期间，中医药事业遭到严重破坏，约有三分之二的中医医院被合并或拆散，由1966年的371所一度减少到129所，幸存下来的中医医院大部分也名不符实，中医队伍大量减员。

## 三、中医教育和科研机构的建立与发展

该时期，中医教育发展春潮涌动。自1955年12月中医研究院成立后，一批中医药高校相继建立，中医师承教育的发展也走上更规范的道路。

### （一）将中医教育纳入国家高等教育体系

1956年3月，卫生部与教育部共同制定了四所中医学院的组建方案和教学计划，有关省市开始进行筹备工作。在周恩来的关心与指示下，1956年8月6日，经国务院批准在北京、上海、广州和成都成立中医学院，这是我国第一批中医医学高等教育学府，中医教育正式纳入国家高等教育体系范畴。此后，许多省、自治区、直辖市也建立了中医学院，截至1962年全国高等中医学院已达十几所。

1957年2月，刘少奇针对各地中医学院初创时期的实际困难，指示卫生部"要赶快整顿中医学院，首先要解决教材问题"。1958年，卫生部发出《关于高等医药学院增设中医课程的通知》，并组织编写了全国中医学院统一教材，先后进行过4次修订。1959年制定了全国统一的教学计划，明确规定了中医院校的培养目标和课程设置。

随着中医政策的贯彻落实，为适应中药生产供应和科研工作的需要，1958年国家有计划地兴办中药教育，河南中医学院首先建立中药系。1959—1960年，北京、成都、南京、湖南、云南等地的中医学院相继增设中药系，中药高等教育从此逐步形成。

截至1962年，全国高等中医学院已达十几所。1962—1965年，全国各种医学院的中医药专业毕业生累计有5 600余名。"文化大革命"期间，中医药教育停止招生5年，全国中医学院由21所撤并为11所。根据周恩来指示，1970年北京医学院、北京中医学院开始试点招生，招收3年制工农兵学员。从1971年开始，全国高、中等医药院校也陆续恢复招生，中医药教育事业得到了迅速恢复和发展。

### （二）中医师带徒壮大队伍

在建立高等中医院校的同时，针对中医特点，政府积极组织开展师带徒工作。中医传统的传承方式是师徒传授，仅依靠学校教育不能全面继承优秀的传统医学，中医带徒的传承方式不可替代。为了更好地发掘中医学的伟大宝库，1956年1月举行的全国卫生工作会议决定，采取中医传统的带徒方式培养50万名中医以壮大中医队伍。1956年4月，卫生部作出《关于开展中医带徒弟工作的指示》，要求各地卫生部门将中医带徒工作作为一项重要任务，采取师徒自愿结合的原则大力推进。该指示后还附有《1956至1962年全国中医带徒弟的规划（草案）》，明确了全国中医带徒弟工作规划。至此，采取中医带徒的方式培养中医以壮大中医队伍，首次成为国家层面发展中医的政策。1958年2月，卫生部指示各级卫生行政部门立即着手为各自地区的名老中医安排青壮年中西医作徒弟。1957—1958年，刘少奇在对卫生部的有关指示中两次肯定了中医授徒人才培养方式，他指出"凡是有本事的中医，都要让他们带徒弟。你们要搞一个中医带徒弟的办法，师徒关系、师傅收益、什么人可以带徒弟、带徒弟要具备哪些条件等等，都要详细规定"。

我国发起的中医带徒不同于传统的中医带徒，主要体现在两个方面：一是带徒方式多样，既有个人带徒，也有卫生所和联合诊所集体带徒，以及通过举办中医学徒班带徒；二是教学方法改

进，传统中医带徒的教学方法一般是亲传口授，耳提面命，在老师的指导下学习理论，在实际的诊疗过程中学习中医，而该时期师带徒运动较为通行的方法是"集中授课，分别传授"，将学徒集中起来讲授理论知识，然后再分别跟师随诊。截至 1965 年，各地共培养中医学徒 5.9 万余名，"中医带徒弟"工作为中国培养了一大批基层中医药人才，为建立三级医疗保健体系及农村合作医疗制度提供了大量人力保障，为新中国医疗卫生工作作出了重要贡献。在此过程中，中医药得以更多地应用于基层医疗，通过政府主导方式推行的大规模中医带徒，是中医发展史上的一次重要探索实践。

### （三）中医科研机构的建立与发展

1955 年 12 月，卫生部中国中医研究院正式成立，周恩来为中医研究院建院亲笔题词："发扬祖国医药遗产，为社会主义建设服务。"此后，部分省、自治区、直辖市也相继成立了中医研究所。1957 年至 1975 年，全国中医研究院、所由 16 所增加至 29 所。

这一时期，我国十分注重继承和总结老中医和民间医生的学术经验。1958 年 2 月，卫生部印发《关于继承老中医学术经验的通知》，要求各地抓紧继承老中医的学术经验。1959 年 6 月，卫生部印发《关于整理研究推广秘方验方的通知》。由此，各地组织了大批中医工作者对古典医籍、中医各科民间疗法等经验进行了整理、挖掘、继承与研究工作，极大地丰富了我国中医药学库，促进了我国中医药学的发展。

我国中医科研工作者在大量整理、发掘前人经验的基础上，运用现代科学知识和方法，经过逐步改进、提高，取得了许多中医药科研成果。1967 年 5 月 23 日，正值全球疟疾肆虐时期，我国召开疟疾防治药物研究工作协作会议，启动对抗疟疾中药的研制。39 岁的屠呦呦临危受命，成为课题攻关组组长。她从中国古代药典《肘后备急方》中受到启发，发掘出青蒿素。1972 年，经过近 200 次的反复试验，得出了青蒿素对鼠疟原虫抑制率达到 100% 的结果。她深有感触地引用毛泽东关于中医药学是一个伟大宝库的论述，明确指出"青蒿素正是从这一宝库中发掘出来的"。

## 四、"西医学习中医"浪潮

在党中央和毛泽东、周恩来等老一辈无产阶级革命家的亲切关怀下，中西医结合作为我国特有的医疗形式逐步发展起来。为了促进中西医之间的团结和发展，并促进中西医合作以整理研究我国的传统医学，毛泽东于 1954 年发出了"西医学习中医"的号召。毛泽东对"西医学习中医"的重视，在当时鼓舞了一大批西医投身到学习中医的浪潮之中。从 1955 年底到 1956 年初，卫生部在北京、上海、广州、武汉、成都、天津等地举办了 6 期西医离职学习中医班，从全国范围内抽调部分医学院校毕业生及有一定临床经验的西医共计 300 多人，系统学习中医理论和治疗技术两年半。1958 年 11 月 18 日，毛泽东在该班总结报告上肯定了这一做法，说举办西医离职学习中医班"是一件大事，不可等闲视之"。据统计，截至 1960 年，37 个全日制课程培养了超过 2 300 名医生，另有 3.6 万名参加培训的西医医生还在不间断其医疗工作的情况下接受了中医培训，中医医生们也被吸收到现有的西医医院和诊所里，或进入新成立的中医医院。

## 第七节　开展卫生援外工作

20 世纪 60 年代，发展中国家民族独立浪潮风起云涌，很多非洲国家相继独立，但面临着缺医少药的局面。为增进我国同各国政府和人民之间的友谊，促进中外医疗合作与交流，尽管当时我国也缺医少药，但依然为这些国家提供了大量无偿的医疗物资援助，并派遣医疗队。1963 年 4 月，我国政府应阿尔及利亚政府邀请，第一次派出了援外医疗队，自此开启了我国长达半个多世纪的援外医疗历程。至 1978 年底,我国仍在履行同 30 个国家和地区签订的医疗协议,并援建了 6 所医院。中国医疗队以白求恩同志为榜样,发扬救死扶伤的革命人道主义精神,在所在国政府和卫生部门的支持和帮助下,同当地医务人员密切合作,相互配合,为保护所在国人民的健康作出了贡献,为祖国赢得了崇高的声誉,在国际事务中发挥了积极作用。

## 第八节　卫生发展成效

1956—1978 年社会主义建设时期,我国国民经济发展水平还比较低,在解决十亿人口吃饭问题、逐步改善人民的物质文化生活的同时,仍然大力发展了卫生事业,有效解决了新中国成立初期我国人民疾病丛生、缺医少药、卫生发展水平低且不平衡等问题,城乡人民的健康水平显著提高,尤其是农村地区的医疗环境和医疗卫生服务水平显著提升。据统计,我国人口死亡率由新中国成立前的 25‰降低到 6‰,婴儿死亡率由新中国成立前的 200‰下降到 53‰,期望寿命由新中国成立前的 35 岁提高到 69 岁。

### (一)建立农村县社队三级医疗卫生服务网络,医疗卫生资源迅速发展

该时期,我国建立了以县医院为龙头、以公社卫生院为枢纽、以生产大队卫生所为基础的县社队三级医疗卫生网络,大幅度提高了我国基本医疗卫生服务的可及性。在 1965 年毛泽东"将医疗卫生工作的重点放到农村去"的指示下,各地卫生部门纷纷组织包括老专家、教授在内的医务人员到农村开展巡回医疗工作,并从医院中抽调大批卫生人员和设备,到农村建立或充实农村医疗机构,长期扎根农村;同时,开始培养农村半农半医人员(即赤脚医生),使其成为向农民提供医疗卫生服务的主力军。1975 年,全国共有 2 324 个县医院、54 026 个公社卫生院,县社两级卫生机构中卫生技术人员 92.96 万人,农村不脱产卫生人员达到 155.92 万人。我国农村三级医疗卫生网络的形成与发展,对改变农村卫生的落后状况起到了重要作用。

该时期,全国医疗卫生资源迅速发展。据统计,1975 年全国医疗卫生机构已达到 15.17 万个,其中,县及县以上医院由 1957 年的 4 179 所增长至 7 757 所,医院病床数由 1957 年的 29.47 万张跃升至 159.82 万张,平均每千人口医院床位数由 1957 年的 0.46 张增长至 1.74 张,平均每千人口卫生技术人员由 1957 年的 1.61 人增长至 2.24 人。

### (二)贯彻"预防为主"方针,传染病防治取得显著成就

该时期我国卫生防疫工作有序推进,除害灭病成效显著。我国坚持贯彻"预防为主"方针,全面建立起卫生防疫体系,并规定各级医疗机构将预防疾病作为重要任务之一,县以上医院建立了预防保健科,乡卫生院建立了卫生防疫组,扩大了卫生防疫队伍,增强了基层卫生防疫力量,极大地壮大了卫生防疫体系。同时,我国围绕"除四害"和"两管五改"持续开展爱国卫生运动,把除害灭病讲卫生活动与广大农民的生活、生产进一步结合起来,为迅速扑灭传染病、保护人民健康、保障经济和文化建设起到了重要作用。1955 年,我国人间鼠疫就基本得到了控制。1959年,性病在全国范围内基本被消灭。20 世纪 60 年代初,天花已宣告灭绝,比世界范围灭绝天花早了十余年。结核病死亡率迅速下降,脊髓灰质炎、麻疹、乙脑、白喉、破伤风、百日咳等传染病发病率明显下降。1965 年,产褥热和新生儿破伤风显著减少,母婴健康都得到了较好保证。

### (三)探索"低水平、广覆盖"卫生投入模式,建立农村合作医疗制度

该时期,我国卫生投入紧紧围绕"卫生事业是社会主义福利事业"的定位,主要采用计划手段配置。1956 年社会主义改造完成后,政府进一步增加了对卫生事业的投入,并不断降低收费标准。同时,持续完善社会保障制度建设,建立起农村合作医疗制度,被 WHO 誉为"以最少投入获得了最大健康收益"的"中国模式"。据统计,1958—1978 年,卫生投入从 23.2 亿元增加至110.2 亿元,实际增长 3.74 倍,高于同期国内生产总值(GDP)年均增速近 3 个百分点,卫生投入

占 GDP 比重从 1.78% 提高至 3.02%。虽然受社会经济发展水平的限制，但是该时期我国用较低的投入在一定程度上较好地保障了人民群众的基本医疗，同时也极大地调动了人民的生产生活积极性，促进了经济建设，维护了社会稳定，成为国际上公认卫生投入最少、产出最大、社会效益最好的国家之一。

### （四）继承和发扬祖国医学遗产

在"团结中西医"的方针指引下，正确认识中医药，保护和发展中医药事业，中医的社会地位和学术地位不断提高，我国初步形成了中医的医疗、教育、科研体系，各项中医工作都取得了长足进步。自 1955 年中国中医研究院成立起，一批中医药高校相继建立，中医教育正式纳入国家高等教育体系范畴，中医师承教育的发展也走上更规范的道路。到 1980 年，全国中医医院数已快速增长至 678 所，大部分综合医院和专科医院都设立了中医科，中医医院床位数达到 49 977 张，中医药研究院所共 47 个，对维护人民健康发挥了不可或缺的重大作用。

（张毓辉　王荣荣）

# 第七章

# 改革开放与中国特色社会主义
# 开创时期的卫生发展
# （1978—1992）

1978 年 12 月，党中央召开十一届三中全会，把党的工作重点转移到社会主义现代化建设上来，由此拉开了中国波澜壮阔的改革开放大幕。党和国家以十一届三中全会提出的"把全党工作的重点转移到社会主义现代化建设上来"的指导思想为契机，开始运用经济手段来加强对卫生事业的管理。随着经济改革快速推进，把卫生事业搞活的呼声日益高涨。医疗的国有体制被打破，医疗服务机构开始所有制形式多样化发展。

## 第一节　卫生体制改革探索

为了贯彻党的十一届三中全会精神，调动一切积极因素发展社会主义卫生事业，提高医疗技术和医疗质量，改进服务态度，改善医疗条件和职工生活条件，1979 年 4 月，国家劳动总局、财政部、卫生部联合发布《关于加强医院经济管理试点工作的意见》（以下简称《意见》），提出各省、自治区、直辖市可以在省（市）、地、县级医院和不同类型医院中各选择一两所医院作为试点进行医院经济管理改革。1985 年 4 月，卫生部提交了《关于卫生工作改革若干政策问题的报告》，并在该报告中提出，"中央和地方应当逐步增加卫生经费和投资；同时，必须进行改革，放宽政策，简政放权，多方集资，开阔发展卫生事业的路子，把卫生工作搞活"。该报告经国务院批准并批转全国，要求各地结合实际情况贯彻执行。从此，中国的医疗改革全面拉开帷幕。

## 一、制定经济管理方针

1979 年 4 月《意见》发布后，全国多个省市开始了医改尝试。在积累了一定经验基础上，1981 年 3 月卫生部发布的《医院经济管理暂行办法（修改稿）》对县级以上医疗单位实施经济管理进行了规定，指出搞好医院经济管理的基础是实行计划指导下的定额管理制度。同时，医院经济管理须与行政管理、业务技术管理相结合。

### （一）定额管理

根据《意见》精神，医院的任务是以医疗为中心，开展卫生预防、医学教育、科学研究等工作。医院实行经济管理，就是用经济方法管理医院的业务活动和财务收支，以保证上述任务的完成，这是医院现代化建设的一个重要方面。医院要在国家和地方政府的计划指导下，实行"五定"，即定任务、定床位、定人员编制、定业务技术指标、定经费补助，并制定相应的定额标准和管理制度。医院可根据本单位的历史最好水平或本地区的最好水平，本着积极可靠、实事求是的精神，采取领导和群众相结合的办法，制订出各项任务指标，经上级卫生部门核定后作为考核的依据。

医院内部各科室要结合"五定"，制订有关的定额标准，建立各种岗位责任制和其他科学管理制度。在党委领导下，制订各项工作任务的数量、质量、效率、收入、支出、节约挖潜等指标，加强统计工作，为搞好经济管理和各项工作制订计划。

### （二）经费补助

国家对医院的经费补助可实行"全额管理、定额补助、结余留用"的制度。即将包工资的办法，逐步改为按编制床位实行定额补助的办法。补助定额的确定根据各类医院的不同情况区别对待，考虑医院的职工工资、补助工资、职工福利费等方面的实际需要和财力，并保持稳定。增收节支的结余主要用于改善医疗条件，也可以拿出一部分用于集体福利和个人奖励。医院要根据上级主管部门核定的补助经费，统筹安排，加强经济管理。

### （三）开源节流

一是开展药品管理改革。医院对药品材料可实行"金额管理、重点统计、实耗实销"的管理办法。对各种物资制定合理的消耗定额，并严格执行物资采购、验收、保管、领发、点交和赔偿制度。药库和药房分别管理，并根据《药政管理条例》的规定，对毒、麻、剧、限等药品实施专项统计。二是组织合理收入。组织合理的医疗收入，把应收的费用收回来，做到应收不漏。严格执行药品价格和收费标准，防止差错，努力降低损耗。三是实行医疗成本核算。运用经济手段促使医院合理地使用人力、物力和财力，提高医疗和服务质量，逐步实行医疗成本核算，讲究经济效果，更好地完成医疗、教学、科研、预防等各项工作任务。四是加强资产管理。医院的财产物资是保证完成各项业务工作所必需的物质条件，必须建立健全管理制度，保证业务工作需要。认真进行清仓查库，搞清家底，并建卡、编号、登记，对重要的仪器设备和交通工具建立档案，由有关科室和专人负责管理，搞好维修保养，努力提高使用率和完好率。

### （四）考核与奖惩

医院经济管理搞得好不好，从医疗、预防、教学、科研等各项任务的完成情况和医疗质量等方面去考察。根据按劳分配、多劳多得的原则，对完成任务好、成绩优异的单位和个人给以精神鼓励和适当的物质鼓励，以精神鼓励为主，把完成任务的好坏与职工的利益结合起来，正确处理国家、集体、个人三者关系。对连续完不成任务或造成严重事故的，给予经济制裁，酌情扣发有关人员的工资。根据国家和地方的规定，奖励可以采取单项奖和综合奖两种形式。奖金提取形式，可考虑单项奖和综合奖分别提取的办法，但必须是确有增收节支，才能从结余中提取奖金。

## 二、全面卫生改革实践

《意见》发布后，全国多个省市进行了医改尝试，取得了一定的成绩，但存在各方面办医积极性不高的问题，人民的就医需求仍然得不到满足。同时，由于卫生事业经费和投资严重不足，加之20世纪60年代以来三次大幅度降低收费标准，致使医疗收费标准过低，医疗机构亏损严重。1985年4月，国务院批转卫生部《关于卫生工作改革若干政策问题的报告》（以下简称《卫生改革报告》），全面开启了卫生改革实践，因此，这一年也被称为医改元年。《卫生改革报告》指出，卫生工作改革的目的是调动各方面的积极性，改善服务态度，提高服务质量和管理水平，有利于防病治病。

《卫生改革报告》的改革政策如下：一是鼓励各级政府各部门共同举办医疗卫生机构，实行领导负责制。各级政府要积极发展和建设全民所有制的医疗预防保健机构。鼓励工交企业和其他部门建立卫生机构，并向社会开放，卫生部门在技术方面给予帮助和支持。企业和其他部门也可与卫生部门联办卫生机构，实行互惠互利。各级卫生机构院、所、站长由上一级任命，或民主推荐报上级批准，并实行任期制。院、所、站长有权对职工进行奖惩、解聘和辞退；有权根据需要,在定额编制范围内从院外招聘医务人员,可以全日工作,也可以半日工作。职工也有权按合同辞聘。二是发展集体卫生机构,支持个体开业行医。鼓励和支持集体经济组织、城镇和街道组织举办医疗卫生设施,鼓励民主党派、群众团体办卫生机构,鼓励离退休医务人员集资办卫生机构。集体卫生机构在人事、财务和经营管理等方面有充分的自主权,实行独立核算、自负盈亏、按劳分配、民主管理的制度。积极组织和支持经过考核、合乎条件的闲散医务人员(包括民族医、草药医和对医药确有一技之长的人员)和离休退休退职医务人员个体开业行医,坐堂看病,办医院,办接生站,开展特别护理,以及检验、放射和卫生保健咨询等服务工作。三是实行多种办医形式,深化农村医改。农村一级卫生机构的设置要从实际出发,根据群众意愿,采用多种形式办医。可以由集体经济组织办,也可以承包给乡村医生和卫生员集体办;可以扶持乡村医生或卫生员自己办,也可以由卫生院下村设点;可以办卫生所,办联合诊所,也可以个人开业。重要的是保证农村预防保健任务的落实。进一步巩固、完善和提高现有的农村卫生机构,同时要开辟多渠道、多层次、多形式办医疗机构的途径。鼓励城市医院、医药院校等下去设点,共建"联合体",支援农村医疗卫生事业建设。四是改革收费制度,促进卫生事业发展。逐步改革不合理的收费制度,调整医疗收费标准。对一些应用新仪器新设备和新开展的医疗诊治服务项目,可按成本制定收费标准,对新建、改建、扩建后医疗条件好的医疗单位,其医疗收费可以适当提高;病房可以分等级,实行不同的收费标准;适当放活集体和个体医疗机构收费标准,使它们能够有利可得。计划免疫注射和妇幼保健服务要适当收取劳务费,卫生防疫、卫生监督监测、卫生检验、体检、药品审批和药品检验等都要收取一定的劳务费和成本费。

## 三、扩大医疗卫生服务

1988年4月9日,七届全国人大一次会议通过了国务院机构改革方案,启动了新一轮机构改革。这次改革着重于推进政府职能的转变。政府经济管理部门要从直接管理为主转变为间接管理为主,强化宏观管理职能,淡化微观管理职能。与此同时,卫生领域面临着一系列前期改革带来的问题。1989年1月,国务院批转卫生部等多部门《关于扩大医疗卫生服务有关问题的意见》,为接下来的医疗改革指明了方向,主要有以下方面。

### (一)推行承包责任制

医疗卫生事业单位与卫生主管部门签订定任务、定编制、定质量和经费包干合同。在确保按合同要求完成任务的前提下,单位根据国家有关规定,自行管理、自主经营、自主支配财务收支,并决定本单位集体福利和奖励基金分配形式。卫生主管部门按照合同内容对承包单位进行严格的监督和检查。

### (二)开展多形式服务

允许有条件的单位和医疗卫生人员在保质保量完成承包任务,确保医疗卫生服务质量,坚持把社会效益放在首位的前提下,从事有偿业余服务,有条件的项目也可进行有偿超额劳动。同时,还可组织多余人员举办直接为医疗卫生工作服务的第三产业或小型工副业,内部实行独立核算、自负盈亏。

### (三)实行多层次收费

医疗卫生服务的收费,要根据不同的设施条件、医疗技术水平拉开档次。医疗卫生服务向社会开放,以满足不同层次的医疗保健服务的需要。卫生防疫、妇幼保健、药品检验等单位根据国家有关规定,对各项卫生检验、监测和咨询工作实行有偿服务的收入,应全部留给单位,在扣除必要的物质材料消耗和适当的仪器设备折旧后,用于改善职工的工作条件和生活待遇。国家不减少对其正常的经费补助。

## 第二节 卫生筹资多元化

改革开放以前，中国政府逐步建立了以公费医疗、劳保医疗和农村合作医疗为主的覆盖全民的医保体系。随着改革开放的到来，这种依托于计划经济体制下的城乡"福利性"医疗保障事业由于失去了赖以生存的经济土壤（城市开展经济体制改革、农村集体经济瓦解），在改革开放初期快速显现出其弊端。改革开放以后，为了扭转这种局面，政府不断尝试在保持财政投入的基础上促使医疗机构发挥经营自主性。

### 一、医疗卫生发展困境

该时期，公费医疗的经费由国家支付，国家根据职工医药方面的实际需要和国家财力可能，确定每人每年享受公费医疗待遇的预算，实际超支部分由国家财政补贴。劳保医疗经费也是由企业本身负责管理，超支部分由企业自己承担。无论是公费医疗还是企业劳保医疗制度都未能体现个人在自身健康上的花费负担，这在一定程度上导致了医疗费用、药品费用的浪费，甚至出现套骗公家药品的行为。与此同时，该时期的保障制度公平性较差。由于劳保医疗经费是由企业从福利基金中提取，保障程度视经济效益而定，经济效益好的企业，基本是全免费，效益差的企业，往往基本医疗都难以得到保障。各企业效益的好坏直接影响到职工医疗保障水平的高低。与城市的高补贴及医疗浪费现象形成巨大反差的是占全国人口 80% 的农民基本属于自费医疗，基本的医疗保健服务没有得到保障。由于实施财政供给制的医疗保障，国家工作人员的医疗保障基本由财政负担，直接影响了控费管理体制的形成，增加了国家财政负担。企业职工甚至家属的医疗保障基本由企业自行负担，一定程度上影响到企业的生产效率。

### 二、政府卫生筹资改变

从新中国成立初期到 20 世纪 80 年代初的 30 多年里，我国医院经费来源的主要渠道包括两部分：医疗业务收入和政府财政拨款。政府财政拨款又包括两项，即差额预算和专项拨款。所谓差额预算，就是医院按照国家的统一要求，除了能赚取药品的批零差价外，其他医疗项目收费均低于医疗成本，差额部分由国家定额预算拨给。所谓专项拨款，是指差额预算以外，由国家拨给的大型维修费和设备购置与更新费。这种投资与补偿模式的主要优点是，宏观上比较容易控制社会医疗总费用的数额及其增长速度。同时，医疗机构承担福利分配职能，通过免费或低价形式，使低收入群体比较公平地获得基本的医疗卫生服务。这种模式的主要缺点是，医疗机构几乎没有自主经营、自我更新发展的活力，机构和人员效率低下，经常处于资金短缺、装备陈旧、技术停滞的困境。这个模式最突出的弊病是微观机构僵化，供求矛盾紧张。

改革开放以后，医院投资与补偿模式有了改变。1981 年，国务院批转卫生部关于医院经营管理方面的报告，尝试两种医疗收费标准的制度，即对公费医疗和劳保医疗实行按不包括工资的成本收费，门诊挂号费职工个人除按现行标准交费外，超过部分分别由公费医疗和劳保医疗报销；对城镇居民和农民的收费仍维持原低标准。1985 年的《卫生改革报告》对医院和整个医疗卫生机构的投资与补偿机制作了进一步调整。调整的主要内容有：一是在增加中央和地方医疗卫生经费和投资的同时，放宽政策，简政放权，多方集资，开阔发展医疗卫生事业路子，把医疗卫生工作搞活；二是国家对医院的补助经费，除大修理和大型设备购置外，实行定额包干，补助经费定额确定后，单位有权自行支配使用；三是改革不合理的收费制度，对一些应用新仪器新设备和新开展的医疗诊治服务项目，按成本制订收费标准；对新建、改建、扩建后医疗条件好的医疗单位，其医疗收费适当提高；等等。

## 三、医疗机构自筹资金

经济体制改革中企业实行微观搞活，给医疗机构带来了三个方面的冲击。一是商品价格放开后，卫生服务面临着要素成本上升而服务收费水平维持不变的状况，从而在 20 世纪 80 年代初医疗行业出现了全行业亏损的现象。二是在改革初期，通过调整价格、"放权让利"等经济刺激手段，企业的经济效益得到大幅度提升，在短期内取得明显效果。在改革没有相关经验可循的前提下，这一经验被复制到公共部门，希望以此提高公共部门的效率，结果因为对医疗卫生行业的特殊性考虑不足，效果不好。三是企业薪酬激励政策稍微放开以后，职工的生活水平得到了明显改善，工资待遇的近距离比较使卫生部门员工产生不满情绪，卫生队伍出现不稳定现象。

基于这些原因，国家逐步调整对医疗机构的预算管理政策，下放部分行政指令性收费权力和部分剩余索取权，以期改善医疗机构的困窘局面和提高人员工作积极性。

对医疗机构"收费权"影响较大的价格政策有三个：首先是 1984 年卫生部、财政部联合颁布《关于试行预防接种收取劳务费的通知》，第一次以政策文件的形式明确了医疗卫生机构的收费权力；其次是 1988 年卫生部、国家物价局和财政部联合颁布《全国卫生防治防疫机构收费暂行办法》和 1992 年国家物价局、财政部《关于发布中央管理的卫生系统行政事业性收费项目及标准的通知》，对防疫站（疾病预防控制中心）的收费项目和标准作了全面规定。

与下放收费权力同时进行的是对医疗机构的预算管理方式改革，改革的核心思想是下放部分剩余索取权和提高员工的工作积极性。1979 年财政部《文教科学卫生事业单位、行政机关"预算包干"试行办法》规定："凡是在预算管理上实行全额预算管理的单位，由现行国家核定预算、年终结余收回财政的办法，改为'预算包干，结余留用'的办法，即按国家核定的当年预算包干使用，年终结余全部留归单位支配。"改统收统支预算管理办法为结余留用办法，开始对机构下放公共资金的剩余索取权。在 1988 年财政部《文教科学卫生事业单位、行政机关"预算包干"办法》和 1989 年财政部《关于事业单位财务管理的若干规定》中均明确规定，对有一定收入的全额事业单位，其收入的一部分要抵顶事业费预算拨款。收费权下放和预算管理方式改变，意味着国家从此以后对医疗机构形成了财政预算内资金补助和授权医疗机构预算外收入相结合的方式。

在财政体制改革的背景下，1985 年的《卫生改革报告》和 1989 年国务院批转卫生部等五部委《关于扩大医疗卫生服务有关问题的意见》，都明确规定对医院实行定额包干政策，医院收支结余部分，除按规定提留事业发展基金外，其余部分由单位自主分配。财政补助政策的调整使医疗机构的运行方式发生了重大转变。医疗机构在财政硬预算约束下，不断结合自身特点吸取和借鉴国有企业改革的经验，逐步从国家预算控制的核心公共部门向着自主化和法人化的方向发展，从 20 世纪 80 年代中期的两权分离、承包经营责任制、综合目标管理责任制，到中小医疗机构自发实行的股份合作制、租赁经营。在实行经费定额包干的同时，给出了价格补偿政策，实行"已有项目不提高收费标准，新技术、新项目可以按不含医务人员工资的全成本收费"，这一政策加速了大型医院的临床技术和医疗设备的更新，同时为医院的自我发展积蓄了经济实力。

1985 年以后，全国开展了医院投资与补偿机制改革，但不是对原模式的突破，而是在医疗业务收入和其他经费来源与国家财政拨款两者之间变换比例。从总的趋势看，1985 年后的几年中，医疗业务收入和其他经费来源在医院总经费中的比例是逐年增加的，国家财政拨款（包括专项拨款）的比例是逐年减少的。

# 第三节 医疗服务体系发展

高度计划经济下,医院存在的浪费和效率低下等弊端日益凸显。同时,受企业引进效率效益经营理念的影响,医院经济管理的整顿和改革被提到重要位置。

1979 年元旦,卫生部提出卫生部门也要学习企业管理经验,讲经济规律。同年 3 月,卫生部推广了黑龙江省延寿县医院药品管理改革、吉林省德惠县医院科室经济核算的经验。4 月,卫生部等联合发出了《关于加强医院经济管理试点工作的意见》,提出增收节支的要求,对医院实行"全额管理,定额补助,结余留用"的新办法,促使医院打破"等""靠""要"的局面。1982 年,卫生部颁发的《全国医院工作条例》《医院工作人员职责》以及此后下达的关于加强城市医院和县级医院管理的有关文件,对于加强医院管理和恢复正常医疗工作秩序起着有力的推动作用。与此同时,又大力推广对医院实行制度化、规范化、常规化、规格化的四化管理。1984 年,按照卫生部的部署,全面展开县和县以上城市卫生机构的改革。

## 一、扩大自主权

《关于加强医院经济管理试点工作的意见》指出,为搞好医院的经济管理,应在统一领导、统一计划的原则下,给医院较大的自主权和机动权,以便充分发挥医疗单位的主观能动作用,认真把医院办好。同时,根据《全国医院工作条例》,医院根据减少层次的原则实行院和科室两级领导制,医院层面实行党委领导下的院长负责制,科室实行科主任负责制,科室党支部保证监督各项任务的完成。各级医院逐步建立民主管理制度,扩大自主权,克服平均主义,调动员工积极性,促进医院的发展。

## 二、推行责任制

主管部门向医院、医院向科室逐级下放自主权后,采用多种形式的责任制加强管理。临床科室实行技术经济责任制,后勤部门实行企业管理、班组核算、计量考核的经营承包责任制,行政部门实行岗位责任制。与责任制相配套的是定量考核办法与考核奖惩制度,以经济杠杆调节利益分配,使责权利相结合。针对改革中出现的单纯追求经济效益、医德医风滑坡等问题,将单一的责任制改为综合目标管理责任制。通过各种责任制的实施,医院逐步建立起自主管理、自主经营、自主分配的经营管理体制。

## 三、建立联合体

在医院获得一定自主权,转换经营管理机制之后,医院间的竞争便不可避免地产生了。在国家计划调控下,市场对卫生资源的配置调节作用越来越大,病人更多地流向条件好、技术水平高的大医院,而一些小医院和企业医院则处于无病人问津的状态。为了充分利用卫生资源,打破条块分割、部门封闭的医疗管理体制,方便群众就医,在"扬长避短,形式多样,互利互惠,共同发展"的原则下,多形式、多类型、多层次的医疗卫生联合体应运而生,并得到蓬勃发展:由服务联合发展到技术协作、技术培训、集资联合;由本地区联合发展为跨地区、跨省市、跨行业联合;由城市之间的联合发展为城乡间的联合;由单一医疗联合发展到预防保健、康复、教育和科研全面联合。联合体打破了医疗服务的封闭系统，增强了卫生资源的利用效果，也提升了医疗卫生机构的自我发展能力，改善了部分医务人员的收入。

## 四、后勤社会化

随着改革的深入，根据1985年的《卫生改革报告》提出的"对医疗卫生机构的一些后勤供应、维修服务及生活福利等项目，应积极创造条件走向社会化、企业化"精神，不少地方进行了不同形式、不同程度的医院后勤服务社会化改革或试点，充分发挥医院的技术优势，兴办第三产业，以工助医，以副补主，给医院改革增添了新的内容。其主要形式有：科技开发型，例如办药厂，开发医药保健新产品；卫生服务延伸型，例如办美容中心等；社会服务型，例如利用临街门面开设医药市场、科技一条街等。医院兴办产业在一定程度上弥补了国家投入不足，有利于改善医疗条件和职工福利，有利于安排富余人员，增强了医院的发展"后劲"。1984年，北京协和医院在后勤管理体制改革中组建劳动服务公司，把后勤各部门纳入公司的企业化管理，实行"全民所有，集体经营，独立核算，自负盈亏"，并向社会开放，开创了医院后勤工作企业化管理的先河。许多医院根据国务院有关政策，对医院后勤实行企业化管理，使之朝向社会化发展。

## 五、范围扩大化

为了充分调动广大医务人员积极性，满足不同的就医需求，许多医院在完成本院医教研任务的前提下，拓宽服务范围，为群众提供更多的医疗保健服务。扩大的服务范围主要包括：一是开设家庭病床，以老年病、慢性病病人为主要服务对象（1987年底全国家庭病床发展到83.1万张）；二是组织专家挂牌出门诊，做手术，深受群众欢迎；三是开展业余医疗服务，医务人员在完成本职工作前提下，利用业余时间以会诊、手术、讲学等形式到农村、工矿、基层医疗单位兼职或进行医疗服务等。

## 六、投入多样化

在1985年的《卫生改革报告》指导下，我国大多数省、自治区和直辖市先后颁布了各自的卫生工作改革方案，制定了办院体制改革的办法，一些省份明确指出："认真贯彻国家、集体、个人一起上和多种形式办医的方针，鼓励和支持城乡经济实体、民主党派、群众团体、华侨、港澳同胞、企业家和富裕农民投资兴办医疗卫生机构；鼓励和支持医疗卫生单位职工集资入股发展卫生事业、购买新型医疗设备等；允许合乎条件的闲散医务人员、离退休医务人员经卫生等有关部门批准开业行医。"1985年，包玉刚家族捐助建造了宁波镇海医院龙赛大楼；1989年，邵逸夫先生捐资兴建了浙江医科大学附属邵逸夫医院。

## 七、基层重构化

合作医疗和赤脚医生是我国农民群众首创，在中国共产党的领导下加以巩固和推广的、有效针对广大农村地区缺医少药现象的两种密切相关的制度。但随着农村经济体制改革步伐的加快，合作医疗和赤脚医生也需要不断改革和发展。

中共十一届三中全会以后，基层医疗卫生组织的整顿建设逐步展开。1978年12月，卫生部、国家计委、农林部、财政部、劳动总局联合颁发了《全国农村人民公社卫生院暂行条例（草案)》，开展卫生院整顿工作，重点整顿领导班子建设、各项业务建设及规章制度落实情况。通过整顿，一批卫生院改变了落后面貌。同时，在培训农村基层卫生人员方面也取得了显著效果。1979 年前后，全国各地卫生部门对经过培训的"半农半医"人员进行了考试，考试合格者发给农村医生证书，确认为相当于中专毕业的农村医生；达不到要求者，为大队卫生员，在工作中继续学习。在基层卫生人员培训中，卫生部门摸索出一套行之有效的经验，总结起来是"就地培养，短期速成，学用结合，复训提高"。

20 世纪 80 年代中期，根据形势发展的需要，国家加大了对基层医疗卫生制度的改革。如安徽省宁国县从 1984 年春就开始了县、乡、村三级卫生网的整顿改革，由县、区、乡层层组织力量，集中半年时间，按照"三有两能一服从"(有医、有药、有诊疗场所，能防能治，服从管理)的要求，对全县所有的乡村医生、卫生员进行了考核，合格者发给"行医许可证"和"购药证"；建立健全了村卫生室，并相继成立了乡村卫生工作者协会，协助做好村卫生组织的管理工作。年底，宁国县原有 35 所乡卫生院中的 1 所被撤销，改办为县中医医院，由卫生局管理；其余 34 所均改为乡卫生所，划交乡政府管理，实行"三权"(人权、财权、管理权)部分下放。卫生局和乡政府对卫生所实行"三定一包"，即定任务、定经费、定积累，由所长或职工集体承包，扩大卫生所经营、管理自主权，增强了活力。与此同时，该县还注重加强农村防保网的建设，区镇卫生院成立了防保组，乡卫生所确定了专职防保人员。1991 年，全国各县、区已经形成了一个以县级卫生防疫机构为中心，以乡镇卫生院为枢纽，以农村卫生所为基础的三级卫生防疫网。

针对因农村合作医疗发展而面临的问题，中共中央、全国人大、国务院出台了一系列政策，开始了使农村合作医疗重获生机与活力的第一次尝试。1991 年 1 月，国务院批转了卫生部、农业部、国家计委、国家教委、人事部等部门《关于改革和加强农村医疗卫生工作的请示》，该请示把"2000 年人人享有卫生保健"作为农村卫生工作的奋斗目标，并要求稳步推行合作医疗保健制度，为实现"人人享有卫生保健"提供社会保障。同年 4 月 9 日，七届人大四次会议批准了《中华人民共和国国民经济和社会发展十年规划和第八个五年计划纲要》，其中强调"要把医疗卫生工作的重点放到农村。到 1995 年，使全国 50% 的县达到《我国农村实现'2000 年人人享有初级卫生保健'规划目标》的最低标准"。1991 年 11 月 29 日，中国共产党第十三届中央委员会第八次全体会议通过了《中共中央关于进一步加强农业和农村工作的决定》，该决定要求相关部门抓紧农村医疗卫生网建设，建立健全合作医疗制度。农村合作医疗再次被提上议事日程。

## 八、管理分级化

随着改革的进行，管理体制中深层次的矛盾逐渐显露，卫生系统外部的经济体制、分配制度以及财政、物价、劳动人事等制度改革与卫生改革发展不同步，措施不配套，使卫生系统的改革措施难以真正兑现。卫生系统内部的评估考核体系、自我约束机制未能及时建立起来，不少单位缺少严格的科学管理，只重视经济指标和服务数量，忽视服务质量和社会效果，忽视思想教育和医德医风教育，一些不正之风严重干扰了改革的顺利实施。

与此同时，改革开放使得世界各国的医院管理模式逐渐被国人熟知。在认识到许多国家都按照医疗卫生服务工作的科学规律与特点实行了医院的标准化管理和目标管理后，卫生部认为有必要在制定统一分级标准基础上，组织开展医院等级评审，对我国各级各类医院实施分级管理。因此，卫生部于 1989 年发布了《关于实施"医院分级管理办法(试行)"的通知》，要求各级各类医院遵照执行。

我国实施医院分级管理旨在调整与健全三级医疗预防体系，充分合理地利用有限的卫生资源，打破由于基层薄弱造成医疗系统结构不合理以致削弱整体功能的恶性循环，提高医院管理水平和医疗质量,更好地为人民健康服务。

医院评审第一个周期的重点是提升基础质量,改善医德医风,要求各级医院要在加强管理、提高医疗护理质量和加强医德医风建设上狠下功夫。在具体部署和实施医院分级管理方案时,对一级医院特别关注,从实际出发,区别对待各乡镇卫生院。

## 第四节 公共卫生体系发展

新中国成立后的前三十年,中国公共卫生事业整体取得了很大成就,尽管其间走过弯路,但是我国现代公共卫生体系已经逐步建立,并且发挥了重要作用。尤其是广大农村的卫生保健工作在经济发展落后的情况下依然取得可喜成绩,得到世界各国的认可。1978 年,WHO 在阿拉木图召开会议,向发展中国家推荐"中国模式",将中国推行的初级卫生保健树立为发展中国家的典范。

### 一、持续推进爱国卫生运动

#### (一)恢复组织机构

1978 年 4 月,中共中央决定恢复爱国卫生运动委员会的组织机构,重新成立了以李先念为主任委员的中央爱国卫生运动委员会(以下简称"中央爱卫会")。该委员会副主任委员和委员共有 36 人,其办公室仍设在卫生部。重新成立的中央爱卫会在李先念同志亲自主持下,提出"加强领导,动员群众,措施得力,持之以恒"16 字,作为新时期爱国卫生运动的方针。随后,各省、市(地)、县及各部门、单位也都恢复了相应的爱国卫生运动委员会组织。中央爱卫会的委员主要由中共中央和国务院有关部、委、办的负责同志担任;各地方组织亦由同级有关部门的负责人组成。从此,在中央爱卫会领导下,爱国卫生运动进入一个新的时期。

#### (二)强化组织管理

1983 年国务院发布了《批转中央爱国卫生运动委员会第六次委员会扩大会议纪要的通知》,规定各级爱国卫生运动委员会办公室(以下简称"爱卫办")是爱国卫生运动的办事机构,也是各级政府中常设的行政机构;县以上(包括铁路、部队、厂矿企业)各级爱卫办如需合并、撤销应事先征求中央爱卫会的意见;人员编制由各级编委行政列编,要按干部"四化"要求配备专业干部;爱卫办的业务经费和日常活动经费由各级财政专项列支。1988 年国务院又决定将中央爱国卫生运动委员会改称"全国爱国卫生运动委员会"(以下简称"全国爱卫会"),成为国务院非常设机构。同年,国务院办公厅公布全国爱卫会组成人员名单,包括国务院、国务院办公厅,中共中央办公厅、中央宣传部,中国人民解放军总后勤部,卫生和计划等部、委、局以及人民日报社,工、青、妇、武警部队等 29 个单位,县以上各级政府以及大中型工矿企业都设立了爱国卫生运动委员会。

1989 年 3 月,全国爱卫会规定其职责如下:①根据委员会部署,研究、拟定爱国卫生运动方针、政策、法规和规划,提交委员会审议。根据委员会审议,统筹协调各委员部门分担任务的落实;②开展城乡社会性公共卫生管理:建设卫生先进单位和地区;组织群众性卫生监督,进行卫生检查评比活动;③开展健康教育,普及卫生科学知识,引导广大群众树立良好的卫生习惯;④组织领导除"四害"(蝇、蚊、鼠、蟑螂等害虫)活动;⑤统筹协调有关委员部门共同制定重大疫情及中毒事件的应急措施和对策,并检查落实情况;⑥及时同各委员部门联系,搞好信息交流;开展国际卫生交流活动;⑦承办上级交办事项。上述职责的规定为全国爱卫会开展公共卫生工作提供了重要的依据和指导。

#### (三)开展卫生运动

1978 年 8 月,中央爱卫会在山东烟台召开全国爱国卫生运动现场交流会。会议提出,新时期爱国卫生运动的任务是:城市重点整治环境卫生,农村管好水、粪,标本兼治。其后在内蒙古赤峰市、黑龙江哈尔滨市、山西晋城县分别召开城市和农村卫生现场会议,总结推广相应地区提出的"人民城市人民建"、"门前三包"(卫生、秩序、绿化)、"四自一联"(自修门前路、自通门前水、自搞门前卫生、自搞门前绿化,统一规划联合集资)等行之有效的办法,对各地工作起了很好的推动作用。

1987年2月,中央爱卫会、全国总工会、全国妇联、共青团中央等九部门发出《在全国开展文明礼貌活动的倡议》,把每年3月定为全民文明礼貌月,主要内容是"五讲四美",即讲文明、讲礼貌、讲卫生、讲秩序、讲道德,心灵美、语言美、行为美、环境美。1989年国务院发布了《关于加强爱国卫生工作的决定》,要求各级政府要把爱国卫生工作纳入社会发展规划,切实加强领导,使卫生条件的改善及卫生水平的提高与四化建设同步发展。

1990年,国务院批准全国爱卫会对全国455个城市进行卫生大检查,到1995年10月,共组织开展了三次大规模的检查评比活动,共有155个城市被评为"卫生城市",23个城市被命名为"国家卫生城市"。城市的卫生质量有所提高,为劳动人民的生产、工作、学习、生活提供了清洁、优美、舒适的环境。

### (四)工作成果

**1. 制定粪便无害化卫生标准** 1978年中央爱卫会召开有关科学研究会议,讨论、制定了粪便无害化的卫生标准。1979—1980年间,有关科研单位提出了粪便无害化卫生标准建议稿;1983年完成《粪便无害化卫生标准》送审稿,1984年经环境卫生标准委员会审议通过,推荐为国家标准。该项标准分高温堆肥卫生标准和沼气发酵卫生标准两个部分,并包括粪便大肠菌群和寄生虫卵检验方法的附录。粪便无害化标准的制定,使评价城乡粪便无害化的卫生效果有了依据。这对于搞好城乡环境卫生,科学利用肥源、能源以及预防疾病、增进健康,都有重要意义。

**2. 制定住宅卫生标准** 中共十一届三中全会以后,随着城市住宅建设的发展,全国范围内广泛开展了住宅卫生和标准的研究工作,如居室净高标准、高层建筑的卫生问题、室内空气污染问题等。1978年,卫生部把农村居民点(村镇)规划和住宅卫生的研究列入了国家重点科研项目。八九十年代以来,全国有20多个省、自治区、直辖市总结出了我国不同建筑气候区住宅卫生的现状,收集、积累了大量有参考价值的数据并汇编成册。同时中央爱卫办组织的"农村居民点规划和住宅、建筑卫生科研协作组"提出《农村居民点(村镇)规划和住宅建筑卫生要求(试行稿)》供各地参照试行。另外,有关部门对农村住宅日照、居室净高、室内微小气候、空气清洁度及自然采光卫生标准进行研究,以便为制定符合我国国情的农村住宅卫生标准提供科学依据。1989年8月卫生部颁布施行《农村住宅卫生标准》,规定了农村住宅建筑和居室微小气候的卫生标准及住宅用地选择,住宅卫生监督、监测的要求。1990年全国爱卫会、卫生部卫生监督司提出的《村镇规划卫生标准》经全国卫生标准委员会第五次环境卫生标准分委会审议通过。为贯彻"预防为主"的方针,控制天然和人为的有害因素对人体健康的直接和间接危害,充分利用有益于身心健康的自然因素,为村镇居民提供卫生良好的生活居住环境,保障身体健康,对住宅区与产生有害因素企业、场所间卫生防护距离设立了相应标准,该标准对村镇及其住宅区用地卫生要求,道路、给排水、粪便垃圾无害化的卫生要求等进行了详尽规定。

爱国卫生运动的发展过程,就是在中国共产党领导下的卫生工作和群众运动相结合的过程,也是卫生工作日益紧密地为政治服务、为生产服务和为人民文化生活服务的过程。中央和地方各级爱卫会按照防治疫病和改善卫生状况的需要,适时地提出了开展爱国卫生活动的要求,并及时进行督促和检查,总结和推广先进经验。这不仅推动了国家公共卫生事业的发展,而且破除了不良卫生习惯,改善了卫生环境,提高了全民族的素质,极大地促进了社会主义精神文明建设。

## 二、积极发展疾病预防控制事业

1978 年后，随着工作重心转移到经济建设上，为社会主义现代化建设服务和保障人民身体健康成为我国卫生工作的基本任务，疾病控制事业因而得到了积极发展。

### （一）传染病防治

**1. 法律的制定**　1978 年 9 月，卫生部在 1955 年发布的《传染病管理办法》基础上颁布了《中华人民共和国急性传染病管理条例》，这个条例的实施加强了公共卫生体系在预防控制传染病中的责任、地位和作用。1979 年，卫生部颁布了《全国卫生防疫站工作条例》，并和财政部、国家劳动总局联合下发《卫生防疫人员实行卫生防疫津贴的规定》。1980 年，卫生部下发《关于加强县卫生防疫站工作的几点意见》，并和国家编制委员会联合下发《各级卫生防疫站组织编制规定》。通过规范，大大促进了公共卫生体系特别是其主体机构卫生防疫站的恢复与发展。但我国防治传染病的条例还属于行政规范性文件，在所辖范围内起着政令性作用，还不具有国家法律的强制力。因此，第七届全国人民代表大会常务委员会第六次会议于 1989 年 2 月 21 日审议通过《中华人民共和国传染病防治法》（简称《传染病防治法》），自 1989 年 9 月 1 日起施行。其中，明确实行预防接种制度，首次提出疫情公布制度，明确卫生行政部门监督职能，传染病防控工作从行政命令上升到法治管理，管理力度大大加强。法定传染病种类从甲、乙两类 25 种扩大到甲、乙、丙三类 35 种，其中：甲类 2 种（去除天花）；乙类去除森林脑炎、回归热、波浪热、恙虫病、流行性感冒 5 种，增加艾滋病、淋病、梅毒、黑热病、登革热 5 种，仍为 22 种；新增丙类 11 种，包括肺结核、血吸虫病、丝虫病、包虫病、麻风病、流行性感冒、流行性腮腺炎、风疹、新生儿破伤风、急性出血性结膜炎、除霍乱／痢疾／伤寒和副伤寒以外的感染性腹泻病。公共卫生治理开始进入有法可依、有法可循的发展阶段。

**2. 机构建设与国际合作**　随着国家经济实力不断增强，卫生防疫机构在全国范围内迅速得到恢复与发展。1981 年卫生部在北京结核病研究所的基础上成立了全国结核病防治研究中心，1982 年全国各级结核病院、结核病防治所（站）达 510 个，病床 27 220 张，卫生技术人员 23 648 人。对麻风病的防治早在 20 世纪 50 年代就已开始，在流行区分别建立省级麻风病防治研究所，县级设立麻风病防治站或防治院，至 1985 年全国各地建立麻风病院 59 个，麻风病防治站 727 个。卫生防疫专业机构与人员数量也显著增长，到 1985 年底，全国已建立各级、各类卫生防疫站 3 410 个，卫生防疫人员增至 194 829 人。

1983 年，卫生部成立了"中国预防医学中心"（1986 年更名为"中国预防医学科学院"），为全国公共卫生机构提供业务技术指导、应用性科学研究、高层次专业人员培训等服务，也初步形成了从中央到地方的业务技术服务、信息沟通网络。

随着我国恢复在联合国与 WHO 中的合法席位，公共卫生工作对外交往不断深入。从 1978 年开始，卫生部与 WHO 签署了一系列的技术合作备忘录，使得双方合作不断深化，形式也逐渐多元化。20 世纪 80 年代中后期，我国先后引入和利用国际资金合作项目，开展疾病防治、农村妇幼卫生建设和公共卫生机构建设。国际合作项目适时地弥补了我国公共卫生领域经费投入不足的困境，极大地提高了传染病防控的能力，并达到 WHO 规定的目标要求。

**3. 传染病的防治**　1978 年我国开始实施计划免疫。1981 年我国正式参加了 WHO 倡导的扩大免疫规划活动。1982 年卫生部制定了《全国计划免疫工作条例》《1982—1990 年全国计划免疫工作规划》。1985 年我国承诺于 1990 年实现普及儿童免疫的目标，卫生部制定了新的儿童免疫程序，下发了《关于加强少数民族边远地区计划免疫工作的意见》。1988 年我国承诺于 1995 年实现消灭脊髓灰质炎的目标，卫生部先后制定了《1988—1995 年全国消灭脊髓灰质炎工作规划》《全国消灭脊髓灰质炎实施方案》《全国 1995 年消灭脊髓灰质炎行动计划》。

我国在制定普及儿童免疫的目标后,由于没有建立起经常性计划免疫运转机制,原来采取的许多突击性措施不可能长期维持下去。加之各级卫生防疫站经费匮乏,基层防保组织面临生存问题,对流动人口等特殊人群缺乏有效的计划免疫管理措施,致使实际免疫接种人数减少。但总体上传染病的部分防治措施还是取得了一定成果。

这一时期重要的卫生事件有:①脊髓灰质炎逐步被消灭。1990 年全国消灭脊髓灰质炎规划开始实施,此后几年发病率快速下降,自 1994 年 9 月在湖北襄阳县发现最后一例病人后,至今没有发现由本土野病毒引起的脊髓灰质炎病例。②上海甲肝大流行得到控制。从 1987 年底开始,上海陆续出现甲肝病人。到 1988 年春节,甲肝传染病开始在上海大规模暴发。这次甲肝暴发的导火索是人们食用江苏启东等地的不洁毛蚶。3 月甲肝病情得以控制。总计有 29 万人患病。1988 年下半年,浙江省研发的甲肝活疫苗获得成功,卫生部批准批量生产和使用。③发现艾滋病患者并开始管理。1985 年 6 月,北京协和医院发现首例艾滋病病人,是一名来华旅行的男性美籍阿根廷人。中国预防医学科学院病毒研究所通过追溯 1985 年前的血液样品,发现杭州有 3 位血友病病人因输入从美国进口的血制品而感染艾滋病。1985 年 10 月,卫生部发布了《关于禁止进口Ⅷ因子制剂等血液制品的通告》,1986 年 11 月又发布了《关于对外国留学生进行"艾滋病"检查的通知》,对每年新来华的外国留学生进行艾滋病筛查。1987 年 8 月,卫生部制定了《全国预防艾滋病规划(1988—1991 年)》,加强艾滋病的监测、宣传及相关培训。1988 年,国家出台了《艾滋病监测管理的若干规定》,规定对所有与艾滋病相关的人和物都要进行检查。1989 年,《传染病防治法》出台,艾滋病被归为乙类传染病。至此,艾滋病的防控已上升到法律层面。

### (二) 地方病防治

**1. 领导机构的发展**　1978 年,全国各市、区(县)党委均成立了防治地方病领导小组,市、区(县)卫生防疫站成立地方病科,进一步加强了地方病的防治工作。1979 年,为了贯彻十一届三中全会精神,讨论研究在新形势下如何加快防治北方地方病的步伐,中共中央北方防治地方病领导小组在沈阳召开会议。会议指出,1977 年制定出北方防治地方病长远规划并付诸实施以后,已经取得显著成就。据北方 10 个省、自治区、直辖市的统计,仅过去 1 年多,各地就治愈地方性甲状腺肿病人 300 多万,有 75.7% 的病区人口吃上了碘盐,许多地区已基本控制了地方性甲状腺肿的发展;急型和亚急型克山病的发病率、死亡率都降到了历史最低水平;地方性氟中毒的普查工作进展很快,许多地区改水防氟取得了明显效果。同年,中共中央北方防治地方病领导小组下发了《县以上党委防治地方病领导小组办公室职责范围》的通知。该通知就防治地方病领导小组办公室在防治地方病的政策制定、宣传教育、汇报制度、调研与信息统计、财务管理等方面的职责作出了明确规定。这为县以上党委地方病防治工作的全面展开和深入开展提供了重要的指导和依据。

鉴于中国的 28 个省、自治区、直辖市都有地方病,而不仅限于北方各省、自治区、直辖市所辖地区,北方防治地方病领导小组于 1981 年改名为中共中央地方病防治领导小组,总管全国地方病防治工作。同时,各疫病区的省、地、县级党委也成立了相应领导小组及其办事机构,负责协调各有关部门开展防治工作。

1982 年 2 月,中共中央地方病防治领导小组印发了《关于转发〈北方地方病科学委员会主任副主任委员会议纪要〉的通知》,要求各地要抓住病因不明的大骨节病、克山病和其他地方病防治中的技术关键,加强协作,组织攻关。1984 年 10 月,邓小平为地方病防治工作题词:"防治地方病,为人民造福。"1986 年,国家体制改革要求党政分开,不属于党委管理的经济管理等部门应由政府管理,中央专设的临时机构应予撤销。同年 3 月 10 日,中共中央发出《关于撤销中央血吸虫病、地方病两个防治领导小组及其办事机构的通知》,其所承担的任务由卫生部负责。5 月,卫生部在北京召开全国地方病防治工作会议,初步讨论了《1986—1990 年全国地方病防治工作计划

（草案）》。会议强调严格控制鼠疫的发生和流行,缩小鼠间疫区;集中力量抓好江湖洲滩地区血吸虫病防治工作,控制感染的发生,进一步抓好其他地方病的防治工作。

1986 年 8 月,卫生部发布了关于成立地方病防治局(两年多后改为地方病防治司)的通知。该通知指出:经国务院批准,卫生部成立地方病防治局,主管血吸虫病和地方病的防治业务工作。自此以后,中共中央地方病防治领导小组的工作已完全移交至卫生部,存在近 30 年的中共中央地方病防治领导小组完成其历史使命。

**2. 地方病监测体系的建立**　1989 年 10 月,《中华人民共和国地方病与环境图集》出版发行。该图集是在原中共中央地方病防治领导小组办公室的组织下,研究人员收集并系统分析全国各地长期积累资料的成果,全面反映了我国克山病、大骨节病、碘缺乏病和地方性氟中毒的分布规律、致病因素、防治效果及其与环境的关系。随着防治工作的逐渐深入,规范化防治的要求也越来越高。1989 年 9 月,卫生部地方病防治司印发了《关于建立全国地方病重点监测点的通知》,决定在全国开展大骨节病、克山病和碘缺乏病重点监测工作,中国地方病防治研究中心从 1990年正式开始组织实施,标志着国家级监测工作的启动。1991 年 4 月,卫生部印发了《关于建立全国地方性氟中毒重点监测点的通知》。1995 年碘缺乏病监测调整为全国范围开展的抽样监测。2005 年,卫生部疾控局印发了《关于开展全国地方性砷中毒重点监测工作的通知》。至此,五种重点地方病监测全面开展,地方病监测体系已经建立。

**3. 地方病标准体系的建立**　为了加强地方病防治工作的技术力量,1987 年,中国地方病防治研究中心成立,负责克山病、大骨节病、碘缺乏病、地方性氟中毒、地方性砷中毒的防治研究工作,同年还成立了全国鼠疫布病防治基地,负责鼠疫、布病防治研究工作。中共中央地方病防治领导小组和卫生部分别组织了克山病、大骨节病、燃煤污染型氟中毒的联合攻关,解决防治工作中的重点问题,取得了多个领域的突破性进展。1979—1982 年的永寿大骨节病科学考察,集中了 20 个单位的 180 名防治科技人员,开展了流行病学、生态环境、临床防治、X 线、病理学、生物化学等方面的专题调查和研究,阐明了大骨节病病情及分布特点、环境因素与病情的关系,开展了现场防治试验,制定和完善了大骨节病 X 线诊断、防治效果判定和病区类型划分三个标准。1984—1986 年的楚雄克山病综合性科学考察,全国 16 个单位 208 名科技人员组成考察队,包括流行病学、生态环境、临床防治、病理学、生物化学等多学科专家,阐明了克山病的人群分布特征、血流动力学和病理学特征,低硒及营养因素与发病的关系,提高了诊断治疗技术方法。1987—1989 年的长江三峡燃煤污染型氟中毒防治试点会战,卫生部、农牧渔业部组派 60 位防治科研人员,分别进驻四川黔江、巫山、武隆县和湖北巴东、秭归等县指导试点会战,设计、优选和推广了 10 多种炉(灶)型,3 年改炉改灶 15 万户,使得 63 万人免受高氟危害。

为了规范化开展地方病诊断、预防、治疗等工作,1990 年成立的地方病标准分委会组织全国专家制定了各病种地方病的诊断标准、病区判定及划分标准、治疗原则与疗效判定标准、控制消除标准、相关检验标准、产品质量标准等一系列标准,同时根据防治工作需要陆续制定新的标准和对原有标准进行了修订。

### （三）慢性病防治

随着高血压、心脑血管疾病以及肿瘤患病率逐步上升,人群流行病学调查持续开展,如1973—1975 年、1990—1992 年开展了以恶性肿瘤为重点的死因回顾性调查;1958—1959 年、1979—1980 年、1991 年进行了 3 次大规模的高血压流行病学调查;1979—1980 年在 14 个省(市)开展了糖尿病流行病学调查。1990 年正式运行的全国疾病监测系统也开始收集出生和死亡数据。与此同时,开展了两项国际上知名的研究——1969 年开始的首钢高血压防治研究及 1986 年开始的大庆糖尿病防治研究。

1978 年,全国肿瘤防治研究办公室(1969 年成立)更名为卫生部肿瘤防治研究办公室(1982

年撤销),次年该办公室绘制出版了《中华人民共和国恶性肿瘤地图集》;1987 年,卫生部在中国医学科学院阜外医院设立全国心血管病防治研究办公室(2003 年更名为卫生部心血管病防治研究中心),在北京天坛医院设立全国脑血管病防治研究办公室。

1984 年,天津市在全市范围内开展对恶性肿瘤、冠心病、脑卒中、高血压等 4 种慢性病的报告监测工作,并明确疾病的防控重点为高血压、脑卒中、冠心病、恶性肿瘤,开展"四病"防治。

1986 年,卫生部成立全国肿瘤防治研究领导组,领导组设立办事机构——全国肿瘤防治研究办公室。1992 年底,全国肿瘤防治研究办公室受卫生部委托开展第 2 次死因回顾性抽样调查,发现传染病死亡率呈现明显的下降趋势,如肺结核死亡率下降了 61%,其他传染病下降了 70%,而慢性非传染性疾病死亡率明显上升,如脑血管疾病、恶性肿瘤和心脏病的死亡率分别上升了58%、29% 和 11%。由于上述变化,1990 年传染病已退出前五位主要死因,导致我国城市人口前五位死因已转变为恶性肿瘤、脑血管疾病、心脏病、呼吸系统疾病和意外损伤,农村人口前五位死因已转变为呼吸系统疾病、恶性肿瘤、脑血管疾病、心脏病和意外损伤。

### (四)妇幼保健与计划生育

**1. 妇幼保健**　1978 年,我国提出并试行孕产期系统保健模式,以提高孕产期保健质量,保障孕产妇和婴儿健康。这一时期,在全国范围内开展了妇女病普查普治,子宫脱垂和尿瘘、宫颈癌、月经病、滴虫性阴道炎等发病呈明显下降趋势。我国在这一时期开始加强对妇女儿童的健康保健工作。城市农村逐步推行孕产期系统保健管理,采取计划免疫控制儿童急性传染病,开展小儿"四病"防治,改善婴幼儿营养卫生状况,建立妇幼保健情报系统,计划生育工作也由单纯的提倡节制生育转变为推行优生优育。

1982 年,卫生部制定了《县妇幼卫生机构的建设与管理方案》,对妇幼卫生专业机构的人员编制、职责范围及机构建设等方面作了详细规定。1985 年,卫生部下达了《全国城乡孕产期保健质量标准和要求》。次年在全国 150 个 30 万以上人口的城市开展孕产妇系统管理,三分之二的城市开展了孕产期保健。与此同时,农村孕产期保健试点范围也逐渐扩大。1986 年《妇幼卫生工作条例》颁布,明确了妇幼卫生工作坚持"以预防保健为中心,以指导基层为重点,保健与临床相结合"的方针,强调对妇幼卫生专业机构的建设。同年,卫生部颁发了《城乡儿童保健工作要求》,儿童保健系统管理工作稳步纵深发展。1987 年和 1989 年相继颁布《全国城市围产保健管理办法(试行草案)》《农村孕产妇系统保健管理办法(试行)》,对早孕保健、产前保健、高危妊娠管理、产后访视等方面提出了具体要求。此阶段,从国家层面颁发妇幼卫生政策相关文件近 30 个,对建设妇幼卫生专业机构和规范妇幼保健服务起到重要作用,为妇幼卫生事业的发展奠定了良好基础。

20 世纪 80 年代初,中国妇幼保健领域与 WHO、联合国儿童基金会(UNICEF)、联合国人口基金(UNFPA)等国际组织建立广泛合作,开展众多国际合作项目,如小儿腹泻防治工作、建立妇幼保健工作示范县、扩大计划免疫等。同时,卫生部先后颁布了佝偻病、贫血和肺炎、腹泻的防治方案,各地组织科研协作组,培训基层卫生工作人员,开展防治宣传,显著降低了儿童的发病率和死亡率。1981 年,在北京、上海等城市率先开展了新生儿苯丙酮尿症和先天性甲状腺功能减退症筛查工作。自 20 世纪 80 年代开始,部分城市设立婚前保健门诊,提供婚前咨询和健康检查服务,婚前保健工作在全国范围内逐步展开。

20 世纪 80 年代中后期,妇幼卫生专业人才的培养开始步入正轨。国内多所重点高等医学院校建立了妇幼卫生系,开设妇幼卫生专业本科教育;许多省属医学院创办了妇幼卫生大专班。在部分地区还加强了中专和在职教育,并利用国际合作项目提供的条件和机遇,在全国范围内开展了大规模的岗位培训和社会实践。1989 年中华预防医学会妇女保健分会和儿童保健分会成立,有力地推动了学科的发展。

自1990年开始，"母亲安全""儿童优先"成为全球性新的关注焦点和道德观念，而积极促进妇女儿童的全面发展则成为此阶段妇幼卫生工作的行动准则。1990年，世界儿童问题首脑会议通过了《儿童生存、保护和发展世界宣言》《执行九十年代儿童生存、保护和发展宣言行动计划》。1991年3月18日，国务院总理李鹏代表中国政府正式签署了上述两个文件，并作出庄严承诺。根据中国的实际情况，国务院相继制定并下发了《九十年代中国儿童发展规划纲要》和《中国妇女发展纲要（1995—2000年）》，提出了在1991—2000年十年间使婴儿死亡率、5岁以下儿童死亡率降低三分之一，孕产妇死亡率减少一半的要求。为实现这些目标，卫生部制定了具体实施方案，并开展了一系列工作。1992年，推广实行"成功促进母乳喂养十项措施"和"创建爱婴医院10条标准"，深入贯彻和推行母乳喂养的国际策略。随着儿童保健服务内容扩展，同时制定了《儿童弱视防治技术服务规范》及《儿童口腔保健指导技术规范》等技术文件，为改善儿童健康状况提供依据。针对当时肺炎是危害儿童生命和健康的主要疾病和第一位死因的情况，卫生部制定了《1993—1995年全国儿童急性呼吸道感染防治规划纲要》，在全国大力推进儿童肺炎防治工作。

**2．计划生育**　为进一步巩固1973年推行的计划生育"晚、稀、少"政策，1978年6月，国务院计划生育领导小组会议进一步明确了"晚、稀、少"的内涵；会议还提出了一对夫妇生育子女数"最好一个、最多两个"的要求。1980年9月25日，党中央发表了《关于控制我国人口增长问题致全体共产党员、共青团员的公开信》。信中指出，"为了争取在本世纪末把我国人口总数控制在12亿以内，国务院已经向全国人民发出号召，提倡一对夫妇只生育一个孩子"。

1988年3月，中央政治局召开常委专门会议，讨论并原则同意国家计划生育委员会的《计划生育工作汇报提纲》，提倡晚婚晚育、少生优生，提倡一对夫妇只生育一个孩子；国家干部和职工、城镇居民除特殊情况经过批准外，一对夫妇只生育一个孩子；农村某些群众确有实际困难，包括独女户，要求生二胎的，经过批准可以间隔几年以后生第二胎。

1991年5月，中共中央、国务院根据实际生育控制能力与政策间的差距，实事求是地作出了《关于加强计划生育工作严格控制人口增长的决定》，切合实际地将1991—2000年人口计划控制目标定在年均自然增长率为12.50‰以内，即总人口2000年末控制在13亿以内。

### （五）食品安全与国境卫生

1982年11月，第五届全国人大常委会第25次会议通过了《中华人民共和国食品卫生法（试行）》，旨在保障食品安全、促进人民身体健康与生命安全，这是新中国成立之后的第一部卫生法律，在卫生法制建设进程中具有里程碑的意义，使公共卫生体系逐渐步入了法制管理的轨道。该法的实施也极大地强化了公共卫生体系的社会职能，并大大提高了公共卫生机构在社会上的地位和影响。随着改革开放不断深入，对外交往日益频繁，出入境人员显著增加，大量影响人体健康和生态环境的危险因素也随之传入或者传出，对国内外人民身体健康构成严重威胁。1986年，第六届全国人大常委会会议通过了《中华人民共和国国境卫生检疫法》，防止传染病的国际传播。

## 第五节　医学教育制度复建

我国进入改革开放时期后，邓小平提出的"科学技术人才的培养，基础在教育，教育事业必须同国民经济的发展的要求相适应"要求对医学教育改革产生了积极作用。在此思想指引下，卫生部颁布医学类教学计划，组织教材编写，加强高等医学院校附属医院管理，整顿和发展院校临床教学基地，努力适应经济发展，高等医学教育迅速完成恢复重建工作。1985年《中共中央关于教育体制改革的决定》出台，标志着高等教育整顿、调整阶段结束和教育体制改革全面启动。

## 一、调整恢复期

十一届三中全会后,国家开始对高等医学教育进行全面整顿和改革,先后发布《全国重点高等学校暂行工作条例(试行草案)》(1978)、《关于整顿和发展高等医学院校临床教学基地问题的意见》(1980)、《高等医药院校五年制口腔、卫生、儿科和四年制药学专业教学计划》(1982)、《关于培养临床医学硕士、博士学位研究生的试行办法》(1983)、《关于科教方面简政放权的几点意见》(1984)等一系列规范高等医学教育教学的规章制度和政策文件。在"调整、改革、整顿、提高"方针指导和政策推动下,高等医学教育迅速摆脱了以往的混乱局面,重新回到正常发展轨道。

这一时期,沿袭20世纪50年代高等医学教育单科化的发展模式,管理体制为教育部统一领导,由卫生部或省市地方政府及其业务部门直接管理。高等医学教育呈现如下特点:①国家直接参与管理。改革开放早期,政府直接参与对高等院校的管理,政策制度的辐射范围不仅包括医学专科、本科、研究生、进修教育各级各类高等教育,同时包括学制、专业设置、教学计划大纲、课程结构、教材建设、学生管理、师资培养、招生分配、教师编制及其工资待遇等内容,甚至细微到学校教研室工作条例。这些都是政府发文,院校落实指令。②制度分权初现端倪。1980年,卫生部和教育部在全国高等医学教育工作会议上决定给学校一些自主权,以发挥院校积极性。1981年卫生部修订教学计划,减少必修课学时,提出给院校更多教学自主权。1984年卫生部对医学教育进行改革,实施简政放权,实行"宏观控制、管好;微观放开、搞活",将教学全过程下放给院校管理,以促进院校办出特色。

## 二、全面改革期

经过调整恢复期,人民生活水平不断改善,对医疗服务的需求随之上涨。已有的卫生人才已难以满足需要,同时政府对高校的直接管理也一定程度上束缚了高校的办学积极性。为了解决这些矛盾,国家相继出台《中共中央关于教育体制改革的决定》(1985)、《关于改革和发展高等医学教育的意见》(1988)、《高等医学院校教学医院临床暂行规定》(1989)、《住院医师培训试行办法(修订)》(1991)、《继续医学教育暂行规定》(1991)等法律规范和政策文件。高等医学教育进入全面改革时期,初步形成"医学院校教育""毕业后医学教育"和"继续医学教育"三阶段医学教育连续统一体,高等医学教育主动适应卫生事业发展取得新进展。

这一时期,按照"共建、调整、合作、合并"方针,对高校体制进行改革,将大多数高校管理权下放到各省级政府。高等医学教育政策开始由国家本位逐步向市场本位转型,高等医学教育发展有以下特点。一是人才培养层次结构发生调整。基于广大农村对医学人才的迫切需求,改变以本科培养为主的结构。政策倡导大力发展专科教育,扎实推进本科教育,稳步发展研究生教育。二是宏观决策趋向民主化。1987年9月卫生部成立医学教育专家委员会,作为医学教育决策研究咨询机构。探索制定医学教育改革方案和发展规划,进行人才预测、教学改革等专项研究,并与医药院校保持横向联系。

我国高等医学教育每个时期都密集地出台了诸多的政策、法规等,这些制度和政策对医学教育行为有着广泛的、法律性的约束。同类型政策之间有着相当的延续性,后续政策是对原有政策的补充。1985年《中共中央关于教育体制改革的决定》关于大学自主权只作了原则性规定,1986年发布《高等教育管理职责暂行规定》则将高校办学自主权具体扩充为招生、教学、科研、人事、财务、基建、国际交流和职称评定八项。

## 第六节　中医药蓬勃发展

十一届三中全会开启了改革开放的伟大征程。党和国家的各项事业都迎来了新的发展局面。在这一历史时期，邓小平批示"要为中医创造良好的发展与提高的物质条件"，中医药事业的发展进入了一个新阶段。

## 一、中医发展政策

### （一）选拔与培养人才

1978 年 9 月党中央批转了卫生部党组《关于认真贯彻党的中医政策，解决中医队伍后继乏人问题的报告》(中共中央〔1978〕56 号文件)，10 月 17 日卫生部又发出《关于认真学习、宣传、贯彻中共中央中发〔1978〕56 号文件的通知》，要求为中医药的发展与提高创造良好条件。因此，1966—1976 年间受迫害的中医药人员陆续归队。针对中医队伍后继乏人问题，卫生部通过全国各级卫生行政机构的考试，选拔了一万名中医药合格人才，分配到全国各个中医药单位，为中医药的恢复和发展注入了新的活力。"七五"期间，针对中医机构数量不足及中医药人员缺乏的状况，提出了"以机构建设为基础，以人才培养为重点，以学术提高为依靠"的发展思路。

### （二）共同发展中西医

1980 年 3 月，卫生部召开了全国中医和中西医工作会议，提出中医、西医、中西医结合这三支力量都要发展，长期并存，要坚决依靠这三支力量，发展具有我国特点的新医药学。1983 年在河北省石家庄市召开了全国中西医结合工作会议，会议指出：中西医结合工作是我国发展医学科学的重要途径之一，是我国医药卫生工作的优势之一，也是建设有中国特色的医药卫生事业的重要组成部分。1983 年 10 月，国务院批转了国家医药管理局《关于中药工作问题报告的通知》，针对中药供应紧缺的问题提出了一系列管理措施。同年 12 月在西安召开了全国中医、中西医结合科研工作会议，提出中医药科研工作从选题、开题报告到鉴定必须遵循中医药理论体系，要注意运用现代科学知识、技术、方法、手段研究发展中医药学。1985 年 8 月，卫生部在安徽省合肥市召开了全国中医工作和中西医结合工作会议，宣布了中共中央书记处对中医工作的重要指示："根据宪法'发展现代医药和我国传统医药'的规定，要把中医和西医摆在同等重要地位。一方面中医药学是我国医疗卫生事业所独具的特点和优势，中医不能丢，必须保存和发展；另一方面中医必须积极利用先进的科学技术和现代化手段，促进中医药事业的发展。要坚持中西医结合的方针，中医、西医互相配合，取长补短，努力发挥各自的优势。"中共中央书记处的这些指示对中医药事业的发展产生了巨大而深远的影响。

### （三）继承中医药经验

1982 年 4 月，在湖南衡阳召开了全国中医医院和高等中医教育工作会议，会议强调要全面、认真贯彻党的中医政策，明确提出中医的医疗、教育、科研工作必须保持和发扬中医的特色。同年 12 月，第五届全国人民代表大会第五次会议通过的《中华人民共和国宪法》第二十一条规定，"国家发展医疗卫生事业，发展现代医药和我国传统医药"。从此，发展传统医药被列入国家的根本大法，中医事业发展有了法律保障。为了继承年事已高的老中医药专家的学术经验和技术专长，1990 年 6 月人事部、卫生部和国家中医药管理局联合作出《关于采取紧急措施做好老中医药专家学术经验继承工作的决定》。随后，各省、自治区、直辖市以及军队系统、卫生部和国家中医药管理局的直属单位，相继召开了继承老中医药专家学术经验拜师大会。1991 年 5 月国家中医药管理局在庐山召开了全国老中医药专家学术经验继承工作座谈会,1992年4月又在杭州召开了全国中药行业继承工作座谈会,相继颁发了《采取紧急措施做好老中医药专家学术经验继承工作的实施细则》《老中医药专家学术经验继承工作管理考核暂行办法》《关于老中医药专家学术经验继承工作若干问题的意见》等文件。

### (四)加强中医药管理

1986年12月,国务院决定在卫生部原中医司的基础上成立隶属于国务院的国家中医管理局。为加强中医、中药统一管理,1988年5月又在国家中医管理局基础上成立国家中医药管理局,由卫生部归口管理,把中药管理职能由国家医药管理局划归国家中医药管理局,从组织机构上加强了对中医药事业的管理,进一步提高了中医药管理机构的行政级别。

国家中医药管理局主要负责中医药发展战略、政策等的制定及组织实施;承担中医药事业相关各方面的监管和指导工作;负责监督协调医疗、研究机构和中西医结合工作;负责中医药资源的保护和开发利用;负责组织拟订中医药人才培养规划和方案,参与指导中医药教育教学改革;负责拟订和组织实施中医药科学研究、技术开发规划;负责组织开展对中医古籍的整理研究和中医药文化的继承发展;组织开展中医药国际推广及中医药国际交流合作等工作。

国家中医药管理局还设立了中医药专家学术经验继承工作办公室,各省、自治区、直辖市也落实了相应的管理机构和管理人员。"八五"期间,针对中医机构起步晚、基础差、底子薄的实际情况,提出了"加强中医机构内涵建设"的工作方针等,使中医药步入了改革发展的新阶段。

## 二、中医服务体系建设

据统计,1977年全国高等医药院校共89所,其中只有17所中医学院,每年毕业的学生不足以弥补中医队伍的自然减员。全国卫生部门县及县以上医院4 284所,床位683 744张,其中中医医院仅184所,床位只有16 609张。全国仅有15个省、自治区、直辖市设有中医药研究所。这些中医药机构普遍规模甚小,房舍简陋,设备极差,缺乏教学、科研和医疗技术骨干,一般仅能应付门诊任务,缺乏从事发掘、整理、提高中医药学的条件。在这种情况下,调整和发展中医药医院、改进中医教科研工作,成为改革开放之初中医药领域面临的重要任务之一。

### (一)整顿建立中医医院

《关于认真贯彻党的中医政策,解决中医队伍后继乏人问题的报告》提出要整顿和办好中医医院,要求各省、自治区、直辖市在三五年内办好一所500张床左右的省级中医医院(不包括中医学院附属医院);没有中医医院的地市应积极创造条件,逐步建立起来,规模以200张床左右为宜;有条件的县也要建立中医医院。通过调整,到1981年,中医医院工作得到了很大的恢复。全国中医医院增至753所,病床发展到57 361张。1986年12月,卫生部召开了全国县级中医医院工作会议(简称"沙市会议"),这次会议提出了3个重要的导向性指标:门诊、病房中医药治疗率分别达到85%和70%;中医药人员不少于医药人员的70%;中医药人员应占院级领导的多数。这以后又颁布了一批管理规章与标准,引导县级中医医院的建设。为探索农村中医工作的新举措,1990年国家中医药管理局在全国范围内分期分批启动了"农村中医工作试点县、市"建设工作,加强对农村中医工作先进县建设的指导。

### (二)建设中医人才队伍

1980年卫生部颁发《关于中医医院工作若干问题的规定(试行)》的通知,要求中医医院要以中医药为主,中医医院的技术队伍要以中医药人员为主体,适当配备"西学中"人员和其他卫生科技专业人员。但一些医院在办院过程中,存在着办院方向不明确的问题,在治疗上没有充分体现中医中药的特点,在领导成员和技术队伍结构上,中医药人员还没有占到应有的多数。针对存在的问题,1982年4月,"衡阳会议"讨论制定了《关于加强中医医院整顿和建设的意见》《全国中医医院工作条例（试行）》《努力提高教育质量，切实办好中医医院》等文件。

### （三）提高中医急诊水平

1983 年 12 月，卫生部在《关于加强中医医院急症工作的意见》中提出，"先拟就高热、厥脱、中风、痛证、血证（出血）等急症以及所需的制剂"，开发了一批急救中成药，提高了中医医院的急诊水平，改变了中医医院"慢郎中"的形象。1984 年 5 月，卫生部发布《全国中医医院医疗设备标准（试行草案）》，对中医医院配备医疗设备提出要求。同年 6 月，卫生部中医司制定了《中医医院医疗质量和效率的统计内容和标准（试行）》，对中医医院的医疗质量和工作效率进行管理。

### （四）科学管理中医医院

改革开放后，特别是医药卫生体制改革打破了计划经济体制下单纯公有制办医的所有制结构，形成了以公有制为主体，国家、集体、个人多种办医形式并存的新格局，各中医医院引入了竞争机制，调动了医务人员的积极性，扩大了中医医院经营自主权。同时，中医医院从过去单一的医疗服务，发展为提供医疗、康复、家庭医疗、社区、心理等多种形式的服务，并在保证基本医疗服务的前提下提供特需服务，拓展了中医医院的服务领域。1991 年 3 月，国家中医药管理局实施"杏林计划"，开展示范中医医院建设，突出抓龙头的示范和辐射作用。同年 4 月，国家中医药管理局印发了《中医医院分级管理办法（试行草案）》，标志着中医医院步入科学管理时期。

这一时期是中医医院恢复发展及加强内涵建设的重要时期，也是我国中医医疗机构数量增长最快的时期。截至 1990 年，中医药队伍已逾百万人，全国已经有县级以上中医医院 2 070 所、病床 18.6 万张，高等中医院校 29 所、高等少数民族中医院校 3 所、中等中医药学校 53 所、中医药科研机构 170 所、全国中药厂 2 100 余家、中药商业网点 3 万余个。

## 三、中医药科学研究

开展中医药科学研究，学术团体的建设至关重要。改革开放后，在相关政策引导下，一批中医药学术团体相继建立。其中最有影响力的有：1979 年 5 月中华全国中医学会（1988 年更名为中国中医药学会，2001 年 9 月更名为中华中医药学会）成立，这是我国中医药行业最大的学术团体；1981 年 11 月，中国中西医结合研究会成立，这是我国最大的全国性中西医结合学术团体，后改名为中国中西医结合学会。

学术期刊是展示学术成果的窗口，是培养和教育青年科研人员的阵地，是开展学术交流的平台。1984 年《广州中医学院学报》创刊，1989 年《中国中医药报》创刊，1999 年《南京中医药大学学报（社会科学版）》创刊，这些刊物对推动中医药发展起了重要的作用。

1979 年《祖国医学方法论》、1982 年《内经的哲学和中医学的方法》、1985 年《中医学方法论研究》、1990 年《中医系统论》等一系列中医药著作的问世，揭开了中医药文化研究的序幕。

1978 年 6 月，卫生部召开全国医药卫生科学大会，制定了全国医药卫生科学技术八年规划，奖励了 1949 年至 1977 年的重大医药卫生科技成果。1979 年 6 月，500 多位从事针灸针麻研究工作的中外科学家在北京召开全国第一届针灸针麻学术讨论会，是我国中西医团结协作开展国际学术交流的一次空前的盛会。1984 年 8 月，在北京召开了全国第二届针灸针麻学术讨论会，这次会议除国内学者 400 多人外，还有 60 多个国家和地区的 430 名代表参加了会议。1987 年 11 月，由卫生部、中国科协、外交部和国家科委四大部委联名报请国务院，经国务院批准，由中国方面牵头，在 WHO 的指导下于中国北京成立了世界针灸学会联合会，这是第一个把总部设在我国并由我国担任主席的国际性学术组织。1990 年首届中国中医药文化博览会举行，对参会的众多优秀中医药文化产品给予了认证和颁奖。

## 四、中医药国际交流

改革开放之初，党和政府制定了一系列扶持和发展中医的政策，中医事业得到了整顿和复兴，为中外交流奠定了基础。

1984 年，卫生部部长崔月犁在全国卫生厅局长会议上讲话，强调中医药的外事工作应服务于国家的外交政策，重点应放在做好第三世界国家的工作上。争取向更多的第三世界国家，特别是亚洲和非洲国家派遣医疗队，增进同这些国家的友谊和团结。同时继续发展同 WHO 和联合国其他有关国际组织的合作关系，发展同发达国家的合作关系。

1987 年，卫生部在厦门建立了中医药国际培训中心，同年世界针灸学会联合会成立。1988年，国家中医管理局提出《1988—2000 年中医事业发展战略规划》，明确"坚持改革、开放、搞活的方针……努力提高社会效益和经济效益，积极开展对外学术交流和技术合作"，具体措施包括"通过官方和民间渠道，积极主动地开展国际性的中医药技术合作和交流，引进国外先进技术及设备，同时使中医药科研成果进入国际市场。采取措施，加强中医药对外交流与合作的指导和管理。为了适应中医走向世界的需要，要建立外语培训基地，尽快培养 1 000 名适应中医涉外工作需要的人才"，"选择一批有一定外语基础，适合从事外事工作的中医（药）师进行外语培训；在外语师资较强的高等中医院校，建立中医外语专业，培养掌握外语的高级中医药人才"。

1989 年国际针灸考试中心正式成立。1991 年，卫生部在广州建立了中医药国际培训中心，在厦门大学设置了中医药海外函授学院。1992 年，中国传统医药国际学院在天津成立，为世界各国培养中医、针灸医师，并拟将其发展成为中国传统医药国际交流中心、世界传统医药信息情报中心、世界传统医药教育研究中心。

## 五、中医药人才培养

在全国深化改革开放形势的推动下，根据《中共中央关于教育体制改革的决定》和《中国教育改革和发展纲要》文件精神，中医药教育事业在内涵建设上大胆探索，加大改革力度和发展步伐，中医药人才培养随之发生深刻变化。

### （一）恢复与建设中医院校

1978 年党中央批转卫生部党组报告，开始恢复 1966—1976 年间被撤并的院校，扩建校舍，购置教学器材，同时为 1966 年前尚未建立中医院校的省、自治区开办新校积极创造条件。这一阶段，中医院校的办学规模迅速扩大，教学条件有所改善。与此同时，中等中医药教育也得到较大发展，多所中等医药学校设立中医士、中药士、针灸、推拿、中医护理等专业，不但为基层尤其是农村培养了大批中医药人才，同时也调整了高、中等中医药人员的比例。

### （二）建立健全学位制度

自 1978 年中医药院校开始建立研究生招收制度，1981 年实行学位制度以来，全国中医药研究生教育与学位授予工作随着我国教育体制改革的深入推进稳步发展，并在全国范围内建立了具有一定规模的中医药高层次人才培养基地。截至 1984 年，国务院学位委员会批准中医学专业博士授予权的学科共 11 个，设 15 个学科专业点，硕士学位授予权的学科共 20 个，设 120 个学科专业点，已招收研究生 1 223 人，毕业 651 人，获得硕士学位 340 人，已招博士研究生 19 人。全国中医药教育体系层次结构已基本健全，其中包括博士研究生（含博士后）、硕士研究生、本科、大专、中专五个层次。

### （三）促进专业与学科建设

在专业设置、学科建设方面，注重中医药人才结构比例更适应社会需要，卫生部于 1983 年发出《关于加强中医专科建设的通知》，七八年间不仅快速恢复了中医、中药、针灸专业，还增添不少社会急需新专业，如外科、骨伤科、眼科、痔科、中医护理等。

### （四）制订教育发展规划

1988 年，郑州会议制定了《1988—2000 年中医教育事业发展战略规划》，提出"建立起以政府办学为主，多种办学形式并存，规模适应、专业齐全、层次分明、结构比较合理，具有中国特色的中医教育体系，大力培养各级各类中医药人才，适应本世纪中医事业发展的需要"。为此，政府首先实行管理职能转变，由控制教学过程转为控制教育质量，加强对中医药教育的宏观管理，扩大中医药院校的办学自主权，使各中医院校根据社会需求和自身条件，调整学科、专业及招生规模、安排分配等。

### （五）多渠道办学

针对中医队伍后继乏人乏术状况，国家采取多途径、多渠道培养中医药人才政策，相继创办了函授、夜大学等教育机构。中医药函授、夜大教育在 20 世纪 80 年代中期已初具规模。1988 年国家教委颁布《普通高等学校函授教育暂行工作条例》中明确规定："举办函授教育，是高等学校的基本任务之一。"实践证明，函授、夜大教育是一条既经济又有效的培养人才的重要途径。同时中等中医药教育机构也得到普遍的发展，新建了一批中医药学校，坚持突出职业技术教育特点，面向农村、面向基层，培养适用型人才，招收定向生、委培生、自费生。开办农村青年不包分配班，为基层培养了大量中级中医药人员。

这一时期，中医药教育机构得到了快速的恢复和发展，开创了中医药研究生教育制度，实现了与国家学位制度的接轨。

## 六、中药生产经营

为了解决中药材价格管理权限过于集中的问题，1979 年 5 月，国家医药管理总局下放了 36 种三类药材价格的管理权限。1980 年又明确国家医药管理总局只管人参、川芎等 33 种二类药材全国主要产地的收购价格。其他产地的收购价格，可参照主产地的价格水平，本着按质论价原则，由省、自治区、直辖市安排。1983 年，国家医药管理局修改了 1969 年制定的作价办法：①扩大了中药材购销综合差率，省内产品由原来的 15%～18% 扩大到 21%～27%，省外产品由原来的 23%～31% 扩大到 29%～37%。②取消中药材全省一个价，恢复地区差价，取消中成药送货制，实行产地省一个价，销地省一个价，进销综合差率由 16% 扩大为 19%。③明确中成药出厂价按正常合理的生产成本加税金、利润制定，利润率一般掌握在 10% 左右。1984 年 6 月，国务院批转国家经济体制改革委员会、商业部、农牧渔业部《关于进一步做好农村商品流通工作的报告》中规定，国家统购、派购的农副产品，凡是计划内的，都要执行计划收购价格；对完成统购、派购任务后的产品和非计划产品，实行议购议销，价格根据市场供求情况，随行就市，有升有降。根据以上精神，有的产区省对二类品种实行了浮动价格的措施，浮动的比例按照货源和供求情况而定。

## 第七节　卫生发展成效

改革开放以来，市场机制被引入卫生领域，该领域的治理和发展模式随之发生转变。卫生体制改革打破了我国较长时期内单一全民所有制和集体所有制卫生体系，一个多层次、多样化卫生体系已经形成。我国在以全民所有制和集体所有制医院为主体的基础上，出现了中外合资医院，私家医院，股份制医院，各种合资、集资的诊疗中心、个体诊所等多种形式医院。办院体制改革激发了社会力量的投入和医务人员的工作热情，有效地推动了医院各项工作发展。据 1992 年底的不完全统计，全国共有县及县以上医院 13 917 所，乡卫生院 46 117 所，个体开业医生 15.18 万人,全年医院诊疗总人次25.69亿人次,入院总人数为5 222万人。

各地卫生部门和医疗卫生机构结合本地的实际情况,探索改革途径,打破了传统的医疗管理模式,突破了以纵向、封闭为特征的旧的管理体制,给了医疗卫生机构更多的自主权。全国大部分地区推行各种责、权、利相结合的管理责任制,调动各级卫生人员的积极性,在管理水平、工作效率、服务态度和质量上有所提高。全国村一级卫生站得到了加强,80%以上的行政村实现了有医有药。多渠道办医和管理模式转变给卫生事业发展带来了活力,扩大了医疗卫生服务供给,创造了许多便民服务措施,使人民群众得到了更多的医疗卫生服务,"看病难、住院难"状况得到了明显缓解。

传染病防控能力不断提高,脊髓灰质炎逐步被消灭。调查发现,传染病已退出我国前五位主要死因。地方病监测体系与标准体系建立完善。妇幼卫生机构建设继续加强,妇幼保健工作不断规范,妇幼保健服务内容逐步扩大。

（赵晓云）

# 第八章

# 建立社会主义市场经济体制和把中国特色社会主义全面推向 21 世纪时期的卫生发展（1992—2002）

1992 年 10 月，中国共产党召开第十四次代表大会，确立建立社会主义市场经济体制的改革目标。1993 年，十四届三中全会通过《中共中央关于建立社会主义市场经济体制若干问题的决定》，进一步明确社会主义市场经济体制基本框架，我国进入市场经济整体性改革新阶段。这一时期是我国实现社会主义现代化建设战略目标的关键时期。在医疗卫生领域，继续探索适应社会主义市场经济环境的医疗卫生体制，确定了新时期卫生工作目标、工作方针和基本原则，坚持以农村为重点、预防为主、中西医并重，积极推进城镇医药卫生体制改革，不断加强农村卫生工作，逐步建立社区卫生服务、卫生监督和疾病预防控制体系，明确提出 21 世纪人人享有卫生保健、提高全民健康素质是社会主义现代化建设的重要目标。

## 第一节 明确新时期卫生工作方针路线

### 一、卫生工作方针的提出

卫生事业担负救死扶伤、保护和增进人民健康的光荣使命，是造福于人民的事业。全民族健康素质不断提高，是社会主义现代化建设的重要目标，是人民生活质量改善的重要标志，是社会主义精神文明建设的重要内容，是经济和社会可持续发展的重要保障。新中国成立以来，特别是改革开放以来，我国卫生事业有了很大发展，为经济发展和社会进步作出重要贡献。

党的十四大之后，中国开启了社会主义市场经济体制改革。在此时期，卫生工作对于促进我国社会主义现代化建设事业发展发挥重要作用，广大卫生人员为保护和增进人民健康作出重大贡献。但当时卫生事业的发展与经济建设和社会进步的要求还不相适应，地区间卫生发展不平衡，农村卫生、预防保健工作薄弱，医疗保障制度不健全，卫生投入不足，资源配置不够合理，存在医药费用过快上涨现象，卫生服务质量和服务态度同人民群众的要求还有差距，卫生工作尚未得到全社会充分重视，卫生改革亟待深化。为应对上述问题，更好服务和促进社会主义现代化建设，提出了新时期卫生工作方针路线。

## 二、卫生工作方针的内容

1997 年 1 月 15 日，中共中央、国务院颁布《关于卫生改革与发展的决定》（中发〔1997〕3 号），在文件中确立新时期卫生工作的目标和指导方针。

卫生工作目标：以马克思列宁主义、毛泽东思想和邓小平理论为指导，坚持党的基本路线和基本方针，不断深化卫生改革，到 2000 年，初步建立起具有中国特色的包括卫生服务、医疗保障、卫生执法监督的卫生体系,基本实现人人享有初级卫生保健,国民健康水平进一步提高。到 2010 年,在全国建立起适应社会主义市场经济体制和人民健康需求的、比较完善的卫生体系,国民健康的主要指标在经济较发达地区达到或接近世界中等发达国家的平均水平,在欠发达地区达到发展中国家的先进水平。

卫生工作指导方针:以农村为重点,预防为主,中西医并重,依靠科技与教育,动员全社会参与,为人民健康服务,为社会主义现代化建设服务。以农村为重点是由我国国情决定的,预防为主是我国卫生工作的经验总结,中西医并重是我国医学体系的特色。牢固树立依靠科技与教育发展卫生事业的思想,同时动员全社会参与。为人民健康服务、为社会主义现代化建设服务是卫生工作方针的核心,体现全心全意为人民服务的宗旨,这是党和政府对卫生事业改革和发展的基本要求,也是卫生工作必须坚持的正确方向。

卫生事业关系到经济发展和社会稳定的全局,在国民经济和社会发展中具有独特地位,发挥不可缺少、不可替代的作用,而卫生工作指导方针是党和政府对新时期卫生事业的要求。该方针是对 20 世纪 50 年代我国老一辈无产阶级革命家制定的卫生工作四大方针的继承和发展,是在认真总结新中国成立以来卫生工作历史经验基础上,根据社会主义市场经济改革新形势提出的反映社会主义卫生事业性质、指明新时期卫生工作方向的指导方针,对今后一个历史时期卫生改革与发展具有深刻的指导意义。

## 第二节　深化医药卫生体制改革

### 一、全国卫生工作会议与医改文件印发

1996 年 12 月 9—12 日,中共中央、国务院在北京召开全国卫生工作会议。会议任务是讨论《中共中央、国务院关于卫生改革与发展的决定》,全面落实《中华人民共和国国民经济和社会发展“九五”计划和 2010 年远景目标纲要》提出的卫生工作任务。会议提出,在社会主义市场经济改革新时期,卫生改革要以马克思列宁主义、毛泽东思想和邓小平理论为指导,坚持党的基本路线,总结新中国成立以来尤其是改革开放以来卫生事业发展的实践经验,同时借鉴国外有益经验,适应现代化建设要求,走出一条有中国特色的社会主义卫生事业发展之路。

会议明确我国卫生事业是政府实行一定福利政策的社会公益事业,卫生改革必须适应社会主义市场经济发展,遵循卫生事业发展的内在规律,探索有中国特色社会主义卫生事业的发展。发展卫生事业,加强政府对卫生工作的领导。卫生工作继续实行分级负责、分级管理的办法。重点抓好三方面改革:第一,建立适应我国国情的职工医疗保险制度;第二,积极推进卫生管理体制改革;第三,认真抓好各项配套改革。建设有中国特色社会主义卫生事业,着重做好以下五项工作:第一,重点加强农村卫生工作;第二,以预防保健工作为主;第三,中西医并重,发展中医药;第四,依靠科技进步,提高专业技术水平;第五,开展爱国卫生运动,动员全社会参与。

会议指出,卫生行业直接反映我国社会主义精神文明程度。卫生系统通过认真学习贯彻党的十四届六中全会《中共中央关于加强社会主义精神文明建设若干重要问题的决议》,把建立良好的职业道德、树立良好的医德医风作为卫生系统精神文明建设的中心。同时,社会各界对卫生医务人员给予充分关心和理解,依法保护他们的合法权益,在全社会形成尊重医学科学、尊重医务人员的良好风尚。

1997 年 1 月 15 日,中共中央、国务院发布《关于卫生改革与发展的决定》,共九项内容:①卫生工作的奋斗目标和指导思想;②积极推进卫生改革;③加强农村卫生工作,实现初级卫生保健规划目标;④切实做好预防保健工作,深入开展爱国卫生运动;⑤中西医并重,发展中医药;⑥推

动科技进步,加强队伍建设;⑦加强药品管理,促进医药协调发展;⑧完善卫生经济政策,增加卫生投入;⑨切实加强党和政府对卫生工作的领导。《关于卫生改革与发展的决定》明确了我国卫生事业的性质,提出社会主义市场经济改革新时期我国卫生事业的一系列大政方针,是指导卫生改革与发展的纲领性文件,为我国卫生事业的发展指明方向,也为深化卫生改革提供基本依据,对于推动新时期卫生改革与卫生事业发展有重要作用和深远意义。

## 二、分税制改革与卫生筹资发展

1993 年 11 月,党的十四届三中全会通过《中共中央关于建立社会主义市场经济体制若干问题的决定》。为了进一步理顺中央与地方的财政分配关系,更好地发挥国家财政的职能作用,增强中央宏观调控能力,促进社会主义市场经济体制的建立和国民经济持续、快速、健康发展,发布系列改革举措。1993 年 12 月 15 日,国务院下发《关于实行分税制财政管理体制的决定》(国发〔1993〕85 号);12 月 18 日,财政部等印发《实行"分税制"财政体制后有关预算管理问题的暂行规定》;12 月 25 日,财政部核定各地消费税和增值税资金费用管理比例。1994 年 3 月 22 日,全国人大通过《中华人民共和国预算法》,其中第八条明确规定:"国家实行中央和地方分税制。"

从 1994 年 1 月 1 日起,国家决定改革原有的财政包干体制,对各省、自治区、直辖市以及计划单列市实行分税制财政管理体制。所谓分税制改革就是按中央与地方的事权,合理确定各级财政的支出范围;根据事权与财权相结合的原则,将税种统一划分为中央税、地方税和中央地方共享税,并建立中央税收和地方税收体系,分设中央与地方两套税务机构分别征管;科学核定地方收支数额,逐步实行比较规范的中央财政对地方财政的税收返还和转移支付制度;建立和健全分级预算制度,硬化各级预算约束。配套措施包括工商税制改革、国有企业利润分配制度,相应改进预算编制办法、建立转移支付制度、建立并规范国债市场等。很快,分税制将中央、地方利益分配格局倒转过来,1994 年中央财政收入占总财政收入的比重从 1993 年的 22.02% 一跃而至55.70%,此后也一直保持在 50% 之上。分税制成功解决了中央财政空虚的难题,加强了中央对于地方的管控能力和对于宏观经济的调控能力。

1994 年,我国正式全面推行"分税制"财政体制,划分了中央与地方财政支出范围,地方财政主要承担地方行政管理与公检法支出,地方统筹的基本建设投资,以及地方文化、教育、卫生等各项事业费等。"分税制"体制改革后,财政收入占 GDP 比例过低的局面得到了有效扭转。但由于尚未建立制度化的卫生筹资保障机制,对于政府在卫生领域的投入水平缺少制度约束,政府卫生支出占财政支出比例仍不断下降,到 2002 年该比例已经降为 4.12%。为解决上述问题并配合国有企业改革的实施,我国政府于 1998 年开始城镇职工基本医疗保险制度改革,此后又主导建立新型农村合作医疗和城镇居民基本医疗保险。

该时期,我国卫生总费用筹资结构的变化趋势整体上呈现"两降一升"的局面:政府卫生支出所占百分比与社会卫生支出所占百分比呈现明显下降,而居民个人卫生支出所占比例则呈现明显上升的趋势。1992 年政府卫生支出和社会卫生支出所占百分比为 20.8% 和 38.1%,此后二者所占比例不断下降,2022 年分别降至 15.2% 和 26.5%;而居民个人卫生支出所占比例则不断上升,1992 年为 41.1%,2002 年升至 58.3%。2000 年,政府卫生支出所占比例降至 14.9%,达到历史最低点;居民个人卫生支出所占比例升至 60.6%,达到历史最高点。这些变化一方面说明我国的卫生筹资是由公共和私人多渠道构成的筹资格局,符合医药费分担的原则,居民个人支出费用不断增加受多种因素的影响,如与城市医疗制度改革、城乡居民收入增加和健康意识提高等相关;另一方面也反映出我国政府对卫生事业的财政投入占比下降,居民个人卫生费用占比上升,"看病贵"的问题趋于严重,同时也制约了低收入人群享受医疗保健服务的公平性和可及性。

## 三、城镇医药卫生体制改革

医药卫生体制改革(简称医改)的宗旨是促进医药卫生事业为人民健康服务,深化医改有利于推动我国医药卫生事业持续健康发展。由于医改是一项艰巨而长期的任务,采取分阶段有重点的策略进行推进。

### (一)第一阶段(1992—1997 年)

1992 年 9 月,国务院下发《关于深化卫生医疗体制改革的几点意见》,提出改革卫生管理体制,拓宽卫生筹资渠道,推进劳动人事及工资制度改革,进一步扩大医疗卫生单位自主权。1994 年,国务院决定在江苏镇江、江西九江进行社会统筹与个人账户相结合的社会医疗保险制度试点,为全国医疗保险制度改革探索经验。

1996 年 12 月,全国卫生工作会议提出新时期卫生事业的改革和发展要求。1997 年 1 月 15 日,中共中央、国务院颁布《关于卫生改革与发展的决定》,这是指导医改的纲领性文件,提出要通过改革建立既适应社会主义市场经济要求、又符合卫生事业发展内在规律和经济发展水平的卫生体系。医改的重点地区是城市,改革内容集中在以下三个方面:改革城镇职工医疗保障制度、改革城镇医药卫生体制、发展社区卫生服务。

在医疗机构管理方面,1993 年 9 月卫生部发出《关于加强医疗质量管理的通知》,要求医务人员提高医疗服务质量的意识。1994 年 2 月国务院发布《医疗机构管理条例》(国务院令第 179 号),对医疗机构的规划布局和设置审批、登记、执业、监督管理及相关法律责任进行规定,将医疗机构执业管理工作纳入法制轨道。

### (二)第二阶段(1998—1999 年)

1998 年 12 月 14 日,国务院颁布《关于建立城镇职工基本医疗保险制度的决定》(国发〔1998〕44 号),在全国建立覆盖全体城镇职工、社会统筹和个人账户相结合的基本医疗保险制度,标志着全国城镇职工医保改革的开始,也是我国建立适应社会主义市场经济的社会医疗保障体系建设的开始。在城镇医改方面,重点是推行"三项改革",即医疗保险制度改革、医疗卫生体制改革、药品生产流通体制改革。2000 年,国务院召开会议就"三改并举"进行部署。在此期间,有关部门对中国医改的构成及具体内容进行探讨。这个阶段,医疗卫生体制仍处于改革探索中,伴随医疗机构市场化的是非争议,各项探索性改革仍在进行。总体来看,此阶段缺乏整体性和系统性改革,一些深层次的问题仍有待解决。

### (三)第三阶段(2000—2002 年)

2000 年 2 月 16 日,国务院办公厅转发国务院体改办、卫生部等部门《关于城镇医药卫生体制改革的指导意见》(国办发〔2000〕16 号),旨在推进城镇医改,"鼓励各类医疗机构合作、合并"。同年 7 月,由于药品市场价格虚高,国家开始在个别地区试点采取药品招标采购制度,要求公立医院只能采购招标中标的产品。各地成立招标办,国家开始对医疗机构实行分类补贴政策,进一步拉大城市与医疗机构之间的距离。之后国家陆续出台《关于城镇医疗机构分类管理的实施意见》(卫医发〔2000〕233 号)、《关于卫生事业补助政策的意见》(财社〔2000〕17 号)、《关于改革药品价格管理的意见》(计价格〔2000〕961 号)、《关于改革医疗服务价格管理的意见》(计价格〔2000〕962 号)、《关于卫生监督体制改革的意见》(卫办发〔2000〕16 号)等 13 个配套政策。此时期,我国医疗卫生补偿主要来自政府投入和服务收费两大部分,通过医疗服务收费取得补偿仍是医疗机构的主要收入来源。

该阶段城市社区卫生服务工作日益受到重视。2000 年 12 月,卫生部印发《城市社区卫生服务机构设置原则》《城市社区卫生服务中心设置指导标准》《城市社区卫生服务站设置指导标准》。2001 年 10 月,卫生部印发《城市社区卫生服务基本工作内容(试行)》,同年 12 月印发《关于 2005

年城市社区卫生服务发展目标的意见》。

2001 年 10 月，财政部、国家计委、卫生部、中医药局印发《关于完善城镇医疗机构补偿机制、落实补偿政策的若干意见》(财社〔2001〕60 号)，提出坚持和完善医院药品收支两条线的管理办法，逐步降低药品收入占业务收入的比重，积极稳妥地推进医院门诊药房改为药品零售企业的试点工作等一系列弱化药品收益对医院补偿作用的措施。同时，国家计委、卫生部、国家中医药管理局联合印发《全国医疗服务价格项目规范（试行 2001 年版）》，意在实行全国统一的医疗服务价格项目，规范医疗服务价格行为。

## 四、"以病人为中心"的公立医院改革

随着生物医学模式的转变，传统的医院服务理念已不再适应新时期医院服务的需要。WHO 在 1996 年发布《迎接 21 世纪的挑战》，该报告指出 21 世纪的医学将由"以疾病为中心"向"以病人为中心"转变。

1996 年 12 月，国务委员彭珮云在全国卫生工作会议上提出，医疗机构改革要"以病人为中心"，核心内容是坚持为人民健康服务，为社会主义现代化服务，这是对医疗机构改革提出的新要求和最终要达到的目的。坚持"以病人为中心"是新时期公立医院工作的根本宗旨，也是衡量医疗机构职业道德建设的重要标尺，标志着我国医院服务理念已由传统的"以疾病为中心"转变为"以病人为中心"的服务模式。"以病人为中心"就是把是否有利于维护病人权益、是否符合病人需要、是否有利于全民素质提高作为衡量卫生改革是否成功的标尺，带动医院管理从"以效益为中心"向"以病人为中心"转变，医院发展从"以自身建设为中心"向"以病人为中心"转变，从而为公立医院提供新的管理模式和改革思路，同时要求医务人员从思想观念上和行动上牢固树立为人民服务的思想，有利于构建和谐的医患关系。

按照这一要求，该时期公立医院改革围绕"以病人为中心"做了大量改革探索，要求医院的医疗、教学、科研等各项工作都要建立在为病人服务的基础上，最大限度满足病人需求，简化工作流程，方便病人就医，提供优质服务。医疗技术水平是医院的核心要素之一，一方面通过技术创新提高诊疗安全性，尽可能减少医疗行为给病人带来的伤害；另一方面通过技术创新提高诊疗实效性，用先进的诊疗手段让病人获得最大的健康收益。同时，严格控制医疗成本，尽可能减轻病人和社会负担，充分体现社会主义医疗制度的优越性。

## 第三节　重构城乡医疗保障制度

### 一、城镇职工基本医疗保险制度框架初步形成

加快城镇医疗保险制度改革，保障城镇职工基本医疗，是建立社会主义市场经济体制的客观要求和重要保障，大致分为以下三个阶段。

#### （一）第一阶段（1992—1997 年）：医疗保险制度改革试点

1992 年 5 月，国务院办公厅发布《关于进一步做好职工医疗制度改革工作的通知》，卫生部下发《关于加强公费医疗制度改革试点工作的通知》(卫政发〔92〕第 20 号)。9 月 7 日，劳动部印发《关于试行职工大病医疗费用社会统筹的意见的通知》(劳险字〔1992〕25 号)，开始探索建立统筹基金制度，以保证职工的大病医疗。

1993 年，劳动部先后印发《关于职工医疗保险制度改革试点的意见》(劳部发〔1993〕263 号)和《关于职工医疗保险制度改革试点意见的补充通知》(劳办发〔1993〕219 号)，提出由单一大病

统筹基金转变为医疗保险基金，医疗保险基金由个人专户金、单位调剂金和大病统筹金组成，从而建立与经济发展相适应，国家、用人单位和个人三方负担的、覆盖全体职工的医疗保险制度。由此，改革传统制度、建立新型医保制度已逐渐成为共识。在此基础上，全国范围开始实行职工医保改革的试点工作。11 月 14 日，十四届三中全会通过《中共中央关于建立社会主义市场经济体制若干问题的决定》，提出建立多层次的社会保障体系，城镇职工养老和医疗保险金由单位和个人共同负担，实行社会统筹和个人账户相结合。1994 年 4 月 14 日，国家体改委、财政部、卫生部、劳动部联合发布《关于职工医疗保险制度改革的试点意见》（体改分〔1994〕51 号），提出建立社会统筹与个人账户相结合的社会医疗保险，探索建立职工医保制度。7 月 5 日，第八届全国人大常委会第八次会议通过《中华人民共和国劳动法》，首次以国家立法形式确定社会保险的基本原则、体系框架和基本制度模式，有力推动社会保险法制建设。11 月 18 日，国务院发布《关于江苏省镇江市、江西省九江市职工医疗保障制度改革试点方案的批复》（国函〔1994〕116 号）。1995年，镇江和九江正式开始进行职工医保制度改革试点工作，为全国医保制度改革探路。1996 年 5月 5 日，国务院办公厅转发四部委《关于职工医疗保障制度改革扩大试点的意见》（国办发〔1996〕16 号），在总结"两江"试点基础上，将医保改革试点范围扩大到 20 多个省区 40 多个城市。1996年 9 月，上海市红十字会、市教育委员会、市卫生局联合建立"上海市少年儿童住院互助基金"，遵循互助共济、节余滚存原则，实行全市少年儿童住院医疗费用的社会统筹和风险共担，成为上海市医保体系的重要组成部分，有效减轻了患儿家庭的经济负担。

### （二）第二阶段（1998 年）：城镇基本医疗保险制度的确立

在广泛试点基础上，国务院于 1998 年 12 月 14 日发布《关于建立城镇职工基本医疗保险制度的决定》（国发〔1998〕44 号），明确医保制度改革的目标任务、基本原则和政策框架，规定医保制度覆盖范围、筹资渠道、统筹层次、基金结构、支付政策、管理规则、服务资源以及特定群体的待遇和补充保险等成套政策。城镇职工基本医保制度的建立，为保障城镇职工身体健康和促进社会和谐稳定起到重要作用，也标志着在我国实行 40 多年的公费、劳保医疗制度的终结，我国从单位医疗保障开始向社会医疗保障转变。自 1999 年医保制度正式实施以来，制度覆盖面不断扩大，取得良好的社会效应。

### （三）第三阶段（1999—2002 年）：城镇多层次医疗保障体系的探索

**1. 基本医疗保险制度的扩容**　1999 年 6 月 21 日，劳动和社会保障部、铁道部联合发布《关于铁路系统职工参加基本医疗保险有关问题的通知》（劳社部发〔1999〕20 号），引导铁路系统职工由原来的劳保医疗制度向社会医疗保险转变。1999 年 12 月 16 日，国务院和中央军委联合发布《中国人民解放军军人退役医疗保险暂行办法》（国办发〔1999〕100 号），规定国家实行军人退役医疗保险制度，设立军人退役医疗保险基金，对军人退役后的医疗费用给予补助。

**2. 基本医疗保险定点医疗机构管理**　1999 年 4 月 26 日，劳动和社会保障部和国家药品监督管理局发布《关于印发城镇职工基本医疗保险定点零售药店管理暂行办法的通知》（劳社部发〔1999〕16 号），规定了定点零售药店的审查和确定原则、应具备的资格与条件等。5 月 11 日，劳动和社会保障部、卫生部、国家中医药管理局联合发布《关于印发城镇职工基本医疗保险定点医疗机构管理暂行办法的通知》（劳社部发〔1999〕14 号），规定了定点医疗机构的审查和确定原则、应具备的资格与条件等。6 月 30 日，劳动和社会保障部等五部门联合发布《关于印发城镇职工基本医疗保险诊疗项目管理、医疗服务设施范围和支付标准意见的通知》（劳社部发〔1999〕22 号），规定了基本医疗保险诊疗项目、医疗服务设施范围和支付标准。12 月，全国范围的社会保障卡建设正式起步，上海市发放了全国第一张社会保障卡。

**3. 基本医疗保险药品管理**　2000 年 5 月 25 日，劳动和社会保障部发布《关于印发国家基本医疗保险药品目录的通知》（劳社部发〔2000〕11 号），要求严格基本医疗保险用药管理，保障职工基本用药需求，合理控制药品费用支出。至此，"三二一"（三个目录、两个定点、一个结算办法）管理规范基本与制度改革同步建立，并成为医保管理范式。

城镇职工基本医保制度改革的基本思路是"低水平、广覆盖、双方负担、统筹结合"。改革原则是基本医保水平与社会主义初级阶段生产力发展水平相适应；城镇所有用人单位及其职工都要参加基本医疗保险，实行属地管理；基本医疗保险费由用人单位和职工双方共同负担；基本医保基金实行社会统筹与个人账户相结合。随着各地城镇职工基本医保制度改革不断深入，一个以统账结合为特征的医保制度在我国逐步建立。

## 二、农村合作医疗的发展与重构

我国绝大多数人口在农村，农民是卫生服务的主要对象，而农村医药卫生工作长期以来是薄弱环节。做好农村医疗卫生工作，保护和增进农民健康，对于推进农村经济和社会全面协调发展、加强农村物质文明和精神文明建设具有重要意义。此时期农村合作医疗的发展大致分为以下三个阶段。

从1992年始，我国进入社会主义市场经济体制建立阶段，"如何建立新时期农村医疗保障体制"问题摆在面前。为此，我国对合作医疗的恢复与重建进行了长期探索。1993年，在《中共中央关于建立社会主义市场经济体制若干问题的决定》中提出"发展和完善农村合作医疗制度"。同年，国务院政策研究室和卫生部在全国进行广泛调查研究，提出《加快农村合作医疗保健制度的改革与建设》的研究报告。1994年，为了提供合作医疗立法的理论依据，国务院研究室、卫生部、农业部与WHO合作，在全国7省14县开展"中国农村合作医疗制度改革"试点和跟踪研究。1996年7月，卫生部在河南召开全国农村合作医疗经验交流会，提出发展与完善合作医疗的具体措施。1996年12月召开的全国卫生工作会议再次强调合作医疗对于提高农民健康、发展农村经济的重要性。1997年1月，中共中央、国务院颁发《关于卫生改革与发展的决定》，要求"积极稳妥地发展和完善农村合作医疗制度""力争到2000年在农村多数地区建立起各种形式的合作医疗制度，并逐步提高社会化程度；有条件的地方可以逐步向社会医疗保险过渡"。同年5月，国务院批转卫生部、国家计委、财政部、农业部、民政部《关于发展和完善农村合作医疗的若干意见》（国发〔1997〕18号），在一定程度上促进了农村合作医疗的恢复与发展。

2001年5月，国务院体改办、国家计委、财政部、农业部、卫生部联合制定《关于农村卫生改革与发展的指导意见》（国办发〔2001〕39号），提出在新形势下开展农村卫生工作改革。"九五"计划确定"2000年人人享有初级卫生保健"的目标，实现的关键在农村，难点在贫困地区，坚持把全国医疗卫生工作重点放在农村。通过加强农村卫生工作，以实现初级卫生保健规划目标为首要任务，把健全农村三级医疗预防保健网、巩固乡村医生队伍和建立合作医疗制度相结合，配套进行改革和建设。在农村卫生工作中，把建立县、乡、村三级卫生服务网，合作医疗制度和乡村医生队伍作为三大支柱。

2002年10月19日，中共中央、国务院颁布《关于进一步加强农村卫生工作的决定》（中发〔2002〕13号），确定重建农村合作医疗体系的政策措施，要求"到2010年，在全国农村基本建立起适应社会主义市场经济体制要求和农村经济社会发展水平的农村卫生服务体系和农村合作医疗制度"，文件指出要"逐步建立以大病统筹为主的新型农村合作医疗制度"，积极推进和加强新型农村合作医疗制度和农村卫生服务体系建设，加快农村卫生发展。10月30日，全国农村卫生工作会议提出逐步建立和完善新型农村合作医疗制度和医疗救助制度。此后，各级政府和卫生部门采取一系列措施对农村医疗卫生体制进行全面、深入改革，并取得重大进展。从2003年开始，新型农村合作医疗（简称"新农合"）在全国范围内开展试点工作，通过试点地区经验的总结，为新农合在全国推广提供了有益的借鉴。

新型农村合作医疗是"政府组织、引导、支持，农民自愿参加，个人、集体和政府多方筹资，以大病统筹为主的农民医疗互助共济制度"，是具有中国特色的农村基本医疗保障制度，能够减轻农民医药费负担，有利于农村经济发展和社会稳定。

## 第四节 公共卫生体系发展

### 一、逐步完善疾病预防控制体系

疾病预防控制体系(简称疾控体系)建设是保护人民健康、保障公共卫生安全、维护经济社会稳定的重要保障。中国疾控体系始于1953年建立的卫生防疫体系,多年来通过不断发展和建设,到1996年底,全国建立卫生防疫站达4 000个,人员21.52万,其中卫生技术人员16.81万。1997年起,全国卫生防疫体制改革逐步拉开序幕,进入建立疾病预防控制中心(CDC)的阶段。1998年,上海市在全国率先成立上海市疾病预防控制中心。2000年前后,我国开始进行疾控体制和卫生监督改革,在卫生防疫站基础上,组建各级CDC和卫生监督所,CDC成为技术型事业单位,不再承担监督执法行政职能。2001年,卫生部先后出台《关于疾病预防控制体制改革的指导意见》和《全国疾病预防控制机构工作规范》等,加快推进疾病预防控制机构建设。2002年1月23日,由中国预防医学科学院更名重组的"中国疾病预防控制中心"正式成立。到2002年底,全国建立各级CDC(防疫站)3 580个,人员20.44万,其中卫生技术人员15.88万,基本完成由卫生防疫向疾病预防控制的转变。中国疾控体系在历次重大传染病疫情和突发公共卫生事件应对中发挥着不可替代作用,为国家健康事业作出重要贡献。

### 二、加强急慢性疾病防治

20世纪80年代以来,我国已进入防治急性传染病的"第一次卫生革命"和防治慢性非传染性疾病(简称慢性病)的"第二次卫生革命"并存的新时期。

#### (一)加强急性传染病和地方病的防治

随着医学进步和卫生科技发展,鼠疫、霍乱、黑热病、麻风病等严重危害人民健康的传染病在此时期相继被控制和消除。但是,防治传染病的任务还远未结束,肠道传染病的发病水平依然很高,有些已被控制的传染病如结核病、性病等死灰复燃;有的传染病病原体如流感病毒等发生变异导致新的流行;新的传染病如艾滋病、军团病等呈现上升趋势。为了有效控制急性传染病的暴发流行,此时期继续推行国家免疫规划。2000年,中国被WHO确认为无脊髓灰质炎国家。2002年,我国决定将新生儿乙型病毒性肝炎(简称乙肝)疫苗纳入国家免疫规划,由接种4种疫苗、预防6种传染病,扩大到接种5种疫苗、预防7种传染病。国家免疫规划内容不断扩大,对于减少传染病发生、保护公众身体健康起到积极作用。

重点传染病和地方病得到有效控制。艾滋病、结核病、血吸虫病、包虫病、麻风病、疟疾等重大及重点传染病病人获得免费药物治疗。截至2001年底,我国累计报告艾滋病病毒感染者40 560例,其中艾滋病病人2 639例,死亡1 047例。据2000年全国结核病流行病学抽样调查数据显示:全国人口结核感染率为44.5%,主要集中在25岁及以上人群;每年约有13万人死于结核病,死亡平均年龄55.2岁。1994年,我国实现基本消灭丝虫病的目标。血吸虫感染率也呈逐年下降趋势,2002年,我国血吸虫病病人控制在81万。自2000年始,中国流感监测网络开始系统建立和完善,将流感列入"十五"重点监控疾病。此外,稳步推进地方病防治工作,在国家层面实现消除碘缺乏病的目标,大骨节病、克山病和地方性氟中毒等病情得到有效控制,发病人数显著减少。

#### (二)加强慢性病防控,合力推进健康建设

随着社会经济发展、人口老龄化进程加快以及生活方式的影响,以心脑血管疾病、糖尿病、恶性肿瘤等为代表的慢性病发病率逐年上升且呈年轻化趋势,所引起的死亡占总死亡比例也在

不断增加。我国心脑血管疾病死亡率约占居民死亡构成的 40%，位居首位。其中，高血压患病率在 1993—1998 年五年间，城市上升 31.9%，农村上升 33.9%，糖尿病、损伤和中毒患病率上升更多。据 1999 年统计，在城市，恶性肿瘤、脑血管病、心脏病、损伤和中毒死亡构成居民前四位死因，占死亡总数 76.2%；在农村，虽然呼吸系统疾病仍是首位死因，但恶性肿瘤、脑血管病、心脏病、损伤和中毒已列为第 2～5 位死因，占死亡总数的 60.2%。由此可见，慢性病的防治任务依然十分繁重。为了遏制心脑血管疾病等慢性病发病率快速增高势头，提升临床医学诊疗水平，保障人民健康，1999 年卫生部委托中国高血压联盟（CHL）起草了中国第一部《中国高血压防治指南（试行本）》；2003 年，中华医学会糖尿病学分会（CDS）制定了第一版《中国 2 型糖尿病防治指南》。相关指南的颁布和实施对全国各级慢性病防治机构的工作起到了指导、规范和引领作用。

此时期伴随慢性病的发病率和患病人数逐年上升，人民对卫生服务需求的增长和对卫生服务的利用上升，成为卫生费用过快增长的主要因素，慢性病的预防与控制已刻不容缓。这一时期我国慢性病的防治强调立足社区，通过强化基层医疗卫生机构的防治作用，强调政府主导和组织，动员社会、企业、团体、社区群众广泛参与，加强健康宣教，深入推进全民健康生活方式，实施早发现、早诊断、早治疗，降低高危人群的发病风险，积极推进慢性病的"三级预防"工作。

## 三、纵深推进爱国卫生运动

爱国卫生运动始于 1952 年，新时期党和政府继续开展爱国卫生运动，组织动员群众自觉行动起来讲究卫生，预防、减少以至消灭疾病，提高健康水平，加快建设有中国特色社会主义事业。1992 年，江泽民为爱国卫生运动题词："开展爱国卫生运动，提高全民族的卫生素质，促进两个文明的建设。"新时期爱国卫生工作的基本方针和方法是政府组织，地方负责，部门协调，群众动手，科学治理，社会监督。其中科学治理是"科教兴国""科学技术是第一生产力"观点的具体体现。

1990 年，国务院批准对全国 455 个城市进行卫生大检查。截至 1995 年 10 月，我国先后组织开展三次大规模检查评比活动，共有 155 个城市评为"卫生城市"，23 个城市评为"国家卫生城市"，城市卫生质量有所提高，为人民生产、工作、学习、生活提供了清洁、优美、舒适的环境。1997 年 8 月，全国爱卫会发布《关于开展创建国家卫生镇活动的通知》（全爱卫发〔1997〕第 19 号），提出开展"国家卫生乡镇（县城）"创建活动，在农村继续以改水改厕为重点，带动环境卫生整治，预防和减少疾病发生，促进文明村镇建设，大力推进农村卫生工作，提高农村卫生整体水平，促进"两个文明"建设和农村现代化建设。同时，城乡继续坚持开展除"四害"（蚊子、苍蝇、老鼠、蟑螂）活动。爱国卫生运动具有发展物质文明和精神文明、移风易俗、改造社会的深远意义，是我国卫生工作的伟大创举，也是具有中国特色的全民健康促进行动，反映了中国卫生工作的鲜明特色。

## 四、关注妇女儿童健康

我国一贯重视妇女儿童生存和健康状况，这一时期颁布了一系列纲领、法律和条例，建立健全妇幼卫生服务体系，实施妇幼公共卫生服务项目，不断提高妇幼卫生服务的公平性和可及性，使我国妇幼健康水平持续提升，妇幼健康状况显著改善。

### （一）完善妇幼卫生法制和政策

1992 年 2 月 16 日，国务院发布《九十年代中国儿童发展规划纲要》（国发〔1992〕9 号），指出"提高全民族素质，从儿童抓起"是我国社会主义现代化建设的根本大计，在全社会倡导树立"爱护儿童，教育儿童，为儿童做表率，为儿童办实事"的公民意识。1994 年 10 月，全国人大常委会审议通过《中华人民共和国母婴保健法》，标志着妇幼卫生工作进入法制化管理阶段。1995 年 8 月 7 日，国务院颁布《中国妇女发展纲要（1995—2000 年）》（国发〔1995〕23 号），这是我国政府第一部关于妇女发展的专门规划。2001 年 5 月 22 日，国务院颁布《中国妇女发展纲要（2001—2010 年）》和《中国儿童发展纲要（2001—2010 年）》（国发〔2001〕18 号）。这些文件把妇女儿童健康纳入我国的国民经济和社会发展规划，作为优先发展的领域之一。

### （二）健全妇幼卫生服务体系

这一时期妇幼卫生服务体系以妇幼保健专业机构为核心，建立健全各级妇幼卫生机构，以大中型综合医疗机构为技术支持，以城乡基层医疗卫生机构为基础，加强乡卫生院的产科建设，改善医疗条件及设施，使其具备接生及急救能力。该时期努力提高农村孕产妇住院分娩率，提高农村家庭接生的新法接生率。到 2000 年，乡级妇幼卫生人员产科急救知识及产科技能培训覆盖率达到 85%，贫困地区村级接生员复训率达到 80%。同时，大力提倡母乳喂养，推广实行"成功促进母乳喂养十项措施"和"创建爱婴医院 10 条标准"，不断提高爱婴医院的建设与管理。注重妇幼信息监测和报告，建立妇幼卫生监测网络和常规报告系统，建立和健全孕产妇死亡、婴儿死亡、肉眼可见残疾儿的报告制度，妇幼卫生信息为各级政府制订卫生政策特别是妇幼卫生政策提供科学依据。

### （三）开展妇女生殖保健服务

积极推广婚前和孕前保健，普及优生优育、生殖健康科学知识，深入开展孕产期保健，预防孕期、产期及产褥期母体和胎儿、围产儿常见疾病的发生。普及新生儿复苏技术，降低早期新生儿的死亡率。孕产妇死亡率从 1989 年的 94.7/10 万下降到 2000 年的 53.0/10 万。提高妇女健康教育覆盖率，针对妇女不同时期的生理和心理特点，对处于女童期、青春期、生殖调节期、围绝经期、老年期女性分别进行健康教育，传播性科学知识、自我保健知识与育儿知识，促进妇女身心健康。积极开展妇科疾病筛查和防治工作，重点筛查和治疗严重危害妇女健康的疾病。

### （四）深入开展计划生育工作

在广大妇女中宣传我国的基本国情和国策，引导她们转变婚育观念。通过各种途径普及避孕节育、优生优育、妇幼保健的科学知识。积极推行遗传病咨询、母婴保健、新生儿筛查技术工作。到 2000 年，先天性病残儿发生率在 1990 年基础上减少 50%。同时提高计划生育技术，积极研发新的安全有效的避孕药具和节育技术，保护妇女生殖健康。到 2000 年，节育手术并发症的发生率控制在 10/10 000 以下。建立健全基层计划生育技术服务和药具供应网络，积极开展对避孕节育的指导，提高避孕节育普及率和有效率。

### （五）加强儿童保健服务

此时期我国将降低肺炎和腹泻的死亡率作为儿童医疗保健工作的重要而紧迫的任务。卫生部为此制定了《全国儿童呼吸道感染控制规划（1992—1995）》和《腹泻病控制规划（1990—1994）》，通过推广适宜技术、逐级培训、健康教育、管理监测指导系统等措施来降低婴幼儿尤其是农村婴幼儿的死亡率。通过普及儿童计划免疫，进一步降低相应疾病的发生率和死亡率。开展新生儿破伤风高危地区孕产妇破伤风类毒素接种工作。此时期我国儿童计划免疫接种率以县为单位达到 90% 以上，2000 年实现了无脊髓灰质炎目标。婴儿死亡率、5 岁以下儿童死亡率分别从 20 世纪 90 年代初的 51‰ 和 61‰ 下降到 2000 年的 32.2‰ 和 39.7‰。5 岁以下儿童低体重患病率从 1990 年的 21% 下降到 10%。采取食盐加碘、服用碘油丸等方法，保证妇女体内对碘元素的需要，基本消除妇女因孕期及哺乳期缺碘所致儿童智力损害。改善生态环境，采取治水、改水、改灶等方法，控制高氟地区氟对妇幼健康带来的危害，加强对氟斑牙、氟骨症病人的治疗。随着儿童保健服务内容扩展，1994 年卫生部妇幼司制定了《儿童弱视防治技术服务规范》（卫妇幼发〔1994〕第 17 号）等技术文件，为改善儿童健康状况提供指导。

# 第五节　卫生法制监督

## 一、完善卫生法制建设

随着我国社会主义市场经济体制逐步建立和发展,卫生体制改革不断深化,卫生法制建设取得了长足发展。此时期我国卫生法制建设主要包括以下五个方面。

1. 为加强预防保健工作,维护广大人民群众的身体健康,制定《中华人民共和国妇女儿童权益保障法》(1992)、《中华人民共和国母婴保健法》(1994)、《国内交通卫生检疫条例》(1998)、《中华人民共和国职业病防治法》(2001)、《使用有毒物品作业场所劳动保护条例》(2002)等。这些法律、行政法规在预防保健方面主要确立了职业病防治制度、交通卫生和劳动场所管理制度、妇女儿童健康权益保障制度。

2. 为规范医疗机构的医疗行为,提高医务人员的职业道德与业务素质,促进医学技术发展,提高医疗救治技术,降低病死率,制定《医疗机构管理条例》(1994)、《中华人民共和国执业医师法》(1998)、《医疗事故处理条例》(2002)等。这些法律、行政法规主要规范了医疗机构和卫生技术人员的管理制度。

3. 为加强对食品、药品、医疗器械等与人体健康相关产品的监督管理,保证产品质量,保障公民身体健康,制定《药品行政保护条例》(1992)、《食盐加碘消除碘缺乏危害管理条例》(1994)、《中华人民共和国食品卫生法》(1995)、《血液制品管理条例》(1996)、《医疗器械监督管理条例》(2000)、《中华人民共和国药品管理法实施条例》(2002)等。这些法律、行政法规主要确立了食品卫生、血液制品和药品以及医疗器械的管理制度。

4. 为提高中药品种的质量,保护中药生产企业的合法权益,促进中药事业的发展,制定《中药品种保护条例》(1992),鼓励研制开发临床有效的中药品种,对质量稳定、疗效确切的中药品种实行分级保护制度。

5. 为促进卫生公益事业的全面发展,发扬人道主义精神,促进和平进步事业,制定《中华人民共和国红十字会法》(1993)、《中华人民共和国红十字标志使用办法》(1996)和《中华人民共和国献血法》(1997)。这些法律和法规明确了中国红十字会的性质、开展工作的方式以及我国公民自愿参加红十字会的制度,规范使用红十字标志,同时确立健康公民自愿献血的管理制度。

## 二、改革卫生监督体制

卫生监督是国家管理卫生事务的重要形式,基本任务是保障经济和各种社会活动正常卫生秩序,预防和控制疾病发生与流行,保护公民健康权益。卫生监督体制改革是卫生体制改革重要组成部分。此时期各级卫生行政部门按照依法行政、政事分开、加强卫生监督综合管理的要求,加强对卫生行政执法的领导。进一步明确卫生监督执行机构的工作职责,完善执法运行机制,加强对卫生监督执行机构的管理。建立健全卫生行政执法错案追究制度、上级对下级执法稽查制度。转变工作模式、方式和作风,规范卫生行政执法行为,增强各级卫生行政执法机构和人员的法律意识,提高依法办事能力和卫生行政执法水平。

卫生监督所(局)是卫生行政部门行使卫生监督执法职能的执行机构,其职能包括综合管理、许可审查、监督执法和稽查等部分。省级卫生行政部门设立独立卫生监督执行机构;设区的市级和县级建立独立卫生监督执行机构,实施过程分步进行、逐步到位;农村乡镇卫生监督执法工作由县级卫生监督执行机构负责。卫生监督所(局)在同级卫生行政部门领导下和上级卫生监督执行机构指导下,依法在公共卫生、医疗保健等领域,包括健康相关产品、卫生机构和卫生专业人员执业许可方面,开展综合性卫生监督执法工作。省级卫生行政部门卫生监督执行机构原则上以宏观管理和工作指导为主;县级卫生监督执行机构按照属地管辖原则具体执行一线卫生监督执法任务。地方各级卫生行政部门均按照法律法规和卫生部有关卫生行政执法的分级管理规定,承担卫生监督执法任务。

此时期各级政府持续强化卫生行政执法职能,改革和完善卫生执法监督体制。同时,注重调整并充实执法监督力量,加强卫生监督队伍建设与管理,不断提高卫生执法监督队伍素质。加强对执法工作的综合管理,明确卫生监督执行机构工作职责和管辖范围;建立健全卫生监督各项规章制度和工作程序,强化内部管理,规范卫生监督执法行为,保证公正执法;同时不断加强对卫生监督检验检测机构的管理。

## 第六节 卫生人才培养体系的建设

### 一、加强医风医德教育

医疗卫生行业是与人民群众生活密切相关的"窗口行业",直接反映我国社会主义精神文明的程度。长期以来,广大卫生人员坚持为人民服务,救死扶伤,作出很大贡献。在新形势下,需要适应社会主义现代化建设的要求,不断加强我国医疗卫生队伍的医德医风建设。医德医风建设是提升服务水平和医疗质量的重要基础,是构建和谐医患关系的重要手段,是实现医院可持续发展的重要因素。医务人员的技术水平和服务态度决定医疗质量的好坏,其中服务态度在很大程度上起决定作用。加强医德医风建设,关系到新时期卫生事业改革的长远发展和兴衰成败。1994年,长治市人民医院赵雪芳在人民大会堂被授予"白求恩奖章",这是国内医疗卫生界的最高荣誉,也是全国颁发的第一枚"白求恩奖章"。

1996年10月7日,党的十四届六中全会通过《中共中央关于加强社会主义精神文明建设若干重要问题的决议》,指明新时期精神文明建设的指导思想和今后十五年的奋斗目标。卫生系统把建立良好的职业道德、树立良好的医德医风作为新时期卫生系统精神文明建设的中心。重点抓好卫生机构领导班子的思想作风和组织建设,加强对卫生系统党员的教育和管理,发挥共产党员的模范作用。在广大卫生人员中加强职业道德建设,努力培养和建设高素质的卫生工作队伍,开展创建文明行业活动,引导广大卫生人员树立正确的人生观和价值观,规范医疗卫生行业行为,提倡遵纪守法的社会公德;认真进行职业责任、职业道德、职业纪律教育,弘扬白求恩精神,树立救死扶伤、满腔热忱、精益求精、文明行医的行业风尚,自觉抵制拜金主义、个人主义及一切有损于群众利益的行为;不断提高医务人员的政治和业务素质,使医院成为精神文明的窗口,医务人员成为救死扶伤的"健康卫士"。积极完善内部监察和社会监督制度,坚决纠正行业不正之风。同时,社会各界给予卫生医务人员充分关心和理解,依法保护他们的合法权益,在全社会形成尊重医学科学、尊重卫生医务人员的良好风尚。

### 二、健全人才培养体系

世纪之交,我国医学教育人才培养工作处在一个关键的历史时期,通过进一步解放思想,增强办学活力,加大医学基本建设力度,健全医药各级卫生人才培养体系,培养适应社会需求、德才兼备的专业卫生队伍。通过加强教学基本建设,深化临床医学课程体系教学改革,建立适应21世纪高素质医学人才培养需要的教学体系;同时注重素质教育,培养跨世纪的高质量临床医学生。建立临床医学教育评估体系，提高教育质量和办学效益，确保临床医学专业学位授予质量。进一步完善研究生培养和学位制度以及继续教育制度，加强导师队伍建设，提高研究生培养质量。为了加速培养临床医学高层次人才，提高临床医疗队伍素质和工作水平，促进卫生事业发展，1998年2月国务院学位委员会印发《临床医学专业学位试行办法》（学位〔1998〕6号），标志着我国临床医学专业学位教育工作正式开展。

此时期，临床医生的培养注重基础理论教育和临床综合技能培养，着眼于培养高层次跨世纪临床医学人才。1993年，《卫生部关于实施〈临床住院医师规范化培训试行办法〉的通知》（卫教发〔1993〕第1号）首次从国家层面对临床住院医师规范化培训作出了规定和指导，此后全国各地逐步开展了不同规模、不同水平的住院医师规范化培训的前期探索。同时加快发展全科医学，培养全科医生。2000年1月，卫生部在《关于发展全科医学教育的意见》中明确指出，到2010年，在全国范围内建立起以毕业后教育为核心的全科医学教育体系，培养一支高素质的以全科医师为骨干的社区卫生服务队伍，促进社区卫生服务持续、健康发展。这一时期还高度重视加强卫生管理人才培养，造就一批适应卫生事业发展的职业化管理队伍。重视学科带头人培养，使优秀人才尤其是中青年人才脱颖而出，同时鼓励留居海外的卫生科技人员回国工作。此外，中等医学教育根据社会需求调整专业，重点做好农村卫生队伍的正规化培养工作。2000年3月30日，中共中央组织部、人事部和卫生部联合颁布《关于深化卫生事业单位人事制度改革的实施意见》（人发〔2000〕31号），改革卫生管理体制，优化卫生人力资源配置，深化卫生事业单位人事制度改革，不断完善城乡卫生技术职称评定和职务聘任工作。

此时期建立了医师、药师等专业技术人员执业资格考试和注册制度，未经注册取得执业证书，不得从事医师、药师执业活动。1994年3月15日，国家医药管理局与人事部联合颁发《执业药师资格制度暂行规定》（人职发〔1994〕3号）；1995年7月5日，国家中医药管理局与人事部联合颁发《执业中药师资格制度暂行规定》（人职发〔1995〕69号）。1998年6月26日，第九届全国人大常委会第三次会议通过《中华人民共和国执业医师法》，明确规定自1999年5月1日起"国家实行医师资格考试制度"。1998年，国务院机构改革，组建了国家药品监督管理局，赋予其实施执业药师资格制度的职能，揭开了我国执业药师管理工作新篇章。之后国家药品监督管理局与人事部对原规定的有关内容进行了修改，于1999年4月颁发新的《执业药师资格制度暂行规定》和《执业药师资格考试实施办法》（人发〔1999〕34号）。2001年12月1日实施的《中华人民共和国药品管理法》（以下简称《药品管理法》）规定，开办药品生产企业、药品经营企业以及医疗机构必须具有依法经过资格认定的药学技术人员。2002年9月15日实施的《中华人民共和国药品管理法实施条例》，明确规定经营处方药、甲类非处方药的药品零售企业应当配备执业药师或者其他依法经过资格认定的药学技术人员。

这一时期形成的执业考试制度成为医疗行业的准入标杆和标准，执业考试成为医务人员职业生涯的第一道关口，获得资格成为医师和药师独立从业的前提。同时也改变了医疗卫生执法理念和机制，对依法执业监督有了新的内容和方向，依法执业成为焦点，没有资质是非法行医。可见执业医师和药师资格考试已经成为医学教育和医疗卫生事业的关键标准。此外，推行执业医师和药师制度有利于促进医药工作人员整体素质的提高，有利于确立医师和药师的法律地位，也有利于确保医疗服务的总体质量。

## 第七节　卫生科技创新

卫生行业是科技密集型行业，防治各种疾病，提高卫生服务质量，离不开医学科技发展和医学人才培养。长期以来，我国依靠卫生科技不断发展和创新，控制和消灭重大疾病的产生来源和传播路径,依靠卫生科技的突破和科技成果的普及应用,促进预防保健水平进一步提高。

## 一、贯彻党的卫生科技政策

国家经济发展、社会进步以及科技创新,必须依靠正确的科技政策。为此,我国把研究和制定科技政策作为社会发展的紧迫需要。1995年,中共中央、国务院发布《关于加速科学技术进步的决定》(中发〔1995〕8号),确立"科教兴国"战略,提出"稳住一头,放开一片"的改革方针,开展科研院所结构调整的试点工作。1998年,在中国科学院开始实施知识创新工程试点。1999年,中共中央、国务院发布《关于加强技术创新、发展高科技、实现产业化的决定》(中发〔1999〕14号),对科研院所布局结构进行系统调整。加强国家创新体系建设、加速科技成果产业化成为新时期的科技政策走向。

医学在生命科学中占有重要地位,卫生科技创新和进步可促进医疗卫生事业的发展,提高全民族健康素质,增强我国科技竞争力和综合国力。强有力的卫生科技创新体系是社会主义市场经济改革新时期促进国民经济持续、快速、健康发展的必要保障条件之一。1997年,中共中央、国务院发布《关于卫生改革与发展的决定》(中发〔1997〕3号)提出卫生事业发展必须依靠科技进步,实施"科教兴医"战略,在制订卫生发展规划时把卫生科技摆在重要位置。此时期卫生科技发展始终贯彻"科学技术是第一生产力"的思想,针对严重危害我国人民健康的重大疾病,在关键性应用研究、高科技研究、基础医学研究等方面集中力量进行科技攻关,取得了新的突破和进展,使我国医药卫生领域的主要学科和关键技术逐步接近或达到国际先进水平。

## 二、完善卫生科技组织体系

### (一)国家创新体系建设的实践

我国的国家创新体系研究始于20世纪90年代中期。1997年12月,国务院批准中国科学院关于建设国家创新体系的方案,投资实施知识创新工程。1998年6月,国务院成立国家科技教育领导小组,从更高层次加强对科技工作的宏观指导和整体协调。1999年8月,中国政府召开全国技术创新大会,提出要努力在科技进步与创新上取得突破性进展。2001年5月,国家计委和科技部联合发布《国民经济和社会发展第十个五年计划科技教育发展专项规划(科技发展规划)》,把"深化体制改革,建设国家创新体系"作为"十五"科技发展的重点任务之一,提出在"十五"期间基本建立新型科技体制,为初步建立国家创新体系奠定基础。

国家卫生科技创新体系是医药知识创新系统、医疗技术创新系统、医学知识传播和应用系统之间相互作用的整体,主要组成部分是医药企业、医学科研机构和医学高等院校等。我国实施的国家高技术研究发展计划(863计划)、国家重点基础研究发展计划(973计划)、国家自然科学基金、国家社会科学基金、国家重点实验室开放课题基金、国家科技攻关计划等科研项目,对于国家卫生科技创新体系相关子系统的建设都有重要推动作用。尤其是医药卫生"211工程"和"985工程""技术创新工程""知识创新工程"等工程的实施,构成了国家卫生科技创新体系的核心内容,在国家层次形成了建设国家卫生科技创新体系的战略布局。

### (二)深化科技人才政策改革

20世纪90年代初,随着社会主义市场经济体制初步确立,我国医药卫生科技人才政策改革日益深化,医学科研机构的自主权得到进一步落实。医药卫生科技人才政策越来越符合市场配置规律的要求,施行医药专业技术职务聘任制度,鼓励医药卫生人才流动。建立医药卫生青年科技人才政策,培养青年医药卫生专业学术带头人。1995年3月,国务院发布《关于培养跨世纪学术和技术带头人的意见》(国办发〔1995〕28号);同年11月,人事部、国家科委、国家教委、财政部、国家计委、中国科协、国家自然科学基金委员会等七部门联合制定实施"医药卫生百千万人才工程"，加大对中青年医药卫生科学家和学科带头人的培养力度，先后出台各类青年医药卫生科技人才奖励政策。

1992年，中国科学院（CAS）通过《中国科学院院士章程》。1994年6月3日，正式成立中国工程院（CAE），选举产生首批96名中国工程院院士；1995年通过《中国工程院章程》。1996年，中国科学院和中国工程院决定，今后两院院士大会同时同地联合举行，时间定在每逢双年6月的第一个星期。两院院士是国家设立的科学技术层面的最高学术称号，为终身荣誉，增选院士每两年进行一次，每次增选都有医药领域顶级研究英才当选两院院士。长期以来，两院院士作为我国医药科技领域的领军人物，为我国医药卫生科技发展和人类健康事业作出重大贡献。

### （三）深化卫生科技体制改革

1995年5月6日，中共中央、国务院颁布《关于加速科学技术进步的决定》（中发〔1995〕8号），从科技管理体制（成立国家科技教育领导小组）、新科技体制的基本构建和运行机制、建立多元化的科技投入融资制度、建立竞争和激励机制等方面对科技体制改革工作进行具体部署，同时建立和完善一系列配套科技体制改革的法律法规。1997年，中共中央、国务院发布《关于卫生改革与发展的决定》（中发〔1997〕3号）提出深化卫生科技体制改革，增强卫生科研机构活力，培养跨世纪的医药卫生学科带头人。此时期通过重点学科的带动示范作用、人才培养和技术辐射作用，推动医学结构和布局优化与调整，提升医学人才培养质量、医药科技创新水平和社会服务能力，促进各级医院全面发展，增强医疗服务体系整体实力。保证重点卫生研究机构以及重点学科和实验室的投入和建设。围绕重大疾病，组织协作攻关，促进卫生科技与防病治病相结合，坚持以应用研究为主，基础与临床医学密切结合，发展生物医药技术产业，加快医药科技成果引进、转化和应用。同时，重视医药科技信息开发、利用和传播，加强信息管理。扩大卫生领域的国际交流与合作，通过多种形式积极引进国外先进的医学技术和管理经验。

在"科教兴国"战略指导下，我国医药卫生科技领域建立了全国的组织体系，扩大了国际交流与合作，培养和造就了一支优秀的卫生科技队伍，取得了许多重大成果。卫生科技的重点工作与防病治病的实际需要紧密结合，医药卫生科技实力得到大幅提高，也为促进经济建设和社会发展作出突出贡献。

## 三、深入开展基础和临床医学研究

基础医学是以现代自然科学理论为基础，应用生物学及其他自然科学方法解决医学问题的学科总称，以实验室为主要研究基地。临床医学是以疾病诊断、治疗、预后、病因和预防为主要研究内容，以病人为研究对象、医疗服务机构为主要研究基地，由多学科人员参与组织实施的科研活动。基础医学和临床医学相辅相成、密不可分。此时期我国注重加强基础和临床医学研究的沟通与交流，开展不同层次、不同研究领域的医药信息交流活动。在人才培养方面尤其注重培养具有基础研究能力的临床医生，使其拥有全面的临床和科研能力，保证临床医学研究向前沿化、科学化和系统化方向发展，同时重视对基础医学研究人员的培养，使其具备扎实的临床实践经验。坚决反对"重临床、轻基础""重实效、轻理论"的错误观念，真正做到临床医学以基础研究成果为前提，尽快将基础研究成果转化为临床医学的依据和手段。此外，在基础和临床医学研究发展中，紧跟国际前沿，结合国情，针对我国常见、多发、疑难、危重疾病，深入开展基础与临床医学研究，强化有战略意义的前沿医药研究，同时加强医学高新技术应用，建立有中国特色的临床医学 - 基础研究体系，把我国的临床医学事业推向新的高度。

## 四、发展现代医药生物技术产业

我国生物医药产业从 20 世纪 80 年代开始发展，在国家以及地方各级政府政策大力支持下，生物医药产业在我国蓬勃发展。1991 年我国开始批准建立国家高新技术产业开发区，1993 年取得第一个基因工程药品的突破，2000 年以来进入快速发展阶段。我国政府高度重视医药生物技术产业发展，不断加大对生物医药产业的政策扶持与资金投入。"十五"规划明确提出"十五"期间医药发展重点在于生物制药。

我国生物医药产业起步较晚，科研资金投入严重不足，国家经贸委资料显示：1998 年以前，我国对生物医药技术开发的总投资累计约 40 亿元，仅相当于美国生物医药公司开发一种新药的投入，加之生物医药企业规模小而分散，实验室装备落后，大多不具备技术开发与创新能力，直接制约了开发新药的能力。因此，生产的产品基本是仿制国外产品，重复开发投资现象也非常严重。自 1999 年开始，国家明显加大对生物医药的投入力度，平均每年达 20 亿元左右，2003 年投入达到 60 亿元，极大促进了生物医药产业的发展。在生物医药产业相关政策的作用下，国内一些生物医药企业通过自有资金和银行贷款两种渠道获得大量资金用于研发新产品，生物医药技术产业得以快速发展。

## 五、加强重点实验室建设

重点实验室是发展医药科技的重要基地，也是国家医药卫生科技创新体系的重要组成部分。改革开放以来，我国先后创办卫生部重点实验室和国家重点实验室，主要任务是根据国家科技工作方针和卫生工作、科技发展趋势及卫生事业发展的需要，在医疗卫生科学技术及卫生管理的前沿领域开展创新性研究，培养创新型人才，构建高水平实验技术平台。卫生部重点实验室和国家重点实验室是国家组织高水平基础研究、应用基础研究和应用研究，聚集和培养优秀医学人才，开展医药学术交流的重要基地，通过依托医学高等院校、科研院所、医药卫生机构和其他具有科技创新能力机构的科研平台，对推动我国基础和临床医学研究的深入发展，培养跨世纪医药卫生学术带头人，开展国内外学术交流，促进我国医疗卫生科技进步作出重要贡献。

重点实验室实行"开放、流动、联合、竞争"的运行机制，面向分子生物学、免疫学、生物工程学等前沿医学科学，发挥原始创新能力，加强基础和临床医学研究，推动医药卫生学科发展，促进医学科技进步。重点实验室在年度考核基础上进行定期评估，按照优胜劣汰的原则，对不符合要求的取消重点实验室资格。新时期通过加强重点实验室的建设，使其不仅成为医学科研中心，而且成为医学教育中心，为培养跨世纪高质量医学科研人才提供良好环境，既为在读研究生提供良好的科学实验条件，也对国外留学人员回国工作产生一定的吸引力。

# 第八节　加强卫生国际合作

## 一、卫生援外工作

20 世纪 90 年代以来，我国卫生援外工作的理念、方式和内容与时俱进，逐步形成具有中国特色的对外医疗援助格局。其中，向非洲国家和地区派遣医疗队成为中非合作时间最长、涉及国家和地区最多、成效最为显著的合作项目。中国援外医疗队在极其困难的条件下，与非洲当地医务人员密切合作，为大量非洲地区病人提供诊治服务。一批批中国援外医疗队队员用辛勤的汗水乃至生命在中非之间架筑起友谊的桥梁。截至 2000 年，已有 610 名援外医疗队队员获得有关国家颁发的总统勋章、骑士勋章等各种奖章，43 名优秀医务工作者埋骨异国他乡，被誉为"白衣使者""最受欢迎的人"和"医疗大使"。从 1994 年开始，中国援外医疗事业逐步向亚洲、拉丁美洲、欧洲和大洋洲的发展中国家延伸。

援外医疗工作充分彰显人道主义精神，有效推动受援国卫生事业发展和民众健康水平提升，持续增进我国与发展中国家的团结友谊，增进相互理解和信任，加强相互帮助和支持，按照"平等互利、讲求实效、形式多样、共同发展"的原则，拓宽双边合作领域，增强合作效果，受到国际社会的普遍赞誉。截至 2002 年 12 月，我国先后派出援外医疗队队员累计达 1.8 万人，遍及亚、非、拉、欧、大洋洲的 65 个国家和地区。

## 二、卫生国际交流与合作

此时期我国医药卫生国际合作与交流取得了很大发展，相关机构坚持卫生国际合作"为外交路线服务""为卫生事业改革与发展服务"的宗旨，充分利用国际组织搭建的平台，大力开展和扩大与 WHO 等国际组织的技术合作，积极参与国际卫生政策决策，使我国与国际组织的卫生合作进入全面发展新阶段。此时期我国先后同全世界 89 个国家或地区在医药卫生领域建立良好合作关系，在医疗卫生领域为国内外提供全方位、多渠道、多层次、广范围的交流与合作；引进大量先进医学科学技术和现代化卫生事业管理策略以及以人为本的服务理念，培训大批专业化、现代化的复合型人才。引进了大批关键性技术和先进的仪器设备，获得各种形式资助达 3 亿多美元，世界银行贷款近 10 亿美元，补充了我国卫生资源不足，有效改善了医疗、教学和科研条件，增强了科技实力，提高了管理水平，有力推动了我国卫生事业发展。

## 三、国外援助卫生项目资助

国外援助的卫生合作项目是我国卫生行政部门、各级各类医疗卫生机构与 WHO、外国政府签署或承担执行的，由国外引进资金、技术、物资、人员及信息交流的项目，是新时期我国对外卫生合作交流的重要内容。由卫生部负责协调指导、监督管理全国卫生国际合作项目，支持并鼓励各地、各单位开展卫生国际合作项目。

### （一）与 WHO 和其他国际组织的卫生合作

中国与 WHO 在卫生领域开展的合作项目，主要以双年度正规预算项目和预算外资金支持项目为主。自从双方建立合作关系以来，不断健全和完善了多种沟通协调机制。通过定期沟通项目进程情况，发现项目执行过程中存在的问题，探讨解决问题的办法和建议，进一步提高项目执行效率，确保项目有序进行。此时期我国还与其他国际组织有较多合作，如世界银行、联合国儿童基金会、联合国艾滋病规划署、联合国人口基金等。

### （二）与外国政府的卫生合作

改革开放以来，我国大力开展卫生外交，以积极务实的合作态度，开展与外国政府的卫生合作与交流，不断推动双边关系和卫生事业发展，推动我国与其他国家相互关系的长期稳定和健康发展。主要包括签订双方卫生合作协议，建立定期对话机制，高层互访以及开展卫生合作项目等形式，开展疾病控制、人力资源培训、科学研究等诸多领域的合作。

此时期我国陆续开展与英国、欧盟、东欧及俄罗斯、澳大利亚、美国等国家和地区的合作与交流。卫生资助项目包括：①中英性病艾滋病防治合作项目（HAPAC）于 2000 年 6 月实施，总经费 1 990 万英镑，覆盖云蜀两省 37 个市（州）83 个县（区），目标人群 129 000 人。②我国与欧盟于 1994—2001 年合作开展性病艾滋病防治合作项目。欧盟投入 450 万欧元在中国建立 6 个省级区域性培训中心，完成 10 项应用性研究课题。③中俄两国自 1991 年建立外交关系以来，卫生合作不断深化，先后签署 6 个协议和 7 个会议纪要，涉及卫生与医学科学、传染病防治、救灾医疗等多个领域。④澳大利亚国际发展署于 1996 年 5 月和 2000 年 9 月分别捐赠 100 万和 200 万澳元，资助世界银行贷款疾病预防项目的健康促进部分和疾病预防与控制项目。⑤中美两国合作具有全球战略意义。在中美卫生议定书框架下，两国卫生交流与合作不断拓宽，并衍生出许多合作协议和项目，形成多层次、多领域、全方位的合作格局。2002 年 6 月，两国卫生部签署艾滋病合作谅解备忘录。此时期我国与美国合作开展的艾滋病防治项目涉及金额逾 7 000 万美元，主要包括美国国立卫生研究院(NIH)开展的中国综合性艾滋病防治研究项目(CIPRA)、美国疾病预防控制中心(CDC)与我国合作的全球艾滋病项目(GAP)、美国国际发展援助署(USAID)与我国合作的湄公河区域艾滋病防治项目等。

此时期全球卫生管理的重要议题是各国基础卫生能力的长期建设。进入 21 世纪后，我国与 WHO 等国际组织进一步加强在公共卫生政策、重大传染病控制、非传染性疾病预防、传统医学、卫生人力资源等领域的合作与交流。卫生国际合作项目带来了一些国际先进经验，弥补了我国卫生项目投入不足，通过开展探索性工作，提供技术支持，对我国医疗卫生改革发展起到积极推动作用。

# 第九节　卫生发展成效

1992—2002 年是我国卫生改革不断深化的阶段，也是建设有中国特色社会主义事业承前启后、继往开来的重要时期。1992 年是这一时期我国医疗制度改革的起点；1998 年是城镇职工医保改革元年，也是中国社会医疗保障体系建设的开始；2002 年又提出建立新型农村合作医疗制度的初步构想。这一时期初步建立适应社会主义市场经济要求的城镇医药卫生体制与服务体系以及新型农村合作医疗保障制度，初步建立具有中国特色的卫生服务、医疗保障、卫生执法监督的卫生体系，逐步完善疾病预防控制体系，国民健康水平进一步提高。同时，卫生科技创新和卫生人才培养建设以及卫生国际合作等工作均取得明显成效。

## 一、总 体 成 效

1992—2002 年间，我国对医疗卫生的投入不断加大，卫生总费用占 GDP 比重逐年上升，人均卫生费用也不断增长。据统计，1992 年我国卫生总费用 1 096.86 亿元，并且此后十年中增幅有较大提高，2002 年达到 5 790.03 亿元，到 2002 年卫生总费用占 GDP 比重达到 5.42%。1992 年人均卫生费用为 93.6 元，到 2002 年上升到 450.7 元，大约增长 3.82 倍。其中城镇居民人均卫生总费用从 1992 年的 222.01 元上升到 2002 年的 932.93 元，大约增长 3.20 倍；乡村人均卫生总费用从 1992 年的 54.66 元上升到 2002 年的 268.81 元，大约增长 3.92 倍。

1992—2002 年间，全国医疗卫生资源总量持续增加，全国医疗机构总数和各类医疗机构数量均呈现逐年上涨趋势，医疗资源短缺问题基本得到解决。2002 年，全国拥有卫生机构 30 多万个，医疗机构床位数 313.6 万张。全国共有疾病预防控制中心(防疫站)3 580 个，妇幼保健院(所 / 站)3 067 个，医学科学研究机构 298 个。卫生人力总量达到 523.8 万人，其中执业医师 184.4 万人，注册护士 124.7 万人，我国每千人口执业医师数为 1.47 人。全国医疗机构诊疗人次 21.45 亿，住院治疗人次 5 991 万。这些数据都反映出我国医疗卫生服务水平不断提升。得益于医疗卫生资源增长和医疗卫生服务能力提升，我国居民健康水平也不断提高，城乡居民平均期望寿命从 1990 年的 68.6 岁上升到 2000 年的 71.4 岁。1992—2002 年间,孕产妇、新生儿、婴儿和 5 岁以下儿童的死亡率均显著下降,分别下降了 43.52%、36.31%、37.47% 和 39.20%。

## 二、具 体 成 效

### (一)医药卫生体制改革

这一时期医疗机构分类管理工作初步推开,全国已有 29 个省(自治区、直辖市)制定印发本地医疗机构分类管理实施办法,一些地区初步完成非营利性与营利性医疗机构分开的登记和注册工作。

区域卫生规划和卫生工作全行业管理稳步发展。全国已有近 1/3 的省(自治区、直辖市)完成卫生资源配置标准制定并颁布实施。

社区卫生服务工作试点阶段性目标已基本完成,已转入社区卫生服务网络框架建设时期。截至 2002 年 11 月,全国开展社区卫生服务的城市增至 358 个,建立 2 406 个社区卫生服务中心和 9 726 个社区卫生服务站,上海、深圳、济南、苏州等大中型城市初步形成社区卫生服务网络。经过几年努力,在大中城市初步形成社区卫生服务和大医院之间分工合理、相互协作的新型城市卫生服务体系。

卫生监督体制改革和疾病预防控制体制改革继续深入。截至 2002 年底,全国 31 个省级卫生监督体制改革方案获批,其中 25 个省级卫生监督机构正式挂牌运行;全国 332 个地市中,174 个地市卫生监督体制改革方案获批,占总数的 52%;县级卫生监督体制改革全面启动,全国 2 861 个县(区)有 675 个县(区)卫生监督体制改革方案获批,占总数 1/4。此外,全国 31 个省级疾病预防控制体制改革方案也经当地政府批准,其中 27 个省级疾病预防控制中心挂牌成立。全国 1/3 地市和 1/5 县区已批准实施疾病预防控制体制改革方案。

### (二)农村卫生工作

20 世纪 90 年代以来,为了改善农村卫生条件,卫生部大力推进包括乡镇卫生院、县防疫站和县妇幼保健院改造的农村卫生三项建设。到 2000 年底,全国 95% 的农业县(区)初步实现农村初级卫生保健阶段性目标,农村卫生工作取得显著成绩。2001 年,全国农村初级医疗保健工作进展加快,已有 20 个省(自治区、直辖市)以县为单位基本达到合格标准。2002 年 10 月,中共中央、国务院发布《关于进一步加强农村卫生工作的决定》(中发〔2002〕13 号),启动了"逐步建立以大病统筹为主的新型农村合作医疗制度"的探索实践。

1. 加强乡镇卫生院建设。截至 2002 年底,全国共建有乡镇卫生院 4.5 万个,基本达到无危房。提高卫生院医疗服务质量,拓宽医疗服务项目,满足不同层次人群需求。全方位开展二级以上医疗机构定点支援乡镇卫生院活动,建立起新型社区医疗保健体系。

2. 完善县防疫站改造建设,把防治传染病、职业病、地方病作为重点工作,提高公共卫生质量,同时扩大非传染性疾病防治。"九五"期间传染病年总发病率比"八五"期间下降 10%～20%。继续巩固计划免疫,减少食品污染,食物中毒发生率控制在(15～18)/10 万;加强劳动卫生和职业病防治,劳动卫生监测合格率达到 70%。

3. 强化县妇幼保健院改造建设,加强农村妇幼保健工作。2002 年,农村孕产妇死亡率为 58.21/10 万,较 1992 年下降 40.55%;婴儿死亡率为 33.1‰,较 1992 年下降 37.78%。

### (三)卫生依法行政工作

1992—2002 年,全国人大相继通过 7 部卫生法律,国务院批准发布 12 个卫生行政法规,卫生部制定发布 200 多个部门规章。这些法律法规赋予卫生行政部门监督管理公共卫生、健康相关产品、卫生机构和专业人员的行政权,卫生监督执法任务愈加繁重,各级卫生行政部门依法履行职责,为促进新时期社会主义市场经济建设服务。通过贯彻实施卫生行政法律法规,我国卫生执法取得较大成绩,初步树立卫生监督执法新形象。各地各级卫生行政部门强化法制观念,重视依法行政,加强对社会监管职能。继续规范健康相关产品的审批工作,坚决制止越权和违法审批。在全国范围,对食品、化妆品、健康相关产品和公共场所开展卫生专项执法检查,对保健品夸大宣传进行专项治理,并与公安部联合开展放射源安全大检查;对原料血浆市场进行清理整顿,对部分单采血站进行突击检查,严肃处理发现的问题。许多地方还结合医师执业资格考试、审核、发放证书工作,清理整顿医疗从业人员,坚决打击非法行医。

### （四）预防保健工作

以鼠疫、霍乱、脊髓灰质炎、艾滋病等重大疾病的防控为重点,全面加强传染病、地方病、寄生虫病的防治工作。实现农村改水改厕的"九五"既定目标,积极推进卫生城镇建设,表彰一批"卫生城市"。在此时期,我国实现消灭脊髓灰质炎的目标,为全世界最终消灭脊髓灰质炎作出重要贡献。另外,基本实现消除碘缺乏病的目标。艾滋病、结核病和乙肝的预防与控制工作得到党中央、国务院的重视和有关部门的配合,制定《中国遏制与防治艾滋病行动计划（2001—2005)》等文件,并得到中央财政预算和专项建设资金的重点支持。国家卫生信息网建设已全面启动,完成了部分试点省的设备招标工作。

各地妇幼保健工作以贯彻实施"一法两纲"为核心,即《中华人民共和国母婴保健法》《中国妇女发展纲要》和《九十年代中国儿童发展规划纲要》,重点降低孕产妇死亡率和消除新生儿破伤风,改善贫困地区妇女儿童保障水平。同时,积极探索妇幼卫生改革,调整和明确妇幼保健机构的功能和职责,加强规范建设。改革妇幼保健服务模式,强化群体保健,满足社会对于包括生殖健康在内的各项妇幼卫生服务需求。

### （五）卫生科教体制改革

根据中央统一部署,2000年基本完成部属高校教育管理体制改革工作,卫生部10所部属高校顺利完成向教育部或所在省(自治区、直辖市)的移交。同时加快卫生部部属科研机构体制改革的步伐,制定部属科研机构科技体制改革的总体方案,并建立医疗卫生技术评估和准入管理制度,进一步完善继续医学教育制度。"九五"国家重大疾病综合防治攻关研究等一批科技项目顺利通过验收,取得了一批重要研究成果。卫生部参加建设的国家科技图书文献中心于2000年底正式开通,标志着我国科技支撑条件建设取得较大进展。

### （六）卫生领域国际合作

卫生领域的国际合作继续坚持为卫生事业改革和发展服务的原则,紧紧围绕卫生工作重点,利用各种机会和途径,深入了解国外卫生改革经验,并在卫生改革领域开展双边、多边合作。与WHO和其他国际组织合作日益多样化,会议、技术合作、合作项目、合作中心等多种方式逐渐形成。同时我国也充分利用一些国家和国际组织的技术和资金,支持我国疾病控制、社区卫生、健康促进、卫生改革等领域以及西部地区的卫生工作。此外,我国还积极开展医疗对外援助,其中援非医疗队是中非合作时间最长、涉及国家和地区最多、成效也最为显著的合作项目。

（付德明）

# 第九章

## 全面建设小康社会与新的形势下坚持和发展中国特色社会主义时期的卫生发展（2003—2012）

　　2002年，党的十六大提出了全面建设小康社会的奋斗目标，把社会更加和谐、人民生活更加殷实作为小康社会的重要指标。2003年，十六届三中全会提出科学发展观，即"坚持以人为本，树立全面、协调、可持续的发展观，促进经济社会和人的全面发展"。经过"非典"疫情的严峻考验，党中央坚持"以人为本"的科学发展观和执政理念，将发展卫生事业放在了更加突出的位置。该时期，党中央、国务院始终高度重视卫生事业发展，坚持医疗卫生事业的公益性质，以保护人民健康为卫生健康事业发展宗旨，延续1996年召开的全国卫生工作会议明确的卫生工作方针——"以农村为重点，预防为主，中西医并重，依靠科技与教育，动员全社会参与，为人民健康服务，为社会主义现代化建设服务"，坚持走中国特色卫生与健康发展道路，统筹推进新一轮医改，朝着实现人人享有基本医疗卫生服务的目标迈出了坚实步伐。

### 第一节　科学发展观下的医药卫生体制改革

　　2006年9月，我国政府成立了由多部委组成的医改协调小组。同年10月，在中央政治局第三十五次集体学习时，时任总书记胡锦涛明确了医改的目标和方向，明确提出建立健全覆盖城乡居民的基本医疗卫生制度。2007年，党的十七大提出将"人人享有基本医疗卫生服务"作为实现全面建设小康社会奋斗目标的新要求之一，并明确提出要"建立基本医疗卫生制度，提高全民健康水平"。为进一步解决人民群众看病就医问题，我国于2009年启动了新一轮深化医药卫生体制改革，明确提出要把基本医疗卫生制度作为公共产品向全民提供，确立了人人享有基本医疗卫生服务的目标。

　　2009年3月，《中共中央、国务院关于深化医药卫生体制改革的意见》（中发〔2009〕6号）印发，该文件成为此后我国卫生改革与发展的纲领性文件。新医改确立了到2020年建立健全覆盖城乡居民的基本医疗卫生制度，实现人人享有基本医疗卫生服务的奋斗目标，首次提出把基本医疗卫生制度作为公共产品向全民提供，是我国医药卫生事业发展从理念到体制的重大变革，明确医改的任务是建设覆盖城乡居民的公共卫生服务体系、医疗服务体系、医疗保障体系和药品供应保障体系等"四大体系"，加强和完善了医药卫生的管理、运行、投入、价格、监管、科技与人才、信息、法制等"八项支撑"。这次医改，从我国国情和现阶段发展水平出发，着力于解决群众看病难、看病贵问题，明确了该时期要抓好五项重点改革，即加快推进基本医疗保障制度建设、初步建立国家基本药物制度、健全基层医疗卫生服务体系、促进基本公共卫生服务逐步均等化、推进公立医院改革试点。

## 第二节　构建政府主导的多元卫生投入机制

针对该时期我国政府卫生投入不足、个人负担较重等问题，党中央、国务院坚持公平与效率的统一，实行政府主导与发挥市场机制作用相结合的原则，既坚持政府主导，强化政府在基本医疗卫生制度中的责任，不断完善政府对公共卫生和基本医疗服务的投入机制，落实公立医院政府补助政策，维护公立医疗卫生的公益性，实现人人享有基本医疗卫生服务。同时，也注重发挥市场机制作用，鼓励和引导社会资本发展医疗卫生事业，形成投资主体多元化、投资方式多样化的办医体制。

2002 年，我国卫生总费用达到 5 790 亿元，由于政府卫生投入增速较慢，个人卫生支出呈现快速增长趋势。据统计，1986 年以来，我国政府卫生支出占卫生总费用的比例逐年下降，1999—2002 年达到历史最低点（不足 16%），个人卫生支出占比达到历史最高点（2001 年达到 59.96%）。该时期，通过不断完善政府卫生投入政策、持续加大政府卫生投入力度、调整政府卫生投入结构等措施建立政府主导的多元卫生投入机制。该时期，《中共中央、国务院关于深化医药卫生体制改革的意见》（中发〔2009〕6 号）以及财政部等部门联合印发的《关于完善政府卫生投入政策的意见》（财社〔2009〕66 号）对"建立政府主导的多元卫生投入机制"提出了明确要求，确立了政府在提供公共卫生和基本医疗服务中的主导地位，并进一步明确："公共卫生服务主要通过政府筹资提供。基本医疗服务由政府、社会和个人三方合理分担费用。特需医疗服务由个人直接付费或通过商业保险支付。鼓励多渠道筹集资金，满足人民群众不同层次的医疗卫生需求。"

据统计，该时期我国卫生投入规模快速增加，全国卫生总费用由 2003 年的 6 584 亿元增加到 2012 年的 28 119 亿元，年均增长 11.7%（按可比价格计算，下同）；卫生总费用占 GDP 比重由 4.79% 上升到 5.22%；人均卫生总费用每年平均增长 11.1%。其中，政府卫生投入力度持续加大，2003—2012 年，全国政府卫生投入由 1 117 亿元增加至 8 432 亿元，年均增长 19.0%，远高于卫生总投入的年均增速。社会卫生投入力度也不断增加，促使卫生投入发生结构性变化，我国卫生总费用中个人卫生支出比重由 2001 年高达 60% 下降到 2012 年的 34.3%，政府卫生支出和社会卫生支出占比分别由 2001 年的 15.7% 和 26.6% 提高到 2012 年的 30.0% 和 35.7%。这一结构性变化说明我国卫生筹资结构趋向合理，居民负担相对减轻，筹资公平性有所改善。

## 第三节　建立全民覆盖的基本医疗保障体系

医疗保障体系是社会保障体系的重要组成部分。此前我国正在建立与城市经济体制改革相适应的城镇职工医疗保障制度，但私营和外资企业职工、进城务工农民、城市下岗职工、失业人员等缺少医疗保障。同时，随着农村合作医疗制度的解体，大部分农村居民也失去了社会医疗保障，变成了自费医疗者。2003 年进行的第三次国家卫生服务调查结果显示，有 44.8% 的城镇人口和 79.1% 的农村人口没有任何医疗保障，基本上靠自费看病，一些地区农村因病致贫、返贫的居民占贫困人口的三分之二。经过该时期我国基本医疗保险制度的不断发展完善，基本在制度设计上实现了全民覆盖。截至 2011 年底，我国城镇职工基本医疗保险、城镇居民基本医疗保险、新型农村合作医疗参保人数超过 13 亿，覆盖面达 95% 以上，构建起了世界上规模最大的基本医疗保障网。

## 一、新型农村合作医疗制度

2002 年 10 月，中共中央、国务院发布《关于进一步加强农村卫生工作的决定》（中发〔2002〕13 号），提出 2010 年在农村建立与经济社会发展水平相适应的农村合作医疗制度，农村医疗保障制度建设出现转折点。该决定要求"到 2010 年，在全国农村基本建立起适应社会主义市场经济体制要求和农村经济社会发展水平的农村卫生服务体系和农村合作医疗制度"，要建立以大病统筹为主的新型农村合作医疗制度，重点解决农民因患大病而出现的因病致贫、返贫问题。同年 12 月，第九届全国人大第 31 次会议审议通过《中华人民共和国农业法（修订草案）》，规定"国家鼓励、支持农民巩固和发展农村合作医疗和其他医疗保障形式，提高农民健康水平"，为农村合作医疗制度建设提供了法制保障。

2003 年 1 月，国务院办公厅转发卫生部等部门《关于建立新型农村合作医疗制度的意见》（国办发〔2003〕3 号），新型农村合作医疗启动试点，强调新农合制度要坚持遵循以收定支、收支平衡原则，明确新型农村合作医疗制度是由政府、集体和个人多方筹资的互助共济制度，规定自 2003 年起中央财政对中西部地区除市区以外的参加新型农村合作医疗的农民每年按人均 10 元安排合作医疗补助资金，地方财政每年不低于人均 10 元、农民个人每年缴费标准不低于 10 元。该时期，我国不断提高农村居民医疗保障水平，新农合人均筹资额从 2003 年的 30 元提高到 2012 年的 290 元，政府人均补助标准从 20 元提高到 240 元，新型农村合作医疗当年结余率原则上控制在 15% 以内，政策范围内住院费用报销比例提高到 70% 以上，人均补偿封顶线达 8 万元，保障范围由住院延伸到门诊。2010 年推行新农合大病保障，并鼓励商业医疗保障机构负责经办和运行，截至 2011 年底，已有近 30 万包括儿童白血病、儿童先心病、终末期肾病等 8 种重大疾病患者享受到补偿。2012 年，肺癌、食管癌、胃癌等 12 种大病也被纳入农村重大疾病保障试点范围，费用报销比例最高可达 90%。

## 二、城镇职工基本医疗保险制度

2003 年，我国城镇职工医疗保险在原有覆盖人群的基础上，纳入了灵活就业人员，对非全日制、临时性和弹性工作等方式就业的人群，制定了相应的参加城镇职工医疗保险的方案，解决这些人群的医疗保障问题。该时期通过增加医疗保障经费、控制基金结余率等措施，不断提高参保人员报销水平、扩大保障范围。2007 年人均财政补助 57 元、居民人均个人缴费 62 元；到 2012 年，人均财政补助水平已达到 240 元，居民个人缴费仍维持在 60 元左右。保障水平和保障范围也在不断提高和扩展，2012 年，政策范围内住院费用统筹基金最高支付限额提高至不低于 6 万元，支付比例达到 70% 以上；全面开展门诊统筹，将门诊常见病、多发病纳入医保支付范围，并进一步提高门诊统筹支付比例，原则上不低于 50%。

## 三、城镇居民基本医疗保险制度

2007 年，国务院发布《关于开展城镇居民基本医疗保险试点的指导意见》（国发〔2007〕20 号），将城镇中不属于城镇职工基本医疗保险覆盖范围内的中小学生（包括职业高中、中专、技校学生）、少年儿童和其他非从业城镇居民纳入基本医疗保险中，其筹资和管理机制与新农合类似，由政府和个人共同筹资，以解决重大疾病费用负担为目标。2007 年开始小范围试点，2009 年试点范围扩展至全国 80% 的城市地区，2010 年开始在全国全面推开。该制度的建立标志着我国基本医疗保险在制度设计上实现了全民覆盖。

## 四、大病保险探索

随着城镇职工基本医疗保险制度、城镇居民基本医疗保险制度和新型农村合作医疗制度的渐次建立，全民覆盖的医疗保障制度在我国初步形成，人民群众看病就医有了基本保障。但由于我国的基本医疗保障制度，特别是城镇居民基本医疗保险和新型农村合作医疗的保障水平比较低，大病的医疗费用给人民群众带来沉重的负担。为了切实减轻群众的医疗负担，2008 年，江西省劳动和社会保障厅印发《关于建立江西省城镇职工和城镇居民基本医疗保险二次补偿制度的通知》（赣劳社医〔2008〕22 号），率先在全国建立城镇居民基本医疗保险二次补偿制度，探索减轻居民大病负担。该制度规定，参保人员患病住院治疗、门诊特殊慢性病治疗，或患有未列入统筹地区特殊慢性病病种管理的其他慢性病，需要长期门诊治疗并在当年发生医疗费用支出的，可列为二次补偿对象。二次补偿基金由上年度统筹基金的部分结余资金、统筹基金历年累计结余的部分资金和民间或政府组织提供的援助资金组成。这一做法在一定程度上减轻了患者的负担。全国一部分地区在认同江西做法的同时，也开始了大病保险的实践探索。

## 五、医疗救助制度

2003 年 11 月，民政部、卫生部、财政部联合印发《关于实施农村医疗救助的意见》（民发〔2003〕158 号），建立了农村医疗救助制度。2005 年 3 月，国务院办公厅转发民政部、卫生部等四部门《关于建立城市医疗救助制度试点工作的意见》（国办发〔2005〕10 号），我国开始在城市建立医疗救助制度，并指出先在部分县（市、区）进行试点，再推广至全国。截至 2006 年底，全国一半以上的县开展了特困人口医疗救助试点工作，特困人口医疗救助制度已经成为我国医疗保障制度的重要组成部分。

## 六、商业健康保险制度

医疗卫生体制改革及商业保险市场的日渐完善推动了我国商业保险的发展。2002 年 12 月，中国保险监督管理委员会（以下简称"保监会"）印发《关于加快健康保险发展的指导意见》，规范健康保险的经营，要求保险公司建立专业化的经营组织。2006 年 8 月，保监会公布《健康保险管理办法》，规定健康保险为"保险公司通过疾病保险、医疗保险、失能收入损失保险和护理保险等方式对健康原因导致的损失（赔偿）或给付保险金的保险"。该办法进一步规范了我国商业健康保险的监管。2009 年印发的《中共中央、国务院关于深化医药卫生体制改革的意见》（中发〔2009〕6 号）强调了商业健康保险的作用。该时期，我国将商业健康保险作为多层次医疗保障体系的组成部分，积极鼓励商业保险机构开发适应不同需要的健康保险产品，商业健康保险覆盖面、保险业务内容和领域也在不断拓宽。同时，还在大病保险经办、低保人群医疗保险等方面开展多样化的探索。

截至 2011 年底，城镇职工基本医疗保险、城镇居民基本医疗保险、"新农合"参保人数超过13 亿，覆盖面达 95% 以上，至此，我国已初步形成以职工医保、城镇居民医保、新农合为主体，以其他多种形式医疗保险和商业健康保险为补充，以城乡医疗救助为兜底的中国特色医疗保障制度体系，织起了世界上最大的基本医疗保障网。

同时，为控制费用和方便居民就诊，我国不断加强医保基金管理。一是支付方式改革，鼓励地方积极探索建立医保经办机构与医药服务提供方的谈判机制和付费方式改革，合理确定药品、医疗服务和医用材料支付标准，控制成本费用。二是简化患者费用结算流程，改进医疗保障服务。推广参保人员就医"一卡通"，实现医保经办机构与定点医疗机构直接结算。允许参加新农合的农民在统筹区域内自主选择定点医疗机构就医，简化到县域外就医的转诊手续。三是解决流动人口异地就医结算问题，建立异地就医结算机制，探索异地安置的退休人员就地就医、就地结算办法。制定基本医疗保险关系转移接续办法，解决农民工等流动就业人员基本医疗保障关系跨制度、跨地区转移接续问题。持续做好城镇职工医保、城镇居民医保、新农合、城乡医疗救助之间的衔接工作。

## 第四节　公共卫生服务体系建设

2003 年暴发的"非典"疫情使各方面更加重视公共卫生发展，政府迅速拉开了新一轮公共卫生改革与建设的帷幕。这一轮改革以建立完善的公共卫生体系为目标，以突发公共卫生事件应急处理体系、疾病预防控制体系和卫生执法监督体系建设为重点，极大提升了我国公共卫生事业的硬实力。同时相继颁布了一系列有关突发公共卫生事件、食品安全事件、动物疫情的应急预案和法律法规，传染病网络直报系统基本建立并投入使用。

### 一、疾病预防控制体系建设

#### （一）疾病预防控制法律法规和政策体系

2004 年 8 月，我国重新修订《传染病防治法》，在原 1989 年版《传染病防治法》的基础上，乙类传染病根据实际情况新增传染性非典型肺炎、人感染高致病性禽流感等疫病，并将原属于丙类传染病的血吸虫病列为乙类传染病。此外，卫生部还制定了许多疫病的单行防治条例与办法、防治技术方案与手册、考核监测标准与方法等行政性、技术性的管理规章和制度，如《预防接种异常反应鉴定办法》《病媒生物预防控制管理规定》等，使每一种危害严重的急、慢性传染病和地方病的防治工作都有章可循。尤其是新的《传染病防治法》的颁布施行，为我国卫生防疫工作的法制化管理提供了法律保证。

2003 年以来，卫生部及中央编办、国家发展改革委等部门出台了一系列政策文件，为规范疾控体系建设提供了良好的政策环境和制度保障。为解决疾控体系"投入不足导致公共职能偏废"的困境，卫生部于 2004 年以第 40 号部长令形式印发《关于疾病预防控制体系建设的若干规定》，该文件明确了体系走出困境的策略及所需的关键配套措施，包括明确定位和基本职责、落实职能的人财物配置标准、疾控工作的管理规范和评价方法等。为了进一步明确疾控体系定位和职责，卫生部发布了《各级疾病预防控制中心基本职责》，明确了疾控中心应承担的 7 项公共职能和 266 项服务项目。为规范各级疾控中心实验室检验工作的开展，卫生部印发了《省、地、县级疾病预防控制中心实验室建设指导意见》，将实验室检验项目区分为必须设置和开展的项目、有条件地区可以设置和开展的项目两类，促进了各级疾控中心检验检测能力的提升。2006 年，国务院为支持公共卫生体系建设，将卫生部下的疾病控制司更名为疾病预防控制局，将卫生执法监督司更名为卫生监督局，并扩大编制，从中央到县级的四级疾病预防控制体系和卫生监督体系基本建立。

#### （二）疾控筹资机制逐步完善

"非典"之后，我国以疾病预防控制体系为重点，投入了大量资金到公共卫生领域。2012 年全国疾病预防控制中心平均每家获得的财政投入为 809.8 万元，比 2002 年增长了 516.8%，十年间对各级疾病预防控制中心累计增加投入约 932.4 亿元。其中，人均人员经费为 5.5 万元，比 2002 年增长 290.6%；人均公用经费为 2.56 万元，比 2002 年增长 190.8%；防治专项经费平均为 273.6 万元，比 2002 年增长 821.4%。与此同时，服务收入比重不断下降，在各地、各级政府财政的大力度投入下，疾控中心对服务收入的依赖有所下降。服务收入占总收入的比例从 2002 年的 60.9% 降低至 2012 年的 30.4%；财政投入所占比例则从 2002 年的 36.3% 上升到 64.8%，政府筹资不足的现象得到明显改善。

### （三）人才队伍建设得到普遍加强

疾控机构人员结构得到改善。2012 年全国疾控中心在岗人员的学历主要集中在大专，所占比例为 35.7%；本科及以上学历所占比例为 32.6%，较 2002 年增长了 123.0%。职称结构以初、中级职称为主，分别为 29.7% 和 29.9%；高级职称（正高和副高）比例为 9.7%，比 2002 年提升了 60.6%。与 2002 年相比，人员专业结构从以其他医学专业为主变为以预防医学专业为主，预防医学专业比例从 29.4% 增加到 44.9%，其他医学专业所占比例从 39.9% 下降到 24.0%。

疾控机构人员培训教育不断加强。2012 年，全国每个疾控中心平均接受学历教育 32.0 人次，其中接受大专和本科学历教育的人次较多，平均达到 13.27 人次和 9.16 人次，分别较 2002 年增长了 353.3%、324.0% 和 377.1%。平均开展专业人员培训教育 314.9 人／天，较 2002 年增长了 63.1%，培训以流行病学、实验室检验、卫生管理等内容为主。

### （四）疾控机构基础设施设备得到改善

为解决"设施陈旧，条件落后"的状况，住建部和国家发展改革委发布了《疾病预防控制中心建设标准》，直接推动了各地疾控中心的基础设施硬件建设。该时期，我国疾控机构房屋建筑面积大幅增加，2012 年全国疾控中心平均房屋建筑面积为 3 610.5 平方米，比 2002 年增加了 63.2%；人均建筑面积平均为 63.3 平方米，比 2002 年上升了 66.9%，省、市、县级疾控中心分别为 75.6 平方米、73.4 平方米、59.5 平方米，基本达到《疾病预防控制中心建设标准》的要求（省、市和县级人均建筑面积应达到 70 平方米、65 平方米和 60 平方米）。2012 年全国疾控中心每家机构设备资产总值平均为 304.4 万元，比 2002 年增长了 226.9%；实验室万元以上仪器设备配置达 25.4 万台，增加了 16.7 万台，增幅为 192.6%；A 类设备配置达标率为 63.6%，较 2002 年增长了 126.3%。

在此基础上，我国疾病监测能力不断加强。自 2004 年起，我国在全国建设了疫情监测网络，对 39 种法定传染病病例个案信息和突发公共卫生事件进行实时、在线监测。截至 2011 年底，全国 100% 的疾病预防控制机构、98% 的县级及以上医疗机构和 94% 的乡镇卫生院实现了法定传染病网络直报。

## 二、突发公共卫生事件应急机制

2003 年"非典"暴发后，党中央、国务院及时作出重大决策和部署，制定《突发公共卫生事件应急条例》，并于 5 月 9 日以国务院令第 376 号予以公布。"非典"过后，各级政府加大公共卫生投入，加强疾病预防控制体系、医疗应急救治体系、卫生应急队伍和卫生监督体系建设，初步建成统一指挥、布局合理、反应灵敏、运转高效、保障有力的突发公共事件卫生应急体系。

建立完善卫生应急预案体系，覆盖突发急性传染病、不明原因疾病、中毒事件等突发公共卫生事件防控以及自然灾害、事故灾难、恐怖事件的医疗卫生救援和重大活动医疗卫生保障。建立国家、省（自治区、直辖市）、地（市）、县四级应急管理体制。建立卫生应急能力评估指标体系，国家组建了传染病控制、医疗救援、中毒处置、核和放射处置等 4 类 27 支国家级卫生应急队伍，地方也组建了各级突发公共事件卫生应急专业队伍。同时，国家医药储备制度日趋完善，保障应对突发公共卫生事件所需的医药产品。

# 三、公共卫生服务项目

## （一）实施基本公共卫生服务均等化项目

2005 年，党的十六届五中全会上首次提出"公共服务均等化原则"。2006 年，卫生部颁布《城市社区卫生服务机构管理办法（试行）》，提出社区卫生服务机构应该提供的 12 项公共卫生服务项目，成为我国基本公共卫生服务的框架。2009 年出台的《中共中央、国务院关于深化医药卫生体制改革的意见》（中发〔2009〕6 号）明确了"促进城乡居民逐步享有均等化的基本公共卫生服务"的目标。同年 7 月，卫生部、财政部、国家人口计生委出台了《关于促进基本公共卫生服务逐步均等化的意见》（卫妇社发〔2009〕70 号），明确促进公共卫生服务均等化的目的、目标、原则、措施、要求等。为了更好地提供和管理基本公共卫生服务，卫生部分别于 2009 年、2011 年发布了两版《国家基本公共卫生服务规范》。在之后的几年中，国家基本公共卫生服务的内容不断扩大，人均筹资水平和总体财政投入不断增长。

从筹资水平看，2009 年，按常住人口数确定国家基本公共卫生服务项目经费人均 15 元，2011 年提高至 25 元；从项目范围看，2009 年国家基本公共卫生服务项目包括建立居民健康档案、健康教育、预防接种、传染病报告与处理、0～3 岁儿童健康管理、孕产妇健康管理、老年人健康管理、慢性病（高血压、2 型糖尿病）患者健康管理、重性精神病患者管理等 9 类 35 项。2011 年调整传染病报告与处理为传染病和突发公共卫生事件报告和处理，增加卫生监督协管 1 类，服务项目为 10 类 41 项。

2002 年，我国决定将新生儿乙肝疫苗纳入国家免疫规划，国家免疫规划由接种 4 种疫苗、预防 6 种传染病，扩大到接种 5 种疫苗、预防 7 种传染病。2007 年，国家决定实施扩大国家免疫规划，国家免疫规划继续扩大至接种 14 种疫苗、预防 15 种传染病，免疫规划人群也从儿童扩展到成人。2009 年医改启动以来，国家免疫规划内容不断扩大，对于减少传染病发生、保护公众身体健康起到了重要作用。

## （二）实施和完善重大公共卫生服务项目

针对在"非典"中暴露出的我国当时公共卫生领域的一系列问题，中央财政自 2003 年起设立重大公共卫生专项资金。2009 年，卫生部、财政部和国家人口计生委共同印发的《关于促进基本公共卫生服务逐步均等化的意见》提出，国家和各地区针对主要传染病、慢性病、地方病、职业病等重大疾病和严重威胁妇女、儿童等重点人群的健康问题以及突发公共卫生事件预防和处置需要，制定和实施重大公共卫生服务项目，并适时调整。

按照国务院确定的医改重点工作，2009 年先期启动 15 岁以下人群补种乙肝疫苗、农村妇女乳腺癌和宫颈癌检查、增补叶酸预防神经管缺陷、贫困白内障患者复明、消除燃煤型氟中毒危害以及农村改水改厕等六项重大公共卫生服务项目；2012 年启动城市癌症早诊早治项目。为贯彻落实《中国儿童发展纲要（2011—2020 年）》和中央扶贫开发工作会议精神，卫生部和全国妇联于 2012 年联合开展"贫困地区儿童营养改善项目"，为国家集中连片特殊困难地区的 6～24 月龄儿童每天提供 1 包富含蛋白质、维生素和矿物质的辅食营养补充品（简称"营养包"），同时开展儿童营养知识的宣传和健康教育，改善贫困地区儿童营养健康状况。2012 年，卫生部联合中国残联启动了新生儿疾病筛查项目，利用中央财政专项补助经费，为每例新生儿提供遗传代谢病筛查和听力筛查等。

国家重大公共卫生服务项目实施以来，中央财政安排资金规模逐年增长。国家重大公共卫生项目经费由 2003 年的 11 亿元增加到 2009 年的 163 亿元；2010 年、2011 年重大公共卫生项目资金投入分别为 147 亿元和 174 亿元。

## 第五节　医疗服务体系建设

### 一、公立医院改革

公立医院改革是新一轮医改的重点和难点。2010 年 2 月，卫生部、中央编办、国家发展改革委等五部门联合出台《关于印发公立医院改革试点指导意见的通知》（卫医管发〔2010〕20 号），文件重点阐述了公立医院改革的指导思想和具体措施，其中把"坚持公立医院的公益性质，把维护人民健康权益放在第一位"，同时提出"四个分开"，实行政事分开、管办分开、医药分开、营利性和非营利性分开，推进体制机制创新，按照"适度规模、优化结构、合理布局、提高质量、持续发展"的要求，统筹配置医疗资源，促进公立医院健康发展。文件还提出了九项措施：完善公立医院服务体系，改革公立医院管理体制，改革公立医院法人治理机制，改革公立医院内部运行机制，改革公立医院补偿机制，加强公立医院管理，改革公立医院监管机制，建立住院医师规范化培训制度，加快推进多元化办医格局，旨在构建公益目标明确、布局合理、规模适当、结构优化、层次分明、功能完善、富有效率的公立医院服务体系，促进公立医院管理体制、补偿机制、运行机制和监管机制的科学化与规范化。

2011 年，国家确定了辽宁鞍山、广东深圳等 16 个公立医院改革试点城市，各省根据本省情况选定了 37 个省级试点地区，全国参与改革试点的公立医院数量达到 2 299 个。2012 年 3 月，国务院《"十二五"期间深化医药卫生体制改革规划暨实施方案》印发，方案提出要逐步推进以公立医院公益性为核心的改革，关键就是要改革公立医院的补偿机制，即破除"以药补医"的补偿方式，通过政府加大投入以及提高医疗技术服务价格来维持公立医院的发展。

2012 年，我国全面启动县级公立医院综合改革试点工作，以破除"以药补医"机制为关键环节，统筹推进管理体制、补偿机制、人事分配、价格机制、采购机制、监管机制等方面改革，注重提升服务能力，构建基层首诊、双向转诊、上下联动、分工协作的就诊新格局。在全国普遍推行临床路径管理、同级医疗机构检验结果互认、预约诊疗和分时段就诊、双休日和节假日门诊、优质护理服务等措施，控制医疗费用，方便群众就医，提高服务质量。随着改革的推进，医药费用上涨过快的势头得到控制，按可比价格计算，公立医院门诊次均医药费用和住院人均医药费用增长率逐年下降，2011 年比 2009 年均下降了 8 个百分点，公立医院费用控制初见成效。

### 二、基层医疗服务体系

#### （一）完善基层医疗卫生机构经费保障机制

2003 年，财政部、国家计委和卫生部联合印发《关于农村卫生事业补助政策的若干意见》（财社〔2003〕14 号），规范了各级人民政府对农村卫生的补助范围和方式，并明确要求"从现在起到 2010 年，各级人民政府增加的卫生投入主要用于发展农村卫生事业"。2009 年启动的新一轮医改始终以"强基层"为重点，不断加大投入力度。2009—2011 年，中央财政投入 630 多亿元，支持了 3.3 万多个基层医疗卫生机构的建设，基本实现了每个村有卫生室，每个乡镇都有合格卫生院，每个县都有达标医院的目标。

#### （二）加强村卫生室和村医队伍建设

村卫生室是农村医疗卫生服务体系的网底。新一轮医改启动后，各级政府采取多项措施，大力加强村卫生室和村医队伍建设。将村卫生室纳入基本药物制度实施范围，实施村卫生室标准化建设，一些地方还实行了乡镇卫生院和村卫生室的一体化管理，村卫生室服务能力得到明显加强。同时，还通过财政直接补贴、基本公共卫生服务购买服务、实施新型农村合作医疗门诊统筹等措施提高村医收入。很多地区把乡村医生纳入养老保障体系，解除了他们的后顾之忧，村卫生室作为基层农村三级医疗卫生服务网底得到进一步加强。

### （三）转变基层医疗服务模式

医改推动基层医疗卫生服务模式更加规范合理和科学有序，该阶段主要推动四个转变：一是促进基层医疗机构从注重治疗转变到为社区居民提供基本医疗、预防保健、康复等六位一体的卫生服务，服务功能更加健全；二是从与医院竞争转变到分级诊疗、分工协作，推进了有序就医格局的形成；三是从提供专科服务转变到全科诊疗，特别是全科医生制度的建立，适应基层居民看病的需求；四是从坐堂行医转到上门服务，以病人为中心的理念逐步形成，促进医患关系改善。

### （四）加强基层医疗卫生机构人员队伍建设

通过全科医生规范化培训、住院医师规范化培训、订单定向免费医学生培养、城乡对口支援等多种方式加强基层人才队伍建设。实施"万名医师支援农村卫生工程"，2009—2011年，1 100余家城市三级医院支援了955个县级医院，中西部地区城市二级以上医疗卫生机构每年支援3 600多所乡镇卫生院，提高了县级医院和乡镇卫生院医疗技术水平和管理能力。经过努力，基层医疗卫生服务体系不断加强，农村和偏远地区医疗服务设施落后、服务能力薄弱的状况明显改变，基层卫生人才队伍的数量、学历、知识结构出现向好趋势。

## 三、非公立医疗机构发展

2009年，《中共中央、国务院关于深化医药卫生体制改革的意见》（中发〔2009〕6号）明确提出"坚持非营利性医疗机构为主体、营利性医疗机构为补充，公立医疗机构为主导、非公立医疗机构共同发展的办医原则"。2010年11月26日，《国务院办公厅转发发展改革委卫生部等部门关于进一步鼓励和引导社会资本举办医疗机构意见的通知》（国办发〔2010〕58号）要求各地各部门抓紧清理和修改涉及非公立医疗机构准入、执业、监管等方面的文件，结合实际制定和完善鼓励引导社会资本举办医疗机构的实施细则和配套文件，消除阻碍非公立医疗机构发展的政策障碍，促进非公立医疗机构持续健康发展。随后，《卫生部关于进一步做好非公立医疗机构设置审批和管理工作的通知》（卫医政发〔2011〕54号）、《卫生部办公厅关于扩大医师多点执业试点范围的通知》（卫办医政发〔2011〕95号）等文件陆续印发，进一步明确了非公立医疗机构的设置审批和管理要求，加强了对非公立医疗机构人才支持力度。截至2011年底，全国社会资本举办医疗机构16.5万个，其中民营医院8 437个，占全国医院总数的38%。

## 第六节　药物供应保障体系建设

### 一、药品监管体制

2003年，经国务院批准，在原国家药品监督管理局基础上组建了国家食品药品监督管理局，时为国务院直属机构，主管全国的药品监督管理工作，对生产、流通、消费环节的食品安全和药品的安全性、有效性实施统一监督管理。同时，对省以下药品监督管理机构则实行垂直管理，强化统一监管，确立了"地方政府负总责、监督部门各负其责、企业是第一责任人"的食品药品安全责任总体原则。该阶段，我国对药品生产的监管和药品审评从地方向中央集中，开始强制推行药品生产、经营的质量管理规范，通过药品整顿与建立不良反应报告制度对医疗机构用药加强监管，药品监管强调"监、帮、促"，并通过加强技术监督手段（产品和技术标准、许可、抽验等制度）

逐步加强监管独立性的建设。该阶段药品监管改革成效明显，但也显露出权力过于集中、药品报批泛滥等问题。

2008 年，我国开始进行大部制改革，原国家食品药品监督管理局被改设为国家食品药品监督管理局，由国务院直属机构变成了卫生部代管的国家局，失去部门规章立法权（2013 年 3 月，再次改设为国家食品药品监督管理总局，为国务院直属机构，正部级单位）。该阶段，卫生部负责制订国家药品法规，推进国家基本药物制度，处理重大药品安全事故等。由于国家层面的变动，省级以下的药监局也开始改革，由垂直管理变为地方政府分权治理，地方负总责。

## 二、国家基本药物制度

2007 年，党的十七大报告中明确提出要"建立国家基本药物制度，保证群众基本用药"。2009 年 3 月，《中共中央、国务院关于深化医药卫生体制改革的意见》（中发〔2009〕6 号）明确提出要建立国家基本药物制度，并将"初步建立国家基本药物制度"作为 2009—2011 年重点推进的五项改革之一，列入我国深化医改的阶段性目标。

### （一）制定发布国家基本药物目录

在我国国家基本药物制度探索的二十多年里，共完成 7 版国家基本药物目录的制定（1982 年版、1984 年版、1996 年版、1998 年版、2000 年版、2002 年版、2004 年版）。卫生部药政司成立后，在与有关部门协调的基础上开始制订《国家基本药物目录（2009 年版）》及与其相配套的相应文件。2009 年 8 月 18 日，《关于建立国家基本药物制度的实施意见》《国家基本药物目录管理办法（暂行）》和《国家基本药物目录（基层医疗卫生机构配备使用部分）》（2009 版）发布，至此，我国初步形成了基本药物遴选、生产供应、使用和医疗保险报销的体系，也标志着我国国家基本药物制度正式建立。

### （二）采取多种措施推进国家基本药物制度实施

国务院 2010 年提出医药卫生体制 5 项重点改革和 16 项主要任务，5 项重点改革包括加快推进基本医疗保障制度建设、初步建立国家基本药物制度、健全基层医疗卫生服务体系、促进基本公共卫生服务逐步均等化、推进公立医院改革试点，16 项主要任务中与国家基本药物制度有关的主要工作目标是"进一步推进国家基本药物制度实施"。2010 年 5 月 22 日，国家食品药品监督管理局与各省级食品药品监督管理局签订了《加强国家基本药物质量监管 2010 年度主要工作任务责任书》。2011 年，基本药物制度初步实现基层全覆盖，所有政府办基层医疗卫生机构全部配备使用基本药物，并实行零差率销售，取消了以药补医机制。制定了国家基本药物临床应用指南和处方集，规范基层用药行为，促进合理用药。同时，建立基本药物采购新机制，基本药物实行以省为单位集中采购，基层医疗卫生机构基本药物销售价格比改革前平均下降了 30%。基本药物全部纳入基本医疗保障药品报销目录。

## 三、药品集中招标采购

该阶段，为推进城镇医改，遏制不正之风，控制医药费用不合理增长，确保药品质量，各地开始不断摸索医药购销制度的改革方法。2000 年 2 月，国务院办公厅转发国务院体改办等部门《关于城镇医药卫生体制改革的指导意见》，要求"由卫生部牵头，国家经贸委、药品监管局参加，根据《中华人民共和国招投标法》进行药品集中招标采购工作试点，对招标、投标和开标、评标、中标以及相关的法律责任等进行探索，提出规范药品集中招标采购的具体办法"。2004 年 10 月，卫生部、国家发展改革委等六部门联合发布《关于印发〈关于进一步规范医疗机构药品集中招标采购的若干规定〉的通知》（卫规财发〔2004〕320 号），要求县级以上医疗机构必须参加药品集中采购,扩大药品集中招标采购范围,合理确定中标药品零售价格,切实做到让利于民,简化招标程序,降低中介费用等多项措施,成为指导 2004—2006 年间药品招投标工作的重要政策性文件。

2005 年 12 月,国务院纠风办和卫生部在成都召开了部分省市的药品集中采购工作座谈会,推广四川省以省为单位、以政府为主导的集中招标采购模式,并强调各地在推进这项工作当中要发挥政府的主导作用,推行以省为单位的药品集中采购。该阶段四川省、河南省、海南省、上海市等各自探索,为建立国家统一的集中采购制度奠定了基础,这也是药品集中采购进入新的发展阶段的重要标志。2009 年 1 月,卫生部等六部门联合印发《关于进一步规范医疗机构药品集中采购工作的意见》(卫规财发〔2009〕7 号),对我国的招标方式进行了方向性的调整,明确提出要全面实行政府主导、以省为单位的广泛采购。同年 6 月,又发布《关于印发〈进一步规范医疗机构药品集中采购工作的意见〉有关问题说明的通知》(卫规财发〔2009〕59 号),明确政府主导、以省(自治区、直辖市)为单位集中采购和网上集中采购,对药品采购评价办法、专家评审、合理控制中标率、减少药品流通环节(不允许转配送)等招投标细节问题作了详细规范,成为重要的招标政策指导文件。2010 年 7 月,卫生部等部门发布《医疗机构药品集中采购工作规范》(卫规财发〔2010〕64 号),成为政府主导药品集中采购工作的最重要的法规依据文件。

## 第七节　卫生人才队伍建设和人事制度改革

### 一、卫生人才管理新机制

进入 21 世纪,适应社会主义市场经济的人才管理新体制、新机制逐步形成。一是人才强国战略全面实施,《深化干部人事制度改革纲要》《中共中央、国务院关于进一步加强人才工作的决定》等文件进一步明确人才强国战略的实施要求,要"坚持以人为本""紧紧抓住培养、吸引、用好人才三个环节,大力加强以党政人才、企业经营管理人才和专业技术人才为主体的人才队伍建设"。二是创新收入分配和激励制度,党的十六大提出一切合法的劳动收入和合法的非劳动收入都应该受到保护,放手让一切劳动、知识、技术、管理和资本的活力充分涌现。《中共中央、国务院关于进一步加强人才工作的决定》要求针对各类人才的特点,建立健全与社会主义市场经济体制相适应、与工作业绩相联系、鼓励人才创新创造的分配制度和激励机制。收入分配政策要向关键岗位和优秀人才倾斜,实行特殊人才特殊待遇。三是推进医疗卫生体制改革,增强卫生机构活力。2000 年,国务院办公厅转发国务院体改办等部门《关于城镇医药卫生体制改革的指导意见》,确定了实行医药分开、转变公立医药机构运行机制等原则,建立新的医疗机构分类管理制度,扩大公立医疗机构的经营自主权,实行自主管理,加强经济管理和成本核算。随着这些改革的推进,卫生人才政策也相应进行了调整和完善,大力推行聘用制和岗位管理制度、完善卫生人才评价制度、实行岗位绩效工资制,推进完善卫生人才市场机制。

### 二、卫生人才法制建设

随着经济社会和卫生事业的发展,国家致力于卫生专业技术人才管理的法制化建设,卫生人才队伍逐步实现法制化管理。一是制定《乡村医生从业管理条例》,实行乡村医生从业注册制度,加强乡村医生从业管理,保护乡村医生的合法权益,该条例于 2003 年 8 月 5 日颁布,2004 年 1 月 1 日起实施。二是制定《护士条例》,实行护士执业准入制度,保障护士配备、规范护理行为、维护护士合法权益,推动护理专业技术队伍建设,该条例于 2008 年 1 月 31 日颁布,2008 年 5 月 12 日起施行。据此,2008 年卫生部颁布了《护士执业注册管理办法》,明确了护士执业注册条件、注册程序、注销注册及变更注册等事宜。

制定和实施人才队伍建设规划，引导卫生健康人才建设发展。在国家卫生规划和总体人才工作的指导下，卫生部推动国务院或联合相关部门或先后制定印发《中国2001—2015年卫生人力发展纲要》(卫人发〔2002〕35号)、《关于加强农村卫生人才培养和队伍建设的意见》(卫人发〔2002〕321号)、《卫生部关于贯彻落实〈中共中央、国务院关于进一步加强人才工作的决定〉的意见》(2004年)、《卫生部关于加强"十一五"期间卫生人才队伍建设的意见》(卫人发〔2006〕474号)、《关于加强城市社区卫生人才队伍建设的指导意见》(国人部发〔2006〕69号)、《关于加强卫生人才队伍建设的意见》(卫人发〔2009〕131号)、《关于建立全科医生制度的指导意见》(国发〔2011〕23号)、《医药卫生中长期人才发展规划(2011—2020年)》(卫人发〔2011〕15号)等系列规划性文件，针对卫生健康人才面临的形势，提出不同时期卫生健康人才建设的目标、任务和措施，对卫生健康人才队伍建设和人才工作起到统领作用。

## 三、卫生人才队伍建设

### （一）全科医生制度建设

2001年，卫生部与人事部发布《预防医学、全科医学、药学、护理、其他卫生技术等专业技术资格考试暂行规定》(卫人发〔2001〕164号)，明确全科医学专业分为中级资格、高级资格，并开始在全国统考。2003年，复旦大学上海医学院开始全科医学硕士科学学位研究生教育。2006年，首都医科大学率先开展全科医学博士科学学位研究生教育。2009年，《中共中央、国务院关于深化医药卫生体制改革的意见》(中发〔2009〕6号)提出了"保基本、强基层、建机制"的工作路径，明确要求加强基层医疗卫生人才队伍建设，特别是加强全科医生的培养培训。2010年，国家发展改革委等六部委制定《以全科医生为重点的基层医疗卫生队伍建设规划》(发改社会〔2010〕561号)，明确提出"到2020年，通过多种途径培养培训30万名全科医生"。2011年，国务院《关于建立全科医生制度的指导意见》(国发〔2011〕23号)正式印发，对建立统一规范的全科医生培养制度、多渠道培养合格的全科医生、改革全科医生执业方式、建立全科医生的激励机制等作出了系统设计，明确将全科医生培养逐步规范为"5+3"模式，即先接受5年临床医学(含中医学)本科教育，再接受3年的全科医生规范化培训。同时立足当前国情，采取转岗培训、助理全科医生培训、定向免费培养、岗位培训、对口支援等多种措施，加快壮大全科医生队伍，明确了"力争到2020年基本实现城乡每万名居民有2～3名合格的全科医生"的发展目标。

### （二）乡村医生队伍建设

自1999年起，提高业务素质成为乡村医生队伍建设的重点，对于乡村医生的培训思路从普训转为在职在岗继续培训，乡村医生教育的重点开始由数量规模型转向质量效益型。乡村医生的专业教育在已经普及系统化、正规化中等医学教育的基础上，逐步实施学历教育。在此基础上，《中国2001—2015年卫生人力发展纲要》(卫人发〔2002〕35号)提出了到2015年"农村地区乡村医生要全部达到中专以上学历水平，其中85%的乡村医生完成向职业助理医师的转化"目标。同时，加强了对乡村医生和村卫生室的管理，逐步推行乡(镇)卫生组织一体化管理模式，为加强乡村医生和村卫生室的卫生行政管理与业务管理开辟了新途径。

## 四、人事薪酬制度

2006年，全国事业单位进行收入分配制度改革，实行岗位绩效工资制度，目的是建立符合事业单位特点、体现岗位绩效和分级分类管理的收入分配制度，完善工资正常调整机制，健全宏观调控机制，逐步实现事业单位收入分配的科学化和规范化。按照改革要求，人员工资由岗位工资、薪级工资、绩效工资和国家规定的津贴补贴四部分组成。其中，岗位工资和薪级工资为基本工资，执行国家统一的工资政策和标准；绩效工资主要体现实绩和贡献；国家规定的津贴补贴分为艰苦边远地区津贴和特殊岗位津贴补贴。

根据国家总体部署，事业单位实施绩效工资分三步进行。第一步从2009年1月1日起，先在义务教育学校实施；第二步从2009年10月1日起，在专业公共卫生机构和基层医疗卫生机构（乡镇卫生院、城市社区卫生服务机构）实施；第三步按照分类指导、分步实施、因地制宜、稳慎推进的原则，在包括公立医院在内的其他事业单位实施。

2009年12月，人力资源社会保障部、财政部、卫生部印发《公共卫生与基层医疗卫生事业单位实施绩效工资的指导意见》（人社部发〔2009〕182号），对按国家规定执行事业单位岗位绩效工资制度的公共卫生与基层医疗卫生事业单位正式工作人员，明确从2009年10月1日起实行绩效工资，并规定绩效工资分为基础性绩效工资和奖励性绩效工资，其中，基础性绩效工资主要体现地区经济发展、物价水平、岗位职责等因素，奖励性绩效工资主要体现工作量和实际贡献等因素，根据考核结果发放。

# 五、卫生人才合理流动

2000年，中组部、人事部、卫生部共同印发《关于深化卫生事业单位人事制度改革的实施意见》（人发〔2000〕31号），提出运用市场机制，调整卫生人才结构，促进卫生人才合理流动。

## （一）引导卫生人才向基层流动

为优化卫生人力资源配置，引导人才向农村、社区、西部地区以及艰苦边远等人才匮乏地区流动，我国相继出台了一系列政策。2002年，中共中央、国务院《关于进一步加强农村卫生工作的决定》（中发〔2002〕13号）规定，"城市医生在晋升主治医师或副主任医师职称前到农村累计服务一年"。2002年，卫生部、教育部、财政部、人事部、农业部五部委共同印发了《关于加强农村卫生人才培养和队伍建设的意见》（卫人发〔2002〕321号），制定了一系列鼓励促进卫生人才向农村流动的政策。2004年，卫生部、人事部印发了《关于城市医疗卫生机构新聘人员取得医师执业证书后定期到农村服务的规定》，要求政府举办的城市二、三级医院（不含军队）和疾病预防控制机构中取得医师执业证书的新聘人员要定期到农村从事医疗卫生服务，服务期一年，可作为城市医师在晋升主治医师前必须到农村服务的时间。2005年，卫生部与财政部、国家中医药管理局印发了《关于实施"万名医师支援农村卫生工程"的通知》（卫医发〔2005〕165号），决定组织实施"万名医师支援农村卫生工程"计划，即在三年内选派城市万余名医师到县医院和乡镇卫生院开展医疗卫生服务和技术培训工作，并在三年后形成一项制度。2006年，卫生部等五部门制定的《关于加强城市社区卫生人才队伍建设的指导意见》（国人部发〔2006〕69号）提出，凡到社区卫生服务机构工作的医师和护士，可提前一年参加全国卫生专业技术中级资格考试，各地可根据实际情况对在社区工作的卫生技术人员职称晋升给予适当倾斜。

## （二）医师多点执业

长期以来，我国绝大部分医务人员属于"单位人"，在经济关系、人事管理等方面往往依附于单位，卫生人力资源流动存在一些体制性、机制性障碍。十八届三中全会提出要建立集聚人才体制机制，打破体制壁垒，扫除身份障碍，完善党政机关、企事业单位、社会各方面人才顺畅流动的制度体系。2009年《中共中央、国务院关于深化医药卫生体制改革的意见》（中发〔2009〕6号）中提出，"稳步推动医务人员的合理流动，促进不同医疗机构之间人才的纵向和横向交流，研究探索注册医师多点执业"。自此，我国开始探索医师多点执业问题，并在部分省市推行试点。2011年，医师多点执业试点地区扩大至全国，符合条件的医师可以申请增加2个执业地点，并将申请多点执业医师的资格由副高级降为中级以上。

## 第八节　深入推动中医药事业发展

国家把人才培养作为中医药事业发展的根本,加强名老中医药专家学术思想和经验继承工作以及优秀中医临床人才培养,加强社区、农村基层中医药人才的培养,基本形成了院校教育、师承教育、继续教育多形式、多层次、多途径的中医药教育体系,初步建立起社区、农村基层中医药人才培养机制。截至 2011 年底,全国共有高等中医药、民族医药院校 46 所,高等教育中医药类在校生 58.2 万人,卫生机构中医类别执业(助理)医师 30.9 万人,中药师(士)10.0 万人。

在服务体系方面,城市地区建立以中医医院、民族医院、中西医结合医院、中医专科医院、综合医院中医科、社区卫生服务机构及中医门诊部和中医诊所为主的城市中医药服务网络。在农村地区,建立由县级中医医院、乡镇卫生院中医科和村卫生室为主的农村中医药服务网络。截至 2012 年底,75.6% 的社区卫生服务中心、51.6% 的社区卫生服务站、66.5% 的乡镇卫生院、57.5% 的村卫生室能够提供中医药服务。

积极利用现代科学技术,推进中医药的理论和技术创新,在中医基础理论、临床诊疗、中药技术等领域取得重要成果。推进中药产业化和现代化,中药产业规模、技术水平大幅提高。截至 2012 年底,全国中药生产企业近 1 500 家,中药产品种类、数量、生产工艺水平有了很大提高。重视和保护中医药的文化价值,41 项中医药项目被列入《国家级非物质文化遗产名录》。

加强中医药国际交流与合作,截至 2012 年底,已有 70 多个国家与中国签订了包含中医药内容的政府协议或专门的中医药合作协议。中医药对外医疗、教育、科技合作不断扩大,已传播到世界上 160 多个国家和地区。"中医针灸"被列入《人类非物质文化遗产代表作名录》,《黄帝内经》《本草纲目》等中医药典籍被列入《世界记忆遗产名录》。国际标准化组织(ISO)成立了中医药技术委员会,并将这一委员会的秘书处设在中国。

## 第九节　国际卫生合作

该时期,我国与 WHO 及各国保持及时、密切、畅通联系,为全球疾病防控作出贡献。中国政府每年向 WHO、联合国艾滋病规划署以及抗击艾滋病、结核病和疟疾全球基金等国际组织提供捐款,大力支持国际社会在慢性病、人禽流感、控烟、应急等技术领域的工作。

2003 年以来,我国以中国—东盟传染病防控领域的合作为开端,加快推进区域卫生合作进程。目前,我国已在大湄公河次区域经济合作、中亚区域经济合作、中国—东盟、东盟与中日韩、中日韩合作、亚太经济合作组织和上海合作组织等 7 个区域性合作机制下,开展与周边国家和本区域的卫生合作及国际援助。从 2005 年起,我国与缅甸、越南、老挝合作,在边境地区开展疟疾、艾滋病联防联控项目,还开展了结核病、登革热防治等跨境合作项目。

持续开展援外医疗工作。截至 2011 年底,我国政府已先后向 73 个国家派遣了医疗队,其中有 56 支医疗队分布在阿尔及利亚、坦桑尼亚、摩洛哥、津巴布韦等 53 个国家,为当地特别是贫困地区人民提供免费医疗服务,并为受援国引入大批先进医疗技术。50 年来,中国援外医疗队的工作获得当地民众的高度赞扬,受到受援国政府的充分肯定。

从 1970 年开始,我国支援非洲等地区的发展中国家建设医疗机构,致力于改善受援国医疗设施条件。截至 2011 年底,我国共帮助 52 个国家建成 100 所医院和医疗中心,为解决当地民众看病就医困难作出了积极贡献。我国为援建医院提供了大量成套医疗设备和药品,仅 2011 年我国就提供了 34 批医疗设备和药品。截至 2011 年 11 月,还有 28 个国家的 31 个援建项目在建。

这一时期我国开展大量国际紧急救援工作。例如，2004 年，印度洋地震和海啸在东南亚和南亚地区造成重大人员伤亡，我国及时派出卫生救援队赴泰国、斯里兰卡、印度尼西亚开展救援，并通过 WHO 向受灾国家捐款捐物，包括捐助医疗仪器和设备。2007—2012 年，我国政府累计开展卫生紧急救援近 200 次，包括向发生疫情、自然灾害的几内亚比绍、马达加斯加、巴基斯坦、印度尼西亚、海地等国家派遣卫生救援队、提供物资或现汇紧急援助等。我国还派出救援队赴黎巴嫩、刚果（金）等国际维和任务区实施人道主义医学援助，派遣"和平方舟号"医院船赴亚非五国、拉美四国开展巡回医疗服务。

## 第十节　卫生发展成效

2003 年，党中央总结抗击"非典"的重要启示和新中国成立以来特别是改革开放 20 多年的经验，提出了科学发展观重大战略思想，把卫生事业置于经济社会发展全局中统筹谋划、积极推进。2009 年新医改确立了"到 2020 年建立健全覆盖城乡居民的基本医疗卫生制度，实现人人享有基本医疗卫生服务"的奋斗目标，确立了"把基本医疗卫生制度作为公共产品向全民提供"的基本理念。截至 2011 年底，新一轮医改统筹推进五项重点改革，如期全面完成了三年医改各项任务。

## 一、总 体 成 效

**1. 我国居民健康状况不断改善**　2010 年我国人均期望寿命达到 74.8 岁，孕产妇死亡率从 2002 年的 51.3/10 万下降到 2011 年的 26.1/10 万，婴儿死亡率从 2002 年的 29.2‰下降到 2012 年的 10.3‰，5 岁以下儿童死亡率从 2002 年的 34.9‰下降到 2012 年的 13.2‰，接近中等发达国家水平，提前实现联合国千年发展目标。

**2. 建立起覆盖城乡的医疗卫生体系**　一是公共卫生服务体系。包括疾病预防控制、健康教育、妇幼保健、精神卫生、卫生应急、采供血、卫生监督和计划生育等专业的公共卫生服务网络，以及以基层医疗卫生服务网络为基础、承担公共卫生服务功能的医疗卫生服务体系。二是医疗服务体系。在农村建立起以县级医院为龙头、乡镇卫生院和村卫生室为基础的农村三级医疗卫生服务网络，在城市建立起各级各类医院与社区卫生服务机构分工协作的新型城市医疗卫生服务体系。三是医疗保障体系，该体系以基本医疗保障为主体、其他多种形式医疗保险和商业健康保险为补充。特别是新医改启动实施以来，我国基本医疗保障覆盖面从 2008 年的 87% 提高到 2012 年的 95% 以上，全民医保框架基本建立，为 13 亿居民构建了抵御疾病经济风险的安全屏障。四是药品供应保障体系，包括药品的生产、流通、价格管理、采购、配送、使用。

**3. 卫生筹资结构不断优化**　卫生筹资来源包括政府一般税收、社会医疗保险、商业健康保险和居民自费等多种渠道。2012 年，中国卫生总费用达 27 846.8 亿元人民币，同期人均卫生总费用为 2 056.6 元人民币，卫生总费用占国内生产总值的比重为 5.4%，个人现金卫生支出由 2002 年的 57.7% 下降到 2012 年的 34.4%，卫生筹资系统的风险保护水平和再分配作用不断提高。

**4. 卫生资源持续发展**　截至 2012 年底，全国医疗卫生机构达 96 万个。执业（助理）医师 261.6 万人，每千人口执业（助理）医师数由 2002 年的 1.5 人增加到 1.9 人。注册护士 249.7 万人，每千人口注册护士数由 2002 年的 1 人增加到 1.9 人。医疗卫生机构床位数 572.5 万张，每千人口医疗卫生机构床位数由 2002 年的 2.5 张提高到 4.2 张。

**5. 医疗卫生服务利用状况显著改善**　2012 年，全国医疗机构诊疗人次由 2002 年的 21.5 亿人次增加到 68.9 亿人次，住院人数由 2002 年的 5 991 万人增加到 17 857 万人，医院病床使用率为 90.1%，医院出院者平均住院日为 10 天。居民看病就医更加方便，可及性显著提高。15 分钟内可到达医疗机构住户比例,由 2003 年的 80.7% 提高到 2011 年的 83.3%,其中农村地区为 80.8%。医疗质量管理和控制体系不断完善。

## 二、具 体 成 效

**1.基本医疗保障制度覆盖城乡居民**　截至 2012 年底,城镇职工基本医疗保险、城镇居民基本医疗保险、新型农村合作医疗参保人数超过 13 亿,覆盖面从 2008 年的 87% 提高到 2012 年的 95% 以上,我国已构建起世界上规模最大的基本医疗保障网。筹资水平和报销比例不断提高,新型农村合作医疗政府补助标准从最初的人均 20 元,提高到 2011 年的 240 元;补偿受益人次数从 2008 年的 5.85 亿人次提高到 2011 年的 17.45 亿人次;政策范围内住院费用报销比例提高到 70% 左右,保障范围由住院延伸到门诊。实行新型农村合作医疗大病保障,截至 2011 年,23 万患有先天性心脏病、终末期肾病、乳腺癌、宫颈癌、耐多药肺结核、儿童白血病等疾病的患者享受到重大疾病补偿,实际补偿水平约 65%。2012 年,肺癌、食管癌、胃癌等 12 种大病也被纳入农村重大疾病保障试点范围,费用报销比例最高可达 90%。实施城乡居民大病保险,从城镇居民医保基金、新型农村合作医疗基金中划出大病保险资金,采取向商业保险机构购买大病保险的方式,以力争避免城乡居民发生家庭灾难性医疗支出为目标,实施大病保险补偿政策,对基本医疗保障补偿后需个人负担的合规医疗费用给予保障,实际支付比例不低于 50%,有效减轻了个人医疗费用负担。建立健全城乡医疗救助制度,救助对象覆盖城乡低保对象、五保对象,并逐步扩大到低收入重病患者、重度残疾人、低收入家庭老年人等特殊困难群体,2011 年全国城乡医疗救助 8 051.2 万人次。

**2.基本药物制度从无到有**　初步形成了基本药物遴选、生产供应、使用和医疗保险报销的体系。2011 年,基本药物制度初步实现基层全覆盖,所有政府办基层医疗卫生机构全部配备使用基本药物,并实行零差率销售,取消了以药补医机制。制定国家基本药物临床应用指南和处方集,规范基层用药行为,促进合理用药。建立基本药物采购新机制,基本药物实行以省为单位集中采购,基层医疗卫生机构基本药物销售价格比改革前平均下降了 30%。基本药物全部纳入基本医疗保障药品报销目录。有序推进基本药物制度向村卫生室和非政府办基层医疗卫生机构延伸。药品生产流通领域改革步伐加快,药品供应保障水平进一步提高。

**3.基本公共卫生服务均等化水平明显提高**　国家免费向全体居民提供国家基本公共卫生服务包,包括建立居民健康档案、健康教育、预防接种、0～6 岁儿童健康管理、孕产妇健康管理、老年人健康管理、高血压和 2 型糖尿病患者健康管理、重性精神疾病患者管理、传染病及突发公共卫生事件报告和处理、卫生监督协管等 10 类 41 项服务。针对特殊疾病、重点人群和特殊地区,国家实施重大公共卫生服务项目,包括对农村孕产妇住院分娩补助、15 岁以下人群补种乙肝疫苗、消除燃煤型氟中毒危害、农村妇女孕前和孕早期补服叶酸、无害化卫生厕所建设、贫困白内障患者复明、农村适龄妇女宫颈癌和乳腺癌检查、预防艾滋病母婴传播等,由政府组织进行直接干预。2012 年,国家免疫规划疫苗接种率总体达到 90% 以上,全国住院分娩率达到 99.2%,其中农村住院分娩率达到 98.8%,农村孕产妇死亡率呈逐步下降趋势。2009 年起实施了为期三年的"百万贫困白内障患者复明工程",截至 2011 年底,由政府提供补助为 109 万多名贫困白内障患者实施了复明手术。

**4.公立医院改革有序推进**　从 2010 年起,在 17 个国家联系试点城市和 37 个省级试点地区开展公立医院改革试点,在完善服务体系、创新体制机制、加强内部管理、加快形成多元化办医格局等方面取得积极进展。2012 年,全面启动县级公立医院综合改革试点工作,以县级医院为龙头,带动农村医疗卫生服务体系能力提升,力争使县域内就诊率提高到 90% 左右。完善医疗服务体系,优化资源配置,加强薄弱区域和薄弱领域能力建设。区域医学中心临床重点专科和县级医院服务能力提升，公立医院与基层医疗卫生机构之间的分工协作机制正在探索形成。多元化办医格局加快推进，鼓励和引导社会资本举办营利性和非营利医疗机构。截至 2012 年底，全国社会资本共举办医疗机构 48 万个，其中民营医院 9 786 个，占全国医院总数的 42%。在全国普遍推行预约诊疗、分时段就诊、优质护理等便民惠民措施。医药费用过快上涨的势头得到控制，按可比价格计算，2009—2011 年，公立医院门诊次均医药费用和住院人均医药费用增长率逐年下降，三年间均下降 8 个百分点，公立医院费用控制初见成效。

**5. 卫生应急水平全面提高** 颁布《中华人民共和国突发事件应对法》《突发公共卫生事件应急条例》等法律法规，修正《传染病防治法》，推动卫生应急工作走上法制化和规范化轨道。以疾病预防控制体系、卫生监督体系和医疗体系为基础，初步建成统一指挥、布局合理、反应灵敏、运转高效、保障有力的突发公共事件卫生应急体系。建立完善卫生应急预案体系，覆盖突发急性传染病、不明原因疾病、中毒事件等突发公共卫生事件防控以及自然灾害、事故灾难、恐怖事件的医疗卫生救援和重大活动医疗卫生保障。建立国家、省（自治区、直辖市）、地（市）、县四级应急管理体制。建立卫生应急能力评估指标体系。国家组建了传染病控制、医疗救援、中毒处置、核和放射处置等 4 类 27 支国家级卫生应急队伍，地方也组建了各级突发公共事件卫生应急专业队伍。国家医药储备制度日趋完善，保障了应对突发公共卫生事件所需的医药产品。近年来，我国有效处置了传染性非典型肺炎、甲型 H1N1 流感、鼠疫、人禽流感等突发公共卫生事件，及时开展四川汶川特大地震、青海玉树地震、甘肃舟曲特大山洪泥石流灾害的紧急医学救援，顺利完成北京奥运会、上海世博会等大型活动的医疗卫生保障任务。

**6. 法定传染病和突发公共卫生事件实现网络直报** 2004 年，我国启用传染病和突发公共卫生事件网络直报系统，实现对 39 种法定传染病病例个案信息和突发公共卫生事件的实时、在线监测。截至 2012 年底，全国 100% 的疾病预防控制机构、98% 的县级及以上医疗机构和 94% 的乡镇卫生院实现了法定传染病网络直报。

**7. 慢性非传染性疾病防治** 2002 年以来，慢性病防控策略逐步实现由重治疗向防治结合的转变。国家级层面形成了以中国疾病预防控制中心、国家癌症中心和国家心血管病中心为主要技术支撑的慢性病防控格局。各地逐步形成了由疾控机构、基层医疗卫生机构、医院和专业防治机构共同构筑的慢性病防控工作网络。建立慢性病信息管理系统，实施慢性病综合监测，开展慢性病危险因素监测、慢性病患病监测、死因监测、营养健康状态监测、恶性肿瘤随访登记，建立和逐步完善覆盖全生命周期的围绕慢性病及其危险因素流行情况的慢性病信息系统，为国家开展慢性病防控工作提供科学的基础数据。

（王荣荣）

# 第十章

# 中国特色社会主义进入新时代和实现中华民族伟大复兴的中国梦时期的卫生发展（2012—2017）

## 第一节　新时代卫生健康工作方针的确立

### 一、我国卫生健康工作方针

党的十八大之后，中国特色社会主义进入新时代，卫生与健康工作面临着新挑战与新机遇。一方面，随着经济社会发展，我国医学技术和人民健康水平得到前所未有的提高。但同时也面临着疾病谱变化、工业化、城镇化、老龄化和健康需求增长等多重新挑战。另一方面，以习近平同志为核心的党中央把保障人民健康摆在优先发展的战略地位，作出了"实施健康中国战略"的重大部署，并将发展医疗卫生事业纳入统筹推进"五位一体"总体布局和协调推进"四个全面"战略布局之中，提出新时期卫生与健康工作方针，深化医疗卫生改革，为卫生健康事业的发展提供了新机遇。

2016 年 8 月，习近平总书记在全国卫生与健康大会上提出了新时期我国卫生与健康工作方针："以基层为重点，以改革创新为动力，预防为主，中西医并重，将健康融入所有政策，人民共建共享。"大会结束后，中共中央、国务院于 2016 年 10 月印发《"健康中国 2030"规划纲要》。新时期卫生健康工作方针明确了新时代卫生工作的目标与本质要求，是一切健康相关工作总的指导方针。从内涵上看，这六句话继承了以往卫生工作方针的思想精髓，保留了"预防为主，中西医并重"，贯穿着为人民健康服务的精神。方针把"以农村为重点"调整为"以基层为重点"，既涵盖农村又包含城镇基层社区，适应了城镇化的快速进程和城乡统筹发展的新要求，体现了我国在卫生与健康工作中一贯倡导的大众化与公平正义原则；增加了"改革创新""共建共享"的新元素，与新形势下国家总体发展战略和发展理念相协调，为卫生与健康工作增添了新活力；"将健康融入所有政策"则突出了大健康的新观念，展现了党和国家在维护人民群众健康上的决心。

新时期卫生与健康工作方针既与党在不同历史时期的卫生工作方针一脉相承，又体现了新发展理念的科学内涵，具有鲜明的时代特征，是对新形势下卫生与健康工作的总要求，是推进健康中国建设和制定相关政策的基本遵循。

### 二、健康中国战略

2015 年 10 月，党的十八届五中全会通过《中共中央关于制定国民经济和社会发展第十三个五年规划的建议》，明确提出"推进健康中国建设"的新目标。2016 年 8 月，全国卫生与健康大会召开，习近平总书记出席会议并作重要讲话。2016 年 10 月，中共中央、国务院发布了《"健康中国 2030"规划纲要》，提出了健康中国建设的目标和主要任务；2017 年 10 月，习近平总书记在党的十九大报告中明确提出实施健康中国战略，首次把健康中国提升为国家发展的重大战略，标志着新时代健康中国战略思想的成熟和落地。

"共建共享、全民健康"，是建设健康中国的战略主题。其核心内涵主要体现在，以人民健康为中心，坚持以基层为重点，以体制机制改革创新为动力，从广泛的健康影响因素入手，把人民健康放在优先发展的战略地位，把健康融入所有政策，全方位、全周期保障人民健康，大幅提高健康水平，显著促进健康公平。

《"健康中国 2030"规划纲要》中提出，到 2020 年，要建立覆盖城乡居民的中国特色基本医疗卫生制度，健康素养水平持续提高，健康服务体系完善高效，人人享有基本医疗卫生服务和基本体育健身服务，基本形成内涵丰富、结构合理的健康产业体系，主要健康指标居于中高收入国家前列。到 2030 年，促进全民健康的制度体系更加完善，健康领域发展更加协调，健康生活方式得到普及，健康服务质量和健康保障水平不断提高，健康产业繁荣发展，基本实现健康公平，主要健康指标进入高收入国家行列。到 2050 年，建成与社会主义现代化国家相适应的健康国家。

健康中国战略是在准确判断世界和中国卫生改革发展大势的基础上，在深化医改实践中形成的一项需求牵引型的国民健康发展战略。编制和实施《"健康中国 2030"规划纲要》是贯彻落实党的十八届五中全会精神、保障人民健康的重大举措，对全面建成小康社会、加快推进社会主义现代化具有重大意义。同时，这也是我国积极参与全球健康治理、履行我国对联合国"2030 年可持续发展议程"承诺的重要举措。

## 第二节　新时期的卫生筹资

### 一、卫生财政资金分配

2012—2017 年间，我国政府卫生支出、社会卫生支出、个人卫生支出等卫生费用均逐年上升，分别增长了约 0.9 倍、1.1 倍和 0.6 倍。但是，个人卫生支出比重持续下降，由 34.4% 下降到 28.8%，社会卫生支出由 35.6% 上升到 41.1%。这一结构性变化说明我国卫生筹资结构趋向合理，居民负担相对减轻，筹资公平性有所改善。卫生筹资系统的风险保护水平和再分配作用不断提高。

与此同时，我国积极引导卫生财政资金下沉基层，中央财政不断加大投入力度。2012 年，《国务院关于印发"十二五"期间深化医药卫生体制改革规划暨实施方案的通知》（国发〔2012〕11 号）指出，地方各级政府要积极调整财政支出结构，加大投入力度，转变投入机制，完善补偿办法，落实规划提出的各项卫生投入政策，将基层医疗卫生机构专项补助以及经常性收支差额补助纳入财政预算并及时、足额落实到位。在此基础上，落实基层医疗卫生机构承担基本公共卫生服务的经费，并按照填平补齐的原则，大力支持村卫生室、乡镇卫生院、社区卫生服务机构标准化建设。

2013—2017 年，各级财政对城市社区卫生服务中心、乡镇卫生院等基层医疗卫生机构的直接补助由 1 059 亿元增加到 1 808 亿元，年均增长 14.3%，占基层医疗卫生机构总收入的 44.2%。2017 年各级财政对供方的直接投入中，投向县乡两级医疗卫生机构的资金占 67.5%。同时，中央财政每年专门安排资金支持"全科专业住院医师规范化培训""农村订单定向医学生免费培养"等基层卫生健康人才培养项目，引导优秀人才和优质资源下沉，着力提升基层医疗卫生服务水平。

## 二、城乡居民大病保险

城乡居民大病保险是在基本医疗保障的基础上,对大病患者发生的高额医疗费用给予进一步保障的一项制度性安排,是基本医疗保障制度的拓展和延伸,是对基本医疗保障的有益补充。开展城乡居民大病保险,对城乡居民患大病发生的医疗费用给予进一步保障,可以解决群众反映强烈的因大病致贫、返贫问题,使人民群众不因疾病陷入经济困境;可以进一步完善城乡居民医疗保障制度,健全多层次医疗保障体系,有效提高重特大疾病保障水平;推动医保、医疗、医药互联互动,并促进政府主导与市场机制作用相结合,提高基本医疗保障水平和质量;充分发挥医疗保障互助共济的作用,促进社会公平正义。

为了进一步降低大病给患者带来的经济风险,江西等一些地区开始探索大病保险的有效形式。在地方实践经验的基础上,2012 年 8 月,国家发展改革委、卫生部、财政部、人力资源社会保障部、民政部、保监会六部门联合发布《关于开展城乡居民大病保险工作的指导意见》(发改社会〔2012〕2605 号),规定已经开展大病保险的地区可逐步扩大实施范围,未开展的地区先行试点,逐步推行。从城镇居民医保基金、新型农村合作医疗基金中划出一定比例或额度作为大病保险资金,实行市级统筹,鼓励高层次的统筹,以提高抗风险能力。参保人发生高额医疗费用时,由大病保险对经城乡居民基本医疗保险(城镇居民基本医疗保险与新型农村合作医疗的统称)按规定支付后个人负担的合规医疗费用给予保障,其中,实际支付比例不低于 50%,按费用高低分段,原则上费用越高支付比例越高。运行上采取商业保险机构承办大病保险的方式,发挥市场机制作用和商业保险机构专业优势,提高大病保险运行效率、服务水平和质量。

经过三年全国范围的实践,截至 2015 年 6 月,全国 90% 的地市州已启动实施,近 80% 开始待遇支付。大病保险对患者高额医疗费用的支付比例在基本医保之上平均提高 10～15 个百分点,有效减轻了大病患者高额医疗费用负担。

2015 年 8 月,《国务院办公厅关于全面实施城乡居民大病保险的意见》(国办发〔2015〕57 号)正式印发,文件要求大病保险全面覆盖城乡居民,完善多渠道筹资机制,保障范围要与城乡居民基本医疗保险相衔接,并逐步提高支付比例。截至 2017 年,大病保险已全面覆盖城镇居民基本医疗保险参保人员和新型农村合作医疗保险参合人员。

## 三、医疗救助的发展

该时期医疗救助制度进一步发展,医疗救助体系不断完善,建立疾病应急救助制度并积极发挥"保险＋救助"综合保障作用。

### （一）建立疾病应急救助制度

为解决患者因身份不明、无能力支付医疗费用等原因而得不到及时救治的问题,国务院办公厅于 2013 年发布《关于建立疾病应急救助制度的指导意见》,明确指出建立疾病应急救助制度,设立疾病应急救助基金,对在中国境内发生急重危伤病、需要急救但身份不明确或无力支付相应费用的患者支付医疗费用。加强疾病应急救助基金的管理,建立多方联动的工作机制,保障基本医疗服务需求。

同时,为加强医疗救助基金管理,保证基金的合理筹集和有效使用,2013 年,财政部制定了疾病应急救助基金和城乡医疗救助基金的管理办法。2013 年 8 月,财政部、国家卫生计生委印发《疾病应急救助基金管理暂行办法》(财社〔2013〕94 号),主要规定了应急救助基金的筹集事宜,合理确定了疾病应急救助的救助对象范围和救助标准。同年,为规范城乡医疗救助基金的管理和使用,提高使用效益,财政部会同民政部制定了《城乡医疗救助基金管理办法》(财社〔2013〕

217号），用于对城乡贫困家庭医疗救助的具体指导。

### （二）发挥"保险＋救助"综合保障作用

2015年，国务院办公厅发布《关于进一步完善医疗救助制度全面开展重特大疾病医疗救助工作的意见》（国办发〔2015〕30号），提出全面开展重特大疾病医疗救助工作。对重点救助对象和低收入救助对象经基本医疗保险、城乡居民大病保险及各类补充医疗保险、商业保险等报销后个人负担的合规医疗费用，直接予以救助；因病致贫家庭重病患者等其他救助对象负担的合规医疗费用，先由其个人支付，对超过家庭负担能力的部分予以救助。分类分段设置重特大疾病医疗救助比例和最高救助限额。原则上重点救助对象的救助比例高于低收入救助对象，低收入救助对象高于其他救助对象；同一类救助对象，个人自负费用数额越大，救助比例越高。对重点救助对象应当全面取消救助门槛；对因病致贫家庭重病患者可设置起付线，对起付线以上的自负费用给予救助。加强重特大疾病医疗救助与疾病应急救助制度的高效联动，将救助关口前移，主动对符合条件的疾病应急救助对象进行救助。

## 四、长期护理保险试点

随着老龄化进程的加快，我国失能老年人的数量也逐年上升，急需一种为子女分担压力的老年长期护理服务以及为此服务提供经济保障的老年健康保险产品，长期护理保险应运而生。长期护理保险是指对个体由于年老、疾病或伤残导致生活不能自理，需要在家中或疗养院治病医疗，由专人陪护所产生的费用进行支付的保险。长期护理保险制度可以为现有失能老年人提供服务保障，让失能老年人能够享受到更好的护理服务、安度晚年，同时也让千万家庭成员能够回归社会工作，解放劳动力的同时缓解经济压力，促进社会公平正义并维护社会稳定。

### （一）长期护理保险试点的建立

2016年6月，人力资源社会保障部办公厅印发《关于开展长期护理保险制度试点的指导意见》（人社厅发〔2016〕80号），主要目标为探索建立以社会互助共济方式筹集资金，为长期失能人员的基本生活照料和与基本生活密切相关的医疗护理提供资金或服务保障的社会保险制度。试点阶段基本政策为：以长期处于失能状态的参保人群为保障对象，重点解决重度失能人员基本生活照料和与基本生活密切相关的医疗护理等所需费用。主要覆盖职工基本医疗保险参保人群；资金可通过优化职工医保统账结构、划转职工医保统筹基金结余、调剂职工医保费率等途径筹集，并逐步探索建立互助共济、责任共担的长期护理保险多渠道筹资机制；筹资标准根据当地经济发展水平、护理需求、护理服务成本以及保障范围和水平等因素，按照以收定支、收支平衡、略有结余的原则合理确定；基金支付水平总体上控制在70%左右。具体实施办法和政策标准可视当地实际情况而定。

首批试点城市共15个，分别为：河北承德市、吉林长春市、黑龙江齐齐哈尔市、上海市、江苏南通市和苏州市、浙江宁波市、安徽安庆市、江西上饶市、山东青岛市、湖北荆门市、广东广州市、重庆市、四川成都市、新疆生产建设兵团石河子市。

### （二）长期护理保险的实施模式

从试点地区实践情况来看，各省市长期护理保险在筹资来源上主要分为单一筹资模式和多元筹资模式两种模式。在筹资标准上，主要有按比例和按定额筹资两种模式。在参保范围上主要有三种模式：覆盖城镇职工医疗保险参保人、覆盖城镇职工和城镇居民医疗保险参保人以及人群全覆盖。在支付范围上，各试点地区存在窄口径和宽口径两种模式：窄口径主要支付床位费和护理劳务费，不含护理耗材费和护理设备使用费等其他费用；宽口径主要支付床位费、服务费、设备使用费、护理耗材费等，还有将部分符合规定的药品费也纳入支付范围的情况。在支付方式上，存在按床日（月、年度）定额包干、按病种、按服务次数、按服务单元和发放现金补贴等五种模式,其中各试点城市结合机构护理和居家护理不同的服务提供方式,大多采用复合式的支付方式。在支付标准上,主要有三种模式:一是根据护理方式区分不同的支付比例,具体可分为两种模式——机构护理支付比例高和居家护理支付比例高,例如上海居家支付90%,养老机构支付85%;二是根据人群不同,享受待遇的高低不同;三是根据缴费年限的不同,待遇支付标准不同。

## 第三节　医疗服务体系建设

### 一、整合型医疗服务体系建设

党的十九大报告提出,要深化医药卫生体制改革,全面建立中国特色基本医疗卫生制度、医疗保障制度和优质高效的医疗卫生服务体系。但我国各级医疗卫生机构之间普遍缺乏有效沟通、互动协作,各自处于相互分离甚至无序竞争的状态,各个医疗服务机构不可能提供具有整体性、符合成本效益的医疗服务。

由于我国地区发展及健康需求的差异性,一些地区对医疗卫生服务体系整合进行了实践性探索,如镇江建立两大医疗服务集团、上海家庭医生制度以及三明模式、天长模式等。各地在实践过程中取得了一定的经验和成效,然而也存在一些问题:医疗联合体过于松散、公立医院单体扩张与医疗卫生服务体系整体规模效益存在冲突、患者自由流动意愿与医保自由就医政策为服务连续性带来实际挑战、区域卫生信息网络不完善、部分卫生行政部门积极性不高等。因此,整合医疗卫生服务体系显得尤为必要。2015年国务院发布的《全国医疗卫生服务体系规划纲要(2015—2020年)》(国办发〔2015〕14号)指出,优化医疗卫生资源配置,构建与国民经济和社会发展水平相适应、与居民健康需求相匹配、体系完整、分工明确、功能互补、密切协作的整合型医疗卫生服务体系。

**(一)以基层为重点推进医联体建设**

**1. 全面启动多种形式的医联体建设试点**　推动三级公立医院全部参与并发挥引领作用,综合医改试点省份每个地市以及分级诊疗试点城市至少建成一个有明显成效的医联体。探索对医联体实行医保总额付费等支付方式改革,引导医联体内部初步形成较为科学的分工协作机制和较为顺畅的转诊机制。

**2. 扎实推进家庭医生签约服务**　加强全科医生培养。以高血压、糖尿病等慢性病为重点,在医联体内加快推进家庭医生签约服务,优先覆盖老年人、孕产妇、儿童、残疾人等重点人群,以需求为导向做实家庭医生签约服务,2017年要把所有贫困人口纳入签约服务范围。通过签约服务,鼓励和引导居民在医联体内的基层首诊,上级医院对签约患者提供优先接诊、优先检查、优先住院等服务。

**3. 提供连续性诊疗服务**　鼓励护理院、专业康复机构等加入医联体。建立医联体内转诊机制,重点畅通向下转诊通道,将急性病恢复期患者、术后恢复期患者及危重症稳定期患者及时转诊至下级医疗机构继续治疗和康复,加强医疗卫生与养老服务相结合,为患者提供一体化、便利化的疾病诊疗—康复—长期护理的连续性服务。

**(二)拓展多层次多样化服务**

**1. 鼓励发展全科医疗服务**　支持社会力量举办、运营高水平全科诊所,建立包括全科医生、护士等护理人员以及诊所管理人员在内的专业协作团队,为居民提供医疗、公共卫生、健康管理等签约服务。鼓励社会办全科诊所提供个性化签约服务,构建诊所、医院、商业保险机构深度合作关系,打造医疗联合体。

**2．加快发展专业化服务**　积极支持社会力量深入专科医疗等细分服务领域，扩大服务有效供给，培育专业化优势。在眼科、骨科、口腔、妇产、儿科、肿瘤、精神、医疗美容等专科以及康复、护理、体检等领域，加快打造一批具有竞争力的品牌服务机构。

**3．全面发展中医药服务**　充分发挥中医药独特优势，鼓励社会力量以名医、名药、名科、名术为服务核心，提供流程优化、质量上乘的中医医疗、养生保健、康复、养老、健康旅游等服务。推进国家中医药健康旅游示范区、示范基地和示范项目建设。

### （三）医联体建设

开展医联体建设，是深化医改的重要内容。2013年全国卫生工作会议指出"要探索通过医疗服务联合体等形式，推进医院与社区一体化、县乡和乡村一体化，改善基本医疗卫生服务的便利性和可及性"。2016年，国家卫生计生委发布《关于开展医疗联合体建设试点工作的指导意见》（国卫医发〔2016〕75号），根据"十三五"相关规划及分级诊疗指导意见，首次提出医联体建设目标、原则和组织模式。2017年，国务院办公厅印发《关于推进医疗联合体建设和发展的指导意见》（国办发〔2017〕32号）提出，以落实医疗机构功能定位、提升基层服务能力、理顺双向转诊流程为重点，不断完善医联体组织管理模式、运行机制和激励机制，逐步建立完善不同级别、不同类别医疗机构间目标明确、权责清晰、公平有效的分工协作机制，推动构建分级诊疗制度，实现发展方式由以治病为中心向以健康为中心转变。

政策明确后，不少地方都在积极探索，因地制宜开展医联体建设。医联体建设工作取得初步成效。患者就医流向逐步变化；通过医联体内下派专家、技术扶持、人员培训以及设施设备支持等多种方式，基层的硬件和软件都得到进一步改善；在临床技术、医学检验、病理诊断、医学影像诊断、血液透析和消毒供应等方面，实现了医联体内部的资源共享、服务同质。通过规模和倍增效应，提升了诊疗水平，降低了医疗费用；财政、价格、医保等配套建设初见成效，医联体上下贯通的互动衔接机制逐渐形成，医联体大范围向紧密型转变。

## 二、基层医疗卫生服务体系建设

围绕"保基本、强基层、建机制"的改革目标，我国在卫生服务体系改革方面率先启动基层卫生综合改革，加强基层卫生改革的顶层设计，建立健全基层卫生改革相关政策，鼓励各地积极探索、主动作为，推动基层卫生改革持续深入。在顶层设计不断完善的背景下，基层医疗卫生服务机构得到快速发展，基础设施建设明显增强，基层医疗卫生机构的公益性日益凸显，多渠道补偿机制日益健全，基层卫生服务模式转变日益加速，基层医疗卫生机构服务能力有所增强，基层卫生综合改革取得积极进展和初步成效。

### （一）基层卫生体制机制改革

2013年2月，为进一步深化改革，扩大医改成果，国务院办公厅下发了《关于巩固完善基本药物制度和基层运行新机制的意见》（国办发〔2013〕14号），在总结2009—2012年基层卫生改革的基础上，国务院办公厅要求各地对基本药物制度和基层运行新机制进行巩固和完善，基层卫生改革进入运行新机制稳步推进阶段。2013年8—9月，国务院办公厅对该文件的落实情况进行了专题督查，推动各地持续实施基层卫生综合改革。2014年，根据国务院办公厅督查报告的意见和建议，国家卫生计生委在全国范围内选择了17个城市34个县（市、区）作为基层卫生综合改革重点联系点，要求各联系点在基层卫生综合改革的体制机制上有所突破。

### （二）医疗卫生服务能力建设

2014年9月，国家卫生计生委印发《关于进一步加强基层医疗卫生机构药品配备使用管理工作的意见》（国卫药政发〔2014〕50号），允许基层医疗机构除基本药物外，还可从医保或新农合药品报销目录中，配备使用一定数量或比例的非基本药物，落实零差率销售。2015年，国务院办公厅印发《关于全国医疗卫生服务体系规划纲要（2015—2020 年）的通知》（国办发〔2015〕14 号），对基层医疗卫生机构的功能定位、机构设置和床位设置进行了详细的规定。另外，国家卫生计生委、国家中医药管理局出台《关于进一步规范社区卫生服务管理和提升服务质量的指导意见》（国卫基层发〔2015〕93 号），致力于规范社区卫生服务管理和提升社区卫生服务质量。2016 年 6 月，国务院医改办、国家卫生计生委、国家发展改革委、民政部、财政部、人力资源社会保障部和国家中医药管理局联合发布《关于推进家庭医生签约服务的指导意见》（国医改办发〔2016〕1 号），旨在转变基层医疗卫生服务模式，强化基层医疗卫生服务网络功能，推动医疗卫生工作重心下移、资源下沉，让群众拥有健康守门人，增强群众对改革的获得感，为实现基层首诊、分级诊疗奠定基础。

# 三、分级诊疗制度

分级诊疗制度是指按照疾病的轻、重、缓、急及治疗的难易程度进行分级，不同级别的医疗机构承担不同疾病的治疗，可概括为"基层首诊、双向转诊、急慢分治、上下联动"。基层首诊是指坚持群众自愿的原则，通过政策引导，鼓励常见病、多发病患者首先到基层医疗卫生机构就诊。对于超出基层医疗卫生机构功能定位和服务能力的疾病，由基层医疗卫生机构为患者提供转诊服务。双向转诊是指通过完善转诊程序，重点畅通慢性期、恢复期患者向下转诊，逐步实现不同级别和类别医疗机构之间的有序转诊。急慢分治是通过完善亚急性、慢性病服务体系，将度过急性期患者从三级医院转出，落实各级各类医疗机构急慢病诊疗服务功能。上下联动是在医疗机构之间建立分工协作机制，以促进优质医疗资源下沉为重点，推动医疗资源合理配置和纵向流动。

## （一）分级诊疗制度的建立与完善

随着社会经济的发展与进步，我国经历着人口老龄化、城镇化的过程，居民基本健康需求增长迅速并呈现多样化的特点，给基本医疗卫生服务体系的建立与完善带来了挑战，主要体现在现有医疗服务体系布局不完善、优质医疗资源不足和配置不合理，不能有效满足激增的预防、治疗和康复、护理等服务需求。

2012 年 4 月 14 日，《国务院办公厅关于印发深化医药卫生体制改革 2012 年主要工作安排的通知》（国办发〔2012〕20 号）中提出，"鼓励有条件的地方开展全科医生执业方式和服务模式改革试点，推行全科医生（团队）与居民建立稳定的契约服务关系。鼓励基层医疗卫生机构提供中医药等适宜技术和服务。建立健全分级诊疗、双向转诊制度，积极推进基层首诊负责制试点"。

2013 年 7 月 18 日，《国务院办公厅关于印发深化医药卫生体制改革 2013 年主要工作安排的通知》（国办发〔2013〕80 号）中提出，要"研究推进基层首诊负责制试点，建立健全分级诊疗、双向转诊制度和机制，增强医疗服务连续性和协调性"。2013 年 11 月 9 日，党的十八届三中全会明确提出要"完善合理分级诊疗模式"，首次将分级诊疗制度建设写进了党的最高会议的报告中。

2014 年 3 月 5 日，李克强总理在政府工作报告中，明确提出"巩固完善基本药物制度和基层医疗卫生机构运行新机制。健全分级诊疗体系，加强全科医生培养，推进医师多点执业，让群众能够就近享受优质医疗服务"，首次将分级诊疗制度建设写进了政府工作报告。

从 2009 年新医改开始，经过五年的实践探索、广泛论证调研，2015 年 9 月 8 日发布《国务院办公厅关于推进分级诊疗制度建设的指导意见》（国办发〔2015〕70 号）。文件中明确提出："到 2020 年，分级诊疗服务能力全面提升，保障机制逐步健全，布局合理、规模适当、层级优化、职责明晰、功能完善、富有效率的医疗服务体系基本构建，基层首诊、双向转诊、急慢分治、上下联动的分级诊疗模式逐步形成，基本建立符合国情的分级诊疗制度。"这标志着我国分级诊疗制度正式建立。

2016 年，国家卫生计生委、国家中医药管理局印发了《关于推进分级诊疗试点工作的通知》（国卫医发〔2016〕45 号），标志着我国分级诊疗制度的进一步完善。分级诊疗制度建设是一个系统工程，近年来不断从医疗机构功能定位、基层服务能力建设、家庭医生签约服务、全科医生制度建设、医疗联合（共同）体建设、信息化建设等多方面进行加强，完善分级诊疗政策制度体系。

### （二）分级诊疗的典型做法

在国家相关政策的指导下，各地因地制宜，积极探索分级诊疗的不同模式，积累了一定的经验，为完善我国分级诊疗体系发挥了重要作用。由于各地经济社会发展状况不同，分级诊疗的实施模式有所差异。比较典型的分级诊疗模式主要有：家庭医生签约服务式、医疗保险政策引导式、医联体式、慢性病管理式。

上海和杭州等地区探索了家庭医生签约服务式分级诊疗模式。做法是使全科医生与辖区内居民通过签订协议，为签约家庭提供综合的、全方位的健康管理服务。上海从 2011 年开始启动家庭医生签约试点，加大家庭医生培训和激励力度，优化签约服务内涵，提升服务能力，引导居民逐步了解和接受家庭医生服务。2015 年，上海在原有基础上发展形成了"1+1+1"医疗机构组合签约试点，居民在与 1 位家庭医生签约的基础上，再选择 1 家区级、1 家市级医院签约。签约居民在就诊流程、配药种类和数量等方面均可享有一些优惠政策，在签约组合内可任意选择一家医疗机构就诊；若需要到组合外医疗机构就诊，必须由家庭医生转诊。在保障居民享受签约服务的同时，逐步引导居民改变就医习惯，形成合理就医秩序。居民签约率、基层首诊率逐年提高。

福建省厦门市等地区探索以慢性病管理为主的分级诊疗模式。以厦门市为例，厦门由大医院专科医师、基层家庭医师和健康管理师共同组成的"三师共管"团队开展家庭医生签约服务，以慢性病为突破口，带动其他一般常见病、多发病等普通疾病的诊疗下沉到社区，优先覆盖老年人、慢性病患者、结核病患者、计划生育特殊家庭等重点人群，着力完善签约服务方式、内容、收付费、考核、激励机制、技术支撑和家庭医生职业保障措施等。建立健全签约服务的内在激励与外部支撑机制，为群众提供综合、连续、协同的基本医疗卫生服务。大医院接诊压力得到缓解，基层服务能力、百姓信任度和满意度进一步提升。2018 年高血压、糖尿病签约患者在基层就诊比例超过 90%，家庭医生签约覆盖率超过 40%，重点人群、中老年人签约覆盖率为 75% 左右。厦门"三师共管"模式下的分级诊疗，在促进患者基层首诊、增强慢性病防控效果等方面取得突破性进展。

青海省等地区利用医疗保险政策引导患者合理就医。例如，青海省率先在全省范围内开展分级诊疗制度，在实施过程中，紧密结合双向转诊制度、医疗费用控制以及医疗保险支付方式改革，全面推动分级诊疗。通过简化转诊的办理手续、明确转诊的程序，进一步完善相关政策。充分发挥医疗保险的调控作用，严格控制医疗机构转诊情况，将其转诊的落实情况与医疗保险定点资格联动，同时全面开展总额控制付费。通过完善医疗保险差别化支付制度，规定不同等级医疗机构不同报销比例和服务价格，促使医疗机构调整自身功能定位，从而引导患者合理就医。

北京、江苏等地区探索以组建医联体为主的分级诊疗模式。通常由区域内三级医院、二级医院和社区卫生服务机构（乡村两级）联合组成，医联体内部实行资源共享、信息互通、双向转诊。北京在 2013 年正式开展医联体建设工作，探索推广医联体式分级诊疗。截至 2018 年，北京市组建了 60 个左右区域联合体，由 50 多家核心医院和 500 多家合作机构组成，基本实现了服务人群的覆盖。近年来，医联体内双向转诊患者明显增加。江苏省镇江市 2009 年底就开始探索以资产、技术为纽带，在市区组建实体整合和虚拟整合的两大医疗集团，均以三甲医院为核心，纳入二级医院、专科医院和社区卫生服务中心，满足了市区大部分居民的基本医疗卫生服务需求。

## 四、公立医院综合改革

2012 年，公立医院改革开始由局部试点转向全面推进。国务院出台《"十二五"期间深化医药卫生体制改革规划暨实施方案》(国发〔2012〕11 号)和《国务院关于印发卫生事业发展"十二五"规划的通知》(国发〔2012〕57 号)中，重申了《关于公立医院改革试点的指导意见》(卫医管发〔2010〕20 号)中提出的改革内容，提出以县级公立医院为重点全面推进改革，同时继续城市公立医院改革的试点工作。为此，国务院办公厅印发《关于县级公立医院综合改革试点意见的通知》(国办发〔2012〕33 号)，要求以破除"以药补医"机制为关键环节，以改革补偿机制和落实医院自主经营管理权为切入点，统筹推进管理体制、补偿机制、人事分配、价格机制、医保支付制度、采购机制、监管机制等综合改革，并在 18 个省份选择了 311 个县(县级市)进行综合改革试点。

2014 年 3 月，国家卫生计生委、财政部等五部门联合印发了《关于推进县级公立医院综合改革的意见》(国卫体改发〔2014〕12 号)，在继续推动首批 311 个试点县综合改革的基础上，进一步在全国确定了 700 个试点县开展综合改革，将全国超过 50% 的县市纳入试点范围。

2015 年，国务院办公厅下发了《关于全面推开县级公立医院综合改革的实施意见》(国办发〔2015〕33 号)，各地全面推开县级公立医院综合改革，积极落实政府办医职责，推进管理体制改革，建立公立医院运行新机制，创新人事和薪酬制度。同年，国务院办公厅下发了《关于城市公立医院综合改革试点的指导意见》(国办发〔2015〕38 号)，明确了公立医院改革的主要目标、关键环节和重点任务，使公立医院改革的路径逐步清晰；强化了对公立医院改革效果的监测评价，凝练地方改革经验，加快公立医院改革进程。

2016 年，城市公立医院改革试点进一步扩大至 200 个城市，覆盖了全国 2/3 的地级市。城市公立医院改革的逻辑顺序和路径更为清晰，各地通过药品分类采购，实行"两票制"，规范诊疗用药行为，为医疗服务价格调整腾出空间，进一步理顺医疗服务价格，落实政府投入责任，建立新的运行机制。县级公立医院改革从全面推进向示范引领转变。在第一批综合医改试点省中确定了江苏启东、福建尤溪、安徽天长、青海互助 4 个县(市)开展县级公立医院综合改革示范工作，发挥样板效应，力争形成可复制、可推广的典型经验。经过努力，4 个示范县(市)初步形成了各具特点、适合不同经济社会发展水平的特色经验。2016 年 12 月，国务院印发了《"十三五"深化医药卫生体制改革规划》(国发〔2016〕78 号)，明确提出："建立科学有效的现代医院管理制度。深化县级公立医院综合改革，加快推进城市公立医院综合改革。到 2017 年，各级各类公立医院全面推开综合改革，初步建立决策、执行、监督相互协调、相互制衡、相互促进的管理体制和治理机制。到 2020 年，基本建立具有中国特色的权责清晰、管理科学、治理完善、运行高效、监督有力的现代医院管理制度，建立维护公益性、调动积极性、保障可持续的运行新机制和科学合理的补偿机制。"

2017 年 4 月，国家卫生计生委等部门联合印发《关于全面推开公立医院综合改革工作的通知》(国卫体改发〔2017〕22 号)，提出全面推开城市公立医院综合改革，拓展深化县级公立医院综合改革。实行了 60 多年的"以药补医"政策彻底退出历史舞台，公立医院综合改革取得里程碑式突破。2017 年 7 月，国家卫生计生委等七部门联合印发《关于做好国家卫生计生委和国家中医药局属管医院参加属地公立医院综合改革有关工作的通知》(国卫体改发〔2017〕38 号)，要求国家卫生计生委、国家中医药局属管医院全部参加属地公立医院综合改革。同时，国务院办公厅印发了《关于建立现代医院管理制度的指导意见》(国办发〔2017〕67 号)，全面系统地描绘了现代医院管理制度的基本框架和重点任务，各地围绕关键问题和重点任务，积极探索，有力推动了现代医院管理制度顺利落地实施。

公立医院综合改革进程见表 10-1。

表10-1　公立医院综合改革进程

| 政策名称 | 发文字号 | 发文时间 | 发文部门 | 主要内容 |
|---|---|---|---|---|
| 《国务院关于印发"十二五"期间深化医药卫生体制改革规划暨实施方案的通知》 | 国发〔2012〕11号 | 2012年3月21日 | 国务院 | "十二五"期间要把县级公立医院改革放在突出位置,拓展深化城市公立医院改革 |
| 《国务院办公厅印发关于县级公立医院综合改革试点意见的通知》 | 国办发〔2012〕33号 | 2012年6月14日 | 国务院办公厅 | 要求以破除"以药补医"机制为关键环节,以改革补偿机制和落实医院自主经营管理权为切入点,统筹推进管理体制、补偿机制、人事分配、价格机制、医保支付制度、采购机制、监管机制等综合改革,并在18个省份选择了311个县(县级市)进行综合改革试点 |
| 《关于印发推进县级公立医院综合改革意见的通知》 | 国卫体改发〔2014〕12号 | 2014年3月26日 | 国家卫生计生委等五部门 | 进一步推进医药卫生体制改革,指导各地加快县级公立医院改革步伐,巩固扩大改革成效 |
| 《国务院办公厅关于全面推开县级公立医院综合改革的实施意见》 | 国办发〔2015〕33号 | 2015年5月8日 | 国务院办公厅 | 把深化公立医院改革作为保障和改善民生的重要举措,各地全面推开县级公立医院综合改革 |
| 《国务院办公厅关于城市公立医院综合改革试点的指导意见》 | 国办发〔2015〕38号 | 2015年5月17日 | 国务院办公厅 | 加快推进城市公立医院改革,充分发挥公立医院公益性质和主体作用 |
| 《"十三五"深化医药卫生体制改革规划》 | 国发〔2016〕78号 | 2016年12月27日 | 国务院 | 深化县级公立医院综合改革,加快推进城市公立医院综合改革 |
| 《关于全面推开公立医院综合改革工作的通知》 | 国卫体改发〔2017〕22号 | 2017年4月19日 | 国家卫生计生委等七部门 | 把全面推开公立医院综合改革放在更加突出位置来抓,确保公立医院综合改革取得新进展、再上新台阶 |

## 五、医疗卫生综合监管制度

　　卫生计生综合监督行政执法工作(含中医)是卫生计生工作的重要组成部分,加强卫生计生综合监督行政执法是维护群众健康权益的重要保障。长期以来,在党和政府的高度重视下,卫生计生监督执法工作成效显著,行业监管能力不断增强,依法执业、依法行政力度不断加大。然而,卫生计生监督执法点多、面广、线长,卫生计生监督机构性质不明确、执法权力分散、保障不到位、人员短缺和中医监督体系不完善等问题日益突出,现行卫生计生综合监督行政执法体制机制已明显不适应综合监督行政执法工作面临的新形势、新任务。因此,遵循整合资源、转变职能、综合执法、提高效率的原则,完善卫生计生综合监督行政执法体系,在卫生计生领域内推进综合监督行政执法迫在眉睫。

　　2015年11月,国家卫生计生委等六部门联合印发《关于进一步加强卫生计生综合监督行政执法工作的意见》(国卫监督发〔2015〕91号)。文件要求:整合卫生计生监督行政执法资源,大力推进综合监督行政执法,加强卫生计生综合监督行政执法队伍建设;强化监督执法,健全行政执法制度,确保严格规范公正文明执法;建立健全卫生计生综合监督行政执法工作的保障机制,充实配备监督执法人员。

　　2016年,《国务院办公厅关于印发深化医药卫生体制改革2016年重点工作任务的通知》(国办发〔2016〕26号)中指出,要继续完善医疗卫生监管制度,主要内容包括:进一步健全综合监管工作机制；建立医疗卫生机构医疗费用等信息公开机制，加强卫生全行业监管；加大医疗卫生行业监督执法力度，严厉打击各种形式的非法行医和其他违法违规行为。构建完善政府监管主导、第三方广泛参与、医疗卫生机构自我管理和社会监督为补充的多元化综合监管体系。同时，《"健康中国 2030"规划纲要》也提出要完善基本医保基金监管制度，提高医保基金管理水平，加大对骗保欺诈等医保违法行为惩戒力度。推动颁布并实施《中华人民共和国中医药法》，修正实施《药品管理法》，加强重点领域法律法规的立法和修订工作。

## 六、基本药物制度

为了巩固基本药物制度，深化基层医疗卫生机构管理体制、补偿机制、药品供应、人事分配等方面的综合改革，2013 年 2 月，国务院办公厅发布《关于巩固完善基本药物制度和基层运行新机制的意见》（国办发〔2013〕14 号），坚持保基本、强基层、建机制，着力解决基层医改面临的新问题，不断完善政策体系，健全长效机制。一是完善基本药物采购和配送；保障基本药物供应配送和资金支付；国家基本药物目录原则上每三年调整一次。省级人民政府统一增补本省（自治区、直辖市）目录外药品品种；严格执行诚信记录和市场清退制度。二是引导基层医务人员规范使用基本药物，鼓励非政府办的医疗机构使用基本药物，加强药品质量安全监管。三是深化编制、人事和收入分配改革，加强对基层医疗卫生机构的考核，提高基层医疗卫生机构人员待遇。四是完善对基层医疗卫生机构的多渠道补偿机制，保障基本公共卫生服务经费。五是加强基层医疗卫生机构的人才培养，优化乡村医生服务队伍，进一步提升基层医疗卫生服务能力。

### （一）国家基本药物目录管理

为巩固完善基本药物制度，建立健全国家基本药物目录遴选调整管理机制，多部门合作对《国家基本药物目录管理办法（暂行）》（卫药政发〔2009〕79 号）调整，形成了《国家基本药物目录管理办法》，并发布《关于印发国家基本药物目录管理办法的通知》（国卫药政发〔2015〕52 号），确定了国家基本药物目录遴选和调整的原则、范围、程序和工作方案。要求国家基本药物遴选应当按照防治必需、安全有效、价格合理、使用方便、中西药并重、基本保障、临床首选和基层能够配备的原则，结合我国用药特点，参照国际经验，合理确定品种（剂型）和数量；国家基本药物目录的制定应当与基本公共卫生服务体系、基本医疗服务体系、基本医疗保障体系相衔接；实行动态管理，原则上每三年调整一次。2015 年更新了国家基本药物目录，这是自 2009 年建立国家基本药物制度以来，国家基本药物目录更新的第三版。

### （二）"零差率"政策的改革

自 2009 年起，政府开始推行基层医疗卫生机构实行基本药物零差率销售。2012—2013 年，药品零差率政策开始在更多县级医院中实施。明确逐步将公立医院补偿由服务收费、药品加成收入和财政补助三个渠道改为医疗服务收费和财政补助两个渠道。

2013—2014 年，部分地区的市级和省级三级以上大医院也开始试点零差率政策。改革内容概括为"一减二调一补"：减少药品费用；调整医疗服务价格，适当提高技术劳务为主的诊疗服务价格；调整医保政策，基本医疗保险按调整后的医药价格执行；加大对医院的财政补助。

## 七、医药卫生信息化建设

"十一五"时期，我国卫生信息化建设步伐加快，在临床医疗服务、公共卫生服务和电子病例等领域的效果逐步显现。但长期以来，卫生信息化建设缺乏顶层设计与规划，标准和规范应用滞后，导致信息不能互联互通，信息资源共享程度较低；居民电子健康档案和电子病历数据资源库建设滞后，难以适应当前深化医改的需要。

为建设适应卫生改革与发展需求的信息化体系,提高卫生服务与管理水平,2012年,卫生部、国家中医药管理局印发了《关于加强卫生信息化建设的指导意见》(卫办发〔2012〕38号),提出了卫生信息化建设的"35212"框架。建立国家、省、区域(地市或县级)三级卫生信息平台,实现跨省或跨地区信息共享及业务协同,实时采集生成汇总数据,主要为决策者、管理者提供信息服务,国家级信息平台要统筹卫生综合管理以及疾病预防控制、卫生监督、新农合等现有信息系统,整合功能,共享信息。加强公共卫生应用信息系统、医疗服务应用信息系统、医疗保障应用信息系统、药品供应保障应用信息系统和综合管理应用信息系统的建设。建立居民电子健康档案和电子病历基础数据库,方便居民享受医疗卫生服务和进行个人健康管理。健全覆盖全行业的卫生信息网络。建立卫生信息标准体系和安全体系,加强卫生信息标准开发的组织保障,支持基础性卫生信息标准研发和应用,统一卫生领域各种术语信息标准和代码标准,完善相应的交换标准和技术标准。完善中医药信息系统建设,建设中医药电子政务管理系统,构建中医药专项、转移支付等预算管理监控平台,开展满足中医药需求的综合统计管理信息系统,实现中医药数据的实时采集、整理、汇总和分析功能。

2013年,国家卫生计生委和中医药局印发《关于加快推进人口健康信息化建设的指导意见》(国卫规划发〔2013〕32号)指出,随着计生体系的融入,过去的五项业务增加计划生育这一项变为六项业务,两大基础数据库增加全员人口信息数据库变成三大基础数据库,国家卫生信息化从"35212"变成"46312"。其中,"4"代表4级卫生信息平台,分别是国家级人口健康管理平台、省级人口健康信息平台、地市级人口健康区域信息平台及区县级人口健康区域信息平台;"6"代表6项业务应用,分别是公共卫生、医疗服务、医疗保障、药品管理、计划生育、综合管理;"3"代表3个基础数据库,分别是电子健康档案数据库、电子病历数据库和全员人口信息数据库;"1"代表1个融合网络,即人口健康统一网络;最后一个"2"是人口健康信息标准体系和信息安全防护体系。依托中西医协同公共卫生信息系统、基层医疗卫生管理信息系统、医疗健康公共服务系统,打造全方位、立体化的国家卫生计生资源体系。

从2015年开始,随着分级诊疗作为医改任务重点推进,原有的区域医疗信息系统难以全面满足分级诊疗、远程医疗、医联体业务开展等需求。为满足发展的需要,积极发展远程医疗、疾病管理等网络业务应用,整合健康管理及医疗信息资源,推动预约诊疗、线上支付、在线随访以及检查检验结果在线查询等服务,2015年7月,国务院发布《关于积极推进"互联网+"行动的指导意见》(国发〔2015〕40号),该文件成为"互联网+医疗"发展的重要起点和依据。此后,我国积极开展健康医疗大数据应用发展试点示范工作,实施"互联网+健康医疗"服务,通过信息化手段,放大群众的获得感。发展基于互联网的医疗卫生服务,充分发挥互联网、大数据等信息技术手段在分级诊疗中的作用。探索设置医学影像诊断中心、医学检验实验室等独立医疗机构,实现区域资源共享。

## 第四节　公共卫生的发展

### 一、疾病预防控制事业的发展

进入新时代后,随着我国工业化、城市化的快速发展,重大传染病流行形势依然严峻,慢性非传染性疾病和精神疾病对人民群众的健康威胁日益加大,新发传染病以及传统烈性传染病的潜在威胁不容忽视。2012—2017年,我国坚定不移地贯彻预防为主的方针,坚持防治结合、联防联控、群防群控,不断完善疾病预防控制体制、体系建设、策略措施,疾病预防控制工作取得明显成效。据国家疾病预防控制局"全国法定传染病疫情"数据显示,2012—2017年,全国甲乙类传染病发病率逐年下降，未发生重大传染病大规模流行，艾滋病传播得到有效控制，肺结核发病率从 2012 年的 70.62/10 万降至 2017 年的 60.53/10 万，2017 年血吸虫病发病率控制在 0.09/10 万的极低水平。

### （一）健全疾病预防控制法律法规政策体系

全国人大制定或修正了《中华人民共和国精神卫生法》(2012 年 10 月 26 日通过)、《中华人民共和国传染病防治法》(2013 年 6 月 29 日修正)等法律。并陆续印发了艾滋病、结核病、地方病、慢性病等重大疾病防治规划，发布实施防控类标准百余项。2015 年 11 月 19 日，国务院批复国家卫生计生委，同意建立国务院防治重大疾病工作部际联席会议制度，该制度极大提高了疾病防控工作的法制化、制度化、标准化、规范化程度。

### （二）做好重大疾病防控

2012 年 10 月 8 日，《国务院关于印发卫生事业发展"十二五"规划的通知》(国发〔2012〕57 号)指出，要"继续开展重大传染病、寄生虫病、地方病防治"，并重点推进重点传染病（艾滋病、结核病、乙肝、血吸虫病等)防控、扩大国家免疫规划、人畜共患病防治、重点地方病防控、重大慢性病防控和精神疾病防治等方面的工作。2016 年 10 月，中共中央、国务院印发了《"健康中国 2030"规划纲要》，在继续关注上述重点工作的基础上，进一步指出要"加强重大传染病防控，完善传染病监测预警机制"。

### （三）大力加强慢性病防治

《国务院关于印发卫生事业发展"十二五"规划的通知》指出，"全面实施慢性病综合防控策略，加强慢性病高危人群发现和预防性干预工作"，并重点推进慢性病基层综合防控、贫困地区高血压患者和糖尿病患者免费药物治疗、"全民健康生活方式"行动开展、慢性病综合防控示范区创建、心脑血管疾病的筛查和防治、重点癌症筛查和早诊早治、以儿童为重点的伤害干预、建立重性精神疾病病例报告制度、完善社会心理支持和心理卫生服务体系等方面工作。2016 年 10 月，中共中央、国务院印发《"健康中国 2030"规划纲要》，在继续关注上述重点工作的同时，进一步指出"实施慢性病综合防控战略，加强国家慢性病综合防控示范区建设"。

### （四）大力加强精神卫生与口腔卫生管理

《国务院关于印发卫生事业发展"十二五"规划的通知》指出，"建立重性精神疾病病例报告制度，加强管理治疗，使贫困重性精神疾病患者得到抗精神病药物治疗和紧急救助""逐步完善社会心理支持和心理卫生服务体系，加强制度化和规范化管理""加强龋病和牙周病防治，扩大儿童口腔疾病综合干预覆盖面。采取有效措施防治常见致盲性眼病，继续开展白内障患者复明工程"。2016 年 10 月，中共中央、国务院印发《"健康中国 2030"规划纲要》，在继续关注上述重点工作的基础上，进一步指出："加强心理健康服务体系建设和规范化管理。加大全民心理健康科普宣传力度，提升心理健康素养。加强对抑郁症、焦虑症等常见精神障碍和心理行为问题的干预，加大对重点人群心理问题早期发现和及时干预力度。加强严重精神障碍患者报告登记和救治救助管理。全面推进精神障碍社区康复服务。提高突发事件心理危机的干预能力和水平。"

## 二、妇幼健康事业的发展

妇女儿童健康是全民健康的基石，是衡量社会文明进步的标尺，是人类可持续发展的前提，也是实现健康中国战略目标的重要支撑。进入新时代后，我国妇幼健康事业迎来了新的历史发展时期。妇幼健康工作顺应时代要求和人民期盼，在全力保障母婴安全基础上，加强政策和服务资源整合，积极推进妇幼健康全程服务，对儿童早期发展进行监测管理，创新出生缺陷综合防治，深度参与妇幼健康全球治理。《中国卫生统计年鉴》和《中国卫生和计划生育统计年鉴》的数据显示，2012—2017 年，影响我国妇女儿童健康的重点问题逐步得到解决，妇女儿童健康水平不断提高, 孕产妇死亡率从 2012 年的 24.5/10 万下降到 2017 年的 19.6/10 万, 婴儿死亡率从 2012 年的 10.3‰ 下降到 2017 年的 6.8‰, 5 岁以下儿童死亡率从 2012 年的 13.2‰ 下降到 2017 年的 9.1‰, 2017 年孕产妇住院分娩率达到 99.9%。

### （一）健全妇幼健康法律法规政策体系

全国人大陆续修正了《中华人民共和国未成年人保护法》(2012 年 10 月 26 日修正)、《中华人民共和国人口与计划生育法》(2015 年 12 月 27 日修正)、《中华人民共和国母婴保健法》(2017 年 11 月 4 日修正)等法律, 将保障妇女儿童健康权益上升为国家意志。同时, 国务院还制定或修订了《女职工劳动保护特别规定》(2012 年 4 月 28 日公布)、《中华人民共和国母婴保健法实施办法》(2017 年 11 月 17 日修订)等法规, 细化政策措施, 推进各级政府部门和全社会支持, 保障妇幼健康。妇女和儿童健康也已被纳入党和国家重要政策和规划, 在《中华人民共和国国民经济和社会发展第十三个五年规划纲要》《"健康中国 2030"规划纲要》等重要文件中, 提出了明确的目标要求和政策措施, 将妇幼健康核心指标和重点政策措施纳入各级政府目标考核, 推动各项工作落实。制定和完善妇幼健康相关规范和标准, 加强全行业管理, 逐步形成系统完备的妇幼健康政策体系。

### （二）加强妇幼保健机构能力建设

加强市、县级妇幼保健机构能力建设, 建立健全省、市、县三级健康教育工作网络, 重点加强省、市级健康教育能力建设, 提升乡镇卫生院、社区卫生服务中心健康教育能力, 完善健康素养监测体系。城乡妇幼健康服务网络建设不断增强, 逐步形成了以妇幼保健机构为核心、以基层医疗卫生机构为基础、以大中型综合医院及专科医院和相关科研教学机构为支撑的, 保健与临床相结合的具有中国特色的妇幼健康服务网络。在公共卫生与临床结合上进行了探索与创新, 步入实践整合医学方面的前沿。

### （三）持续提升妇幼健康水平

继续做好以宫颈癌和乳腺癌筛查为重点的农村常见病防治工作, 继续实施农村孕产妇住院分娩补助政策。建立危重孕产妇绿色通道和新生儿急救中心, 提高产科、儿科服务质量。继续做好降低孕产妇死亡率和消除新生儿破伤风工作。加大出生缺陷干预力度, 开展出生缺陷三级综合防治工作。加强婚前孕前保健宣传教育、产前筛查和产前诊断、新生儿疾病筛查管理, 降低严重多发致残的出生缺陷发生率。加强儿童保健服务和管理, 着力改善儿童健康状况。加强爱婴医院管理, 提高母乳喂养率, 促进婴幼儿科学喂养。推广儿童疾病综合管理等适宜技术, 重点提高农村医疗卫生机构的儿童常见病诊治、现场急救、急危重症患儿处理和转诊能力。降低儿童营养不良和贫血患病率。

## 三、重大突发公共卫生应急体系建设

健全重大突发公共卫生应急体系是保障人民生命安全和身体健康的迫切需要, 也是防范化解重大风险挑战、维护国家安全的重要举措, 更是健全国家治理体系、提升国家治理能力的必然要求。进入新时代后, 重大传染病流行形势依然严峻。在此阶段, 我国重大突发公共卫生应急体系建设的主要任务是: 加快突发公共事件卫生应急体系建设, 形成指挥统一、布局合理、反应灵敏、运转高效、保障有力的突发公共事件卫生应急体系。

进入新时代后, 以习近平同志为核心的党中央将加强公共卫生防疫和重大传染病防控作为保护人民群众生命安全和身体健康、推进国家治理体系和治理能力现代化的重要内容, 深入推进健康中国建设和爱国卫生运动, 公共卫生服务体系建设稳步发展。

### （一）健全重大突发公共卫生应急法律法规政策体系

全国人大陆续修订了《传染病防治法》等法律。重大突发公共卫生应急也被纳入党和国家众多重要政策和规划, 如《国务院关于印发卫生事业发展"十二五"规划的通知》《"健康中国 2030"

规划纲要》《国务院关于印发"十三五"卫生与健康规划的通知》,为我国重大突发公共卫生应急体系建设指明了方向和重点。

### (二)建立国务院防治重大疾病工作部际联席会议制度

2015年11月19日,国务院以国函〔2015〕198号批复国家卫生计生委,同意建立国务院防治重大疾病工作部际联席会议制度。联席会议由国家卫生计生委、中央宣传部、中央综治办、国家发展改革委、教育部、科技部、工业和信息化部、公安部、民政部、司法部、财政部、人力资源社会保障部、国土资源部、环境保护部、住房城乡建设部、水利部、农业部、质检总局、新闻出版广电总局、体育总局、安全监管总局、食品药品监管总局、林业局、知识产权局、中国科学院、铁路局、中医药局、扶贫办、总后勤部卫生部、中国残联等30个部门和单位组成。主要职责是在国务院领导下,统筹协调全国重大疾病防治工作、对全国重大疾病防治工作进行宏观指导、研究确定重大疾病防治工作方针政策、协调解决重大疾病防治工作中的重大问题以及完成国务院交办的其他事项。国务院防治重大疾病工作部际联席会议制度的建立,有利于各部门形成合力,大大提高了重大疾病防治的工作效率。

## 四、新时代爱国卫生运动

爱国卫生运动是党和政府把群众路线运用于卫生防病工作的伟大创举和成功实践,是中国特色社会主义事业的重要组成部分。进入新时代后,随着我经济社会快速发展,爱国卫生工作面临一些新情况、新问题。一是健康影响因素日益复杂,二是城市卫生管理面临严峻挑战,三是群众健康素养有待提升,四是爱国卫生工作方式亟须改进。

进入新时代后,爱国卫生运动进入新的发展时期。习近平总书记指出,"要继承和发扬爱国卫生运动优良传统,发挥群众工作的政治优势和组织优势,建设健康、宜居、美丽家园。"李克强总理多次对做好爱国卫生工作提出明确要求。爱国卫生工作按照党中央、国务院决策部署,以健康城镇建设、卫生城镇创建、城乡环境卫生整洁行动、农村"厕所革命"等为载体,大力推进健康中国建设。这一时期,我国爱国卫生运动的工作重点主要集中在以下几个方面。

### (一)努力创造促进健康的良好环境

深入开展城乡环境卫生整洁行动,以农村垃圾污水处理和城市环境卫生薄弱地段整治为重点持续深入开展整洁行动,推行县域城乡生活垃圾和污水统筹治理,推行垃圾分类收集处理和资源回收利用,防治畜禽养殖污染,规范农药包装物和农膜等废弃物处置,狠抓细颗粒物和可吸入颗粒物综合治理;切实保障饮用水安全,加快农村改厕步伐,科学预防控制病媒生物,有针对性地组织开展"除四害"活动。

### (二)全面提高群众文明卫生素质

加强健康教育和健康促进,培育和践行社会主义核心价值观,大力开展讲卫生、树新风、除陋习活动,摒弃乱扔、乱吐、乱贴、乱行等不文明行为,提高群众文明卫生意识,营造社会和谐、精神文明的社会新风尚;推进全民健身活动,建设健康步道、健康主题公园等支持性环境,改善城乡居民运动健身条件,提高公共体育设施的开放率和利用率,形成覆盖城乡比较健全的全民健身公共服务体系;落实控烟各项措施;积极开展控烟宣传教育,促进形成不吸烟、不敬烟、不劝烟的社会风气。

### (三)积极推进社会卫生综合治理

深入推进卫生城镇创建,加快卫生基础设施建设,健全卫生管理长效机制,有效破解城镇卫生管理难题,发挥卫生城镇创建的典型示范作用,带动城乡人居环境质量的整体提升;探索开展健康城市建设,结合推进新型城镇化建设,鼓励和支持开展健康城市建设,努力打造卫生城镇升级版,促进城市建设与人的健康协调发展,推动健康城市理念进社区、进学校、进企业、进机关、进营院，提高社会参与程度。

### （四）提高爱国卫生工作水平

积极发挥爱国卫生运动在疾病防控中的统筹协调作用，落实预防为主的方针，根据疾病流行规律和研判情况，发挥爱国卫生工作的独特优势；提高爱国卫生工作依法科学治理水平，深入开展政策研究，注重经验总结，提炼工作规律，形成可推广的爱国卫生理论成果；改革创新动员群众的方式方法，建立政府和市场有机结合的机制；加强组织领导。各级人民政府要将爱国卫生工作作为一项重要民生工程，纳入经济社会发展规划，列入政府重要议事日程，定期研究解决爱国卫生工作中的重大问题。

# 第五节　深化卫生人才培养机制改革

## 一、住院医师规范化培训制度建设

随着医改不断向纵深推进，医疗卫生人才的决定性地位和作用更加凸显。但当时医疗卫生人才队伍，特别是临床医师队伍，总量不足、素质能力不高、结构分布不合理等问题突出，成为阻碍医改深化的"瓶颈"难题。为培养能看病、会看病的"标准化医生"，解决我国临床医师水平高低悬殊问题，经过10余年的实践，我国初步形成了一套较为完整的住院医师规范化培训制度和模式。2013年12月31日，国家卫生计生委等七部门联合印发《关于建立住院医师规范化培训制度的指导意见》（国卫科教发〔2013〕56号），这是我国长期以来探索建立住院医师规范化培训制度由量变到质变的里程碑。2014年2月，召开了建立国家住院医师规范化培训制度工作会议，标志着我国正式全面启动实施住院医师规范化培训制度建设工作，同年开始招收首批由中央财政投入保障的住院医师，按照国家统一标准进行培训。

此后，国家卫生计生委、教育部、国家中医药管理局等部门陆续制定了培训管理办法、培训内容与标准、培训基地认定标准、招收和考核实施办法等相关配套文件，加强能力建设和项目资金使用管理，指导做好培训招收工作。各省（自治区、直辖市）积极细化落实政策，出台了本地区的实施办法等配套措施，明确有关操作性的要求。后续23个省（自治区、直辖市）相继成立了由政府领导任组长或卫生计生委牵头的领导小组，建立了部门联席会议制度。培训基地也普遍建立了医院、科室分级管理体系，实行院长和科室主任负责制；院级成立专门职能部门，由专人负责；临床科室设置教学主任、教学秘书，抓好具体落实。此后两年，中央财政共投入69亿元，地方财政配套投入累计至少14.4亿元支持住院医师规范化培训工作。相关措施的制定与颁布，有力保障了住院医师规范化培训制度的顺利落实（表10-2）。

表10-2　我国住院医师规范化培训制度发展历程中的重要文件

| 文件名 | 发文字号 | 发文单位 | 主要内容 |
| --- | --- | --- | --- |
| 《关于实施〈临床住院医师规范化培训试行办法〉的通知》 | 卫教发〔1993〕第1号 | 卫生部 | 首次从国家层面对临床住院医师规范化培训作出了规定和指导 |
| 《关于建立住院医师规范化培训制度的指导意见》 | 国卫科教发〔2013〕56号 | 国家卫生计生委等七部门 | 对全国住院医师规范化培训制度作出了全面的规定和指导，标志着我国住院医师规范化培训制度正式全面启动 |
| 《关于医教协同深化临床医学人才培养改革的意见》 | 教研〔2014〕2号 | 教育部等六部门 | 对住院医师规范化培训制度、专科医师规范化培训制度、助理全科医生培训进行了规定和指导 |
| 《关于印发住院医师规范化培训管理办法（试行）的通知》 | 国卫科教发〔2014〕49号 | 国家卫生计生委 | 对住院医师规范化培训的培训对象、组织管理、培训基地等进行了详细的规定和指导 |

续表

| 文件名 | 发文字号 | 发文单位 | 主要内容 |
|---|---|---|---|
| 《关于印发〈中医住院医师规范化培训实施办法(试行)〉等文件的通知》 | 国中医药人教发〔2014〕25号 | 国家中医药管理局等三部门 | 对中医住院医师规范化培训进行了详细的规定和指导 |
| 《关于加强医教协同做好临床医学硕士专业学位研究生培养与住院医师规范化培训衔接工作的通知》 | 教研厅〔2016〕1号 | 教育部等三部门 | 对如何实现临床医学硕士专业学位研究生培养与住院医师规范化培训的有序衔接作出了详细的规定和指导 |
| 《国务院关于印发"十三五"卫生与健康规划的通知》 | 国发〔2016〕77号 | 国务院 | 提出全面实施住院医师规范化培训制度,扩大招收规模,逐步建立专科医师规范化培训制度 |
| 《"十三五"全国卫生计生人才发展规划》 | | 国家卫生计生委 | 提出健全住院医师规范化培训制度,加强培训基地和信息化建设,强化过程管理,不断提高培训质量 |

## 二、创新卫生人才培养和激励保障机制

进入新时代后,我国卫生人力的数量和质量进一步提高,但卫生人才队伍总量和结构性矛盾依然突出。为进一步提升我国卫生人才质量、调整卫生人才结构、调动卫生人才积极性,让人民群众能公平可及地享有全方位、全周期的健康服务,我国在卫生人才培养和激励保障机制上进行了一系列创新。

### (一)创新卫生人才培养机制

2012年10月8日,《国务院关于印发卫生事业发展"十二五"规划的通知》(国发〔2012〕57号)指出,"加快实施人才强卫战略,大力推进医药卫生人才制度完善和机制创新",并重点推进以全科医生为重点的基层医疗卫生队伍建设、建立住院医师规范化培训制度、加强农村卫生人才队伍建设、加强公共卫生人才队伍建设、培养精神卫生等急需紧缺专门人才、加强高层次医药卫生人才队伍建设等方面的工作。2016年10月,中共中央、国务院印发《"健康中国2030"规划纲要》,在继续关注上述重点工作的基础上,进一步指出"加强医教协同,建立完善医学人才培养供需平衡机制""推进卫生管理人员专业化、职业化""支持建立以国家健康医疗开放大学为基础、中国健康医疗教育慕课联盟为支撑的健康教育培训云平台,便捷医务人员终身教育""加强社会体育指导员队伍建设"。

### (二)提出"两个允许"

2016年8月,习近平总书记在全国卫生与健康大会上提出,"允许医疗卫生机构突破现行事业单位工资调控水平,允许医疗服务收入扣除成本,并按规定提取各项基金后,主要用于人员奖励,同时实现同岗同薪同待遇,激发广大医务人员活力"。2017年2月,人力资源社会保障部、财政部、国家卫生计生委、国家中医药管理局四部门联合印发《关于开展公立医院薪酬制度改革试点工作的指导意见》(人社部发〔2017〕10号),明确提出"允许医疗卫生机构突破现行事业单位工资调控水平,允许医疗服务收入扣除成本并按规定提取各项基金后主要用于人员奖励",简称"两个允许"。"两个允许"是新时代创新卫生人才激励保障机制的重要举措,使广大医务人员深受鼓舞,为建立以知识价值为导向的薪酬制度指明了方向。

## 三、基层卫生人才培养

医疗卫生人才是决定基层医疗卫生服务水平的关键,然而,进入新时代后,我国基层卫生人

才队伍薄弱的问题进一步凸显。因此,我国在新时代不断加强以全科医生为重点的基层医疗卫生队伍建设,为基层培养大批"下得去、留得住、用得好"的合格全科医生,破解基层卫生人才短缺的困境。

2011年7月1日,国务院颁布《关于建立全科医生制度的指导意见》(国发〔2011〕23号),标志着我国全科医生制度正式全面启动。进入新时代后,我国继续推进全科医生制度建设,把建立全科医生制度作为强基层的关键举措。2012年3月14日,《国务院关于印发"十二五"期间深化医药卫生体制改革规划暨实施方案的通知》(国发〔2012〕11号)指出,通过规范化培养、转岗培训、执业医师招聘和设置特岗等方式加强全科医生队伍建设,并开展免费医学生定向培养,实施基层医疗卫生机构全科医生及县级医院急需高层次人才特设岗位计划。2016年10月,中共中央、国务院印发《"健康中国2030"规划纲要》指出,"以全科医生为重点,加强基层人才队伍建设。完善住院医师与专科医师培养培训制度,建立公共卫生与临床医学复合型高层次人才培养机制。强化面向全员的继续医学教育制度。加大基层和偏远地区扶持力度"。

## 四、临床医学专业学位研究生培养

1998年2月,国务院学位委员会出台《临床医学专业学位试行办法》(学位〔1998〕6号),标志着我国临床医学专业学位研究生培养正式全面启动。进入新时代后,随着住院医师规范化培训制度建设的全面启动,如何实现与住院医师规范化培训的有序衔接成为临床医学专业学位研究生培养面临的新挑战。

2013年12月31日,国家卫生计生委等七部门联合出台《关于建立住院医师规范化培训制度的指导意见》(国卫科教发〔2013〕56号),指出"探索住院医师规范化培训与医学硕士专业学位(指临床、口腔、中医,下同)研究生教育有机衔接的办法,逐步统一住院医师规范化培训和医学硕士专业学位研究生培养的内容和方式"。同时,该文件还明确:取得《住院医师规范化培训合格证书》并符合国家学位要求的临床医师,可授予医学硕士专业学位;符合住院医师规范化培训管理要求,按照住院医师规范化培训标准内容进行培训并考核合格的医学硕士专业学位研究生,可取得《住院医师规范化培训合格证书》。

2014年6月30日,教育部等六部门联合印发《关于医教协同深化临床医学人才培养改革的意见》(教研〔2014〕2号),指出2015年起,所有新招收的临床医学硕士专业学位研究生,同时也是参加住院医师规范化培训的住院医师,其临床培养按照国家统一制定的住院医师规范化培训要求进行,同时将七年制临床医学专业招生调整为"5+3"一体化临床医学人才培养模式。

2016年4月1日,教育部、国家卫生计生委和国家中医药管理局联合印发《关于加强医教协同做好临床医学硕士专业学位研究生培养与住院医师规范化培训衔接工作的通知》(教研厅〔2016〕1号),对如何实现临床医学硕士专业学位研究生培养与住院医师规范化培训的有序衔接作出了详细的规定和指导。该文件对相关政府部门、医学院校、医疗机构等主体各自应承担的任务均作了详细说明,是指导临床医学硕士专业学位研究生培养与住院医师规范化培训实现有序衔接的操作性文件。

## 第六节　振兴中医药发展

### 一、中医药发展战略

新时期以来,习近平总书记多次强调要"着力推动中医药振兴发展"。党和政府把发展中医药摆到更加重要的位置,作出一系列重大决策部署。党的十八大和十八届五中全会提出,要"坚持中西医并重""扶持中医药和民族医药事业发展"。中医药作为我国独特的卫生资源、潜力巨大的经济资源、有原创优势的科技资源、优秀的文化资源和重要的生态资源,在社会发展中发挥着重要作用。

2016年,党的十八届五中全会进一步提出"人人享有基本医疗卫生服务,提高人民健康水平"的目标任务,强调坚持"中医药并重"方针,从而"扶持中医药和民族医药事业发展"。在一系列政策的制定实施后,我国中医药事业发展取得了显著成效。发展水平和服务能力显著提高,对经济社会贡献度明显提升,初步形成了医疗、保健、科研、教育、产业、文化整体发展的新格局。2016年10月,中共中央、国务院印发《"健康中国2030"规划纲要》,提出在提高中医药服务能力、发展中医养生保健治未病服务及推进中医药继承创新三个方面的具体路径和措施,要求充分发挥中医药独特优势。同年12月,国务院新闻办公室发表了《中国的中医药》白皮书。《中国的中医药》从中医药的历史发展、中国发展中医药的政策措施、中医药的传承与发展、中医药国际交流与合作等方面全面讲述了中医药在历史发展进程中的独特价值,指出了中医药事业发展在加快医改、构建中国特色医药卫生体系、推进健康中国建设的宏伟蓝图等方面的关键作用。

但此阶段我国中医药资源总量仍然不足,中医药服务领域出现萎缩现象,基层中医药服务能力薄弱,发展规模和水平还不能满足人民群众健康需求;中医药高层次人才缺乏,继承不足、创新不够;中药产业集中度低,野生中药材资源破坏严重,部分中药材品质下降,影响中医药可持续发展;适应中医药发展规律的法律政策体系有待健全;中医药走向世界面临制约和壁垒,国际竞争力有待进一步提升,中医药治理体系和治理能力现代化水平亟待提高,迫切需要加强顶层设计和统筹规划。在此背景下,国务院于2016年出台了《中医药发展战略规划纲要(2016—2030年)》(国发〔2016〕15号)(以下简称《规划纲要》),它是自2009年后国务院对中医药改革发展作出的又一次全面部署,是党中央、国务院高度重视中医药事业发展的体现,是将中医药发展列入国家战略的重要标志,也是第一个经国务院审议通过的以国务院名义发布的中医药发展规划。

《规划纲要》具体指出了7个方面24项任务,共158项政策和措施,内容全面丰富。其中包括切实提高中医医疗服务能力、大力发展中医养生保健服务、扎实推进中医药继承、着力推进中医药创新、全面提升中药产业发展水平、大力弘扬中医药文化、积极推动中医药海外发展7大方面。这一纲要将中医药事业发展上升为国家战略,并以2020年、2030年作为时间节点推进目标跟进工作,明确了此后15年我国中医药发展方向和工作重点。《规划纲要》根据我国经济社会发展新常态和总要求,结合中医药发展实际,首次从国家层面、全局角度长远谋划中医药发展,提出了一系列振兴中医药发展、服务健康中国建设的任务和举措,指出发展中医药事业需正确认识形势,把握机遇,扎实推进,持续发展。《规划纲要》对中医药事业发展作出全面部署,将中医药发展融入国家发展大局,推动了我国中医药事业的高质量发展。

## 二、中医药事业发展政策规划

为进一步繁荣发展中医药文化,切实发挥中医药文化对中医药事业发展的引领作用,推动"十二五"时期中医药事业科学发展,我国在"十二五"时期研究制定了一系列中医药事业发展文化建设、信息化建设、基础能力提升、服务能力建设的规划,积极发展中医药事业。2012年,国家中医药管理局颁布《中医药文化建设"十二五"规划》(国中医药办发〔2012〕10号),规划指出要深化中医药文化内涵研究,加强机构文化建设,推进文化宣传普及,加快人才队伍建设,巩固中医药文化机构和设施建设,推进中医药文化产业发展,扩大对外传播与交流,重视民族医药文化保护和传承,积极推进中医药核心价值体系建设。到"十二五"时期末,探索建立中医药文化建设管理体制和工作机制,逐步构建中医药事业改革发展的新格局。同年相继发布了《中医药信息化建设"十二五"规划》(国中医药办发〔2012〕28 号)、《基层中医药服务能力提升工程实施方案》(国中医药医政发〔2012〕38 号)、《关于促进中医药健康旅游发展的指导意见》(国卫规划发〔2017〕30 号)等,提出充分发挥中医药信息化对中医药改革与发展的推进作用,认真实施基层中医药服务能力提升工程,建立完善中医药标准体系和中医药标准化支撑体系,壮大中医药健康旅游产业,积极发展中医药事业。

"十三五"时期是我国全面建成小康社会的决胜阶段,是全面深化改革的攻坚时期。为认真贯彻落实党中央、国务院发展中医药的方针政策,推进中医药振兴发展,更好地为建设健康中国服务,制定促进中医药事业发展、深化中医药改革、提升中医药事业发展能力的总要求。

2016 年,我国相继出台《中医药发展"十三五"规划》(国中医药规财发〔2016〕25 号)、《中医药人才发展"十三五"规划》(国中医药人教发〔2016〕39 号)、《民族医药"十三五"科技发展规划纲要》、《中医药文化建设"十三五"规划》(国中医药办发〔2016〕37 号)等中医药方针政策和决策部署。这些文件提出,到 2020 年实现人人基本享有中医药服务。中医药医疗、保健、科研、教育、产业、文化发展迈上新台阶,标准化、信息化、产业化、现代化水平不断提高,健康服务可得性、可及性明显改善,中医药防病治病能力和学术水平大幅提升,人才培养体系基本建立,中医药产业成为国民经济重要支柱之一,中医药对外交流合作更加广泛,符合中医药发展规律的法律体系、标准体系、监督体系和政策体系基本建立,中医药管理体制更加健全,为建设健康中国和全面建成小康社会作出新贡献。同年 10 月,中共中央、国务院印发《"健康中国 2030"规划纲要》,提出充分发挥中医药独特优势,提高中医药服务能力,发展中医养生保健治未病服务,推进中医药继承创新。《中医中药中国行——中医药健康文化推进行动实施方案(2016—2020 年)》(国中医药办发〔2016〕43 号)中提出,要普及健康生活方式,实现中医药健康养生文化的创造性转化、创新性发展,引导人民群众养成具有中国特色的健康生活习惯。

2017 年,我国在提高中医药事业多方面服务能力的同时,积极推进中医药的科技创新,先后颁布了《"十三五"中医药科技创新专项规划》(国科发社〔2017〕146 号)、《中医药局关于推进中医药健康服务与互联网融合发展的指导意见》(国中医药规财发〔2017〕30 号)等多项政策意见,提出要加快形成以中医药理论为指导,以互联网为依托,融入现代健康管理理念的中医药健康服务模式。通过科技创新发掘中医药科学内涵,推动中医药的传承与创新,实现中医药事业振兴发展。

## 三、中医药立法工作

中医药是中华民族的瑰宝,是我国医药卫生体系的特色和优势,是国家医药卫生事业的重要组成部分。新中国成立以来,党和国家高度重视中医药工作,坚持中西医并重,中医药事业取得了显著成就。2003 年国务院制定的《中华人民共和国中医药条例》对促进、规范中医药事业发展发挥了重要作用。但随着经济社会快速发展,中医药事业发展面临一些新的问题,其主要表现为:中医药服务能力不足,特色和优势发挥不够充分;现行医师管理、药品管理制度不能完全适应中医药特点和发展需要,部分医术确有专长的人员无法通过考试取得医师资格;医疗机构中药制剂品种萎缩明显;中药材种植养殖不规范;中医药人才培养途径单一,中医药理论和技术方法的传承、发扬面临不少困难。中医药界一直呼吁制定一部较为全面的中医药法,几乎每年两会都有全国人大代表、全国政协委员提出制定中医药法的议案、提案和建议。为了进一步保障和促进中医药事业发展,2008 年,十一届全国人大常委会将中医药法列入立法规划。2009 年《中共中央、国务院关于深化医药卫生体制改革的意见》明确要求加快中医药立法工作。

为此，2011 年 12 月卫生部向国务院报送了《中医药法（草案）》送审稿，2015 年 12 月国务院将《中医药法（草案）》提请全国人大常委会审议。全国人大常委会于 2015 年 12 月和 2016 年 8 月、12 月进行三次审议后通过了《中医药法》。

《中医药法》，即 2016 年 12 月 25 日颁布的《中华人民共和国中医药法》，是为继承和弘扬中医药，保障和促进中医药事业发展，保护人民健康而制定的法律，包含了汉族和少数民族医药在内的我国各民族医药。具体章节包括总则、中医药服务、中药保护与发展、中医药人才培养、中医药科学研究、中医药传承与文化传播、保障措施、法律责任、附则九大部分，核心内容包括明确中医药事业的重要地位和发展方针、建立符合中医药特点的管理制度、加大对中医药事业的扶持力度、加强对中医医疗服务和中药生产经营的监管、加大对中医药违法行为的处罚力度，使中医药传承创新发展有了坚实的法律保障。

《中医药法》的通过对中医药事业发展具有里程碑式的重要意义。《中医药法》是国家制定的中医药根本法和基本法，它将现行有效的党和国家发展中医药的有关方针政策上升为国家意志，用法律形式固定下来。《中医药法》第一次从法律层面明确了中医药的重要地位、发展方针和扶持措施，为中医药事业发展提供了法律保障。《中医药法》针对中医药自身的特点，改革完善了中医医师、诊所和中药等管理制度，有利于保持和发挥中医药特色和优势，促进中医药事业发展。同时，对实践中存在的突出问题作了有针对性的规定，有利于规范中医药从业行为，保障医疗安全和中药质量。此外，《中医药法》的出台有利于提升中医药的全球影响力，在解决健康服务问题上，为世界提供中国方案、中国样本，为解决世界医改难题作出中国的独特贡献。

## 四、中医药医疗保健服务

中医药健康服务是运用中医药理念、方法、技术维护和增进人民群众身心健康的活动，主要包括中医药养生、保健、医疗、康复服务，涉及健康养老、中医药文化、健康旅游等相关服务。中医药养生保健服务，是运用中医药（民族医药）理念、方法和技术，开展的保养身心、预防疾病、改善体质、增进健康的活动，包括非医疗机构和医疗机构提供的相关服务。中医药健康养老服务，是运用中医药（民族医药）理念、方法和技术，为老年人提供连续的保养身心、预防疾病、改善体质、诊疗疾病、增进健康的中医药健康管理服务和医疗服务，包括非医疗机构和医疗机构提供的相关服务，是医养结合的重要内容。

为贯彻落实《国务院关于扶持和促进中医药事业发展的若干意见》（国发〔2009〕22 号），促进中医药标准化在"十二五"时期及长远的发展，根据《中华人民共和国国民经济和社会发展第十二个五年规划纲要》和《中医药事业发展"十二五"规划》（国中医药规财发〔2011〕49 号），编制了《中医药标准化中长期发展规划纲要（2011—2020 年）》（国中医药法监发〔2012〕43 号）。纲要主要阐明了中医药标准化工作的战略目标、工作重点，是此后十年中医药标准化工作的行动纲领。纲要中提出要加强中医药医疗保健服务标准的制定修订，重点开展中医医疗质量安全管理、评价标准的研究制定，开展中医、中西医结合病历书写基本规范的制定修订，开展中医药行业从业人员管理标准的制定修订等工作。

2013 年国务院《关于促进健康服务业发展的若干意见》（国发〔2013〕40 号）中明确指出，当时我国健康服务业的主要任务之一即发展中医药医疗保健服务，要充分发挥中医医疗预防保健特色优势。2015 年国务院发布《中医药健康服务发展规划（2015—2020 年）》（国办发〔2015〕32 号），指出充分发挥中医药特色优势，加快发展中医药健康服务，是全面发展中医药事业的必然要求，是促进健康服务业发展的重要任务，对于深化医药卫生体制改革、提升全民健康素质、转变经济发展方式具有重要意义，并在规划中首次正式明确了中医药健康服务的概念内涵、发展方向、战略重点及主要任务。规划提出到 2020 年基本建立中医药健康服务体系、中医药健康服务加快发展、中医药健康服务提供能力大幅提升、技术手段不断创新、产品种类更加丰富、发展环境优化完善的总体目标。其主要任务包括大力发展中医养生保健服务、加快发展中医医疗服务、支持发展中医特色康复服务、积极发展中医药健康养老服务、培育发展中医药文化和健康旅游产业、积极促进中医药健康服务相关支撑产业发展、大力推进中医药服务贸易等七大方面。规划的颁布对中医药健康服务体系的发展有着重要的历史意义。

随着社会的发展进步，我国中医养生保健服务体系的发展、相关法律法规和政策的出台以及人民群众健康观念的转变，促进了大批养生保健服务产业的兴起和各种养生保健产品的研发面世，使得医疗和非医疗的中医养生保健机构迅速发展。为贯彻落实国务院《关于促进健康服务业发展的若干意见》和《中医药健康服务发展规划（2015—2020 年）》等文件要求，进一步促进中医养生保健服务健康发展，国家中医药管理局于 2016 年出台了《关于促进中医养生保健服务发展的指导意见》（国中医药医政发〔2016〕1 号）。意见指出：到 2020 年，基本建立社会非医疗性中医养生保健机构与医疗卫生机构协同发展的中医养生保健服务体系；促进中医养生保健服务的规范化、专业化、规模化发展，形成一批具有品牌效应的中医养生保健机构；中医养生保健服务从业人员素质明显提升，服务方式规范、技术方法灵活多样，安全性得到有效保障；中医药健康消费潜力不断得到释放，中医养生保健服务需求基本得到满足，中医养生保健服务对经济社会发展的贡献率明显提高，成为推动经济社会转型发展的重要力量。该指导意见在中医药健康服务，特别是中医药养生方面，提出了更深层次的内容规范和任务要求。

在中医药健康养老方面，坚持养生保健与疾病治疗及康复相结合，发挥中医药在治未病、重大疾病治疗和疾病康复中的重要作用，提高中医药健康养老服务的活力和可及性，满足多层次、多样化的中医药健康养老服务需求，探索形成形式多样的中医药健康养老服务模式。国家中医药管理局于 2017 年出台了《关于促进中医药健康养老服务发展的实施意见》（国中医药医政发〔2017〕2 号），指出到 2020 年努力实现中医药健康养老服务政策体系、标准规范、管理制度基本建立，医疗机构、社会非医疗性中医养生保健机构与机构、社区和居家养老密切合作的中医药健康养老服务体系基本形成，老年人中医药健康养老服务需求基本得到满足。开展中医药健康养老服务，是应对人口老龄化、加快推进健康中国建设、全方位全周期保障人民健康的重要举措，对于满足老年人养生保健和看病就医等健康需求，提高生命生活质量，释放养老消费潜力，对于稳增长、促改革、调结构、惠民生和全面建成小康社会具有重要意义。我国医疗保健多方面政策的出台，对于完善中医养生保健服务体系，发展中医药医疗保健服务，增强中医药健康服务能力，发展中医药健康服务产业，满足多方面、多层次的居民健康服务有重大意义。

## 第七节　对外国际援助与合作

### 一、"一带一路"卫生交流合作

建设"丝绸之路经济带"和"21 世纪海上丝绸之路"（以下简称"一带一路"）是党中央、国务院作出的重大战略决策，对我国开创全方位对外开放新格局，推进中华民族伟大复兴进程，促进世界和平发展具有重大意义。推进"一带一路"卫生交流合作是维护国家安全，促进我国和"一带一路"国家经济社会发展的重要保障。加强与"一带一路"国家的卫生交流与合作，提高我国同"一带一路"国家国民健康水平，既是经济社会发展的目的，也是促进经济增长的必要条件。

医疗健康是各国政府重点关注的民生问题，卫生交流合作以改善人民健康福祉为宗旨，是"一带一路"倡议中社会认同度高的合作领域。卫生交流合作既是各国政策沟通、设施联通、贸易畅通、资金融通的重要内容，也是各国民心相通的重要纽带。推进"一带一路"卫生交流合作有助于分享中国医疗卫生领域成功经验，推动大国卫生外交，加强中国医疗卫生体制政策经验和理念的国际交流，推广中国传统中医药文化，为全人类健康做贡献。

推进"一带一路"卫生交流合作是促进健康产业发展与转型的重要机遇。抓住机遇推动我国传统民族医药事业发展，以及传统医疗技术、中医药国际贸易等相关产业快速发展，不仅可以推动中医药事业"走出去"，还有利于促进经济结构调整，释放和拉动消费需求，为构筑国家全方位对外开放新格局作出重要贡献。自 2015 年以来，国家卫生计生委围绕"健康丝绸之路"建设，专门研究制订《国家卫生计生委关于推进"一带一路"卫生交流合作三年实施方案（2015—2017）》（国卫办国际函〔2015〕866 号）（以下简称《方案》），统筹规划、整合资源，加强与"一带一路"国家卫生领域高层互访，推动与"一带一路"国家特别是周边国家签署卫生合作协议。《方案》以全方位加强对外卫生合作为主题，全面提升中国同"一带一路"国家人民健康水平为主线，坚持和平合作、开放包容、互学互鉴、互利共赢的核心价值理念，秉持共商、共建、共赢的合作前提，以周边国家为重点，多双边合作机制为基础，创新合作模式，推进务实合作，促进我国及"一带一路"国家卫生事业发展，打造"健康丝绸之路"，为"一带一路"建设提供有力支持并作出贡献。《方案》提出根据"一带一路"的战略走向，主要通过"丝绸之路经济带"沿线和"21 世纪海上丝绸之路"沿线开展卫生交流合作。分阶段制定近期目标、中期目标、远期目标来夯实合作基础，稳固合作机制，形成"一带一路"国家卫生领域全方位合作新格局。《方案》的颁布，标志着"一带一路"卫生交流合作的开始，对我国国际卫生交流的合作与发展有着重要的意义。无论是沿"丝绸之路经济带"方向举办的"丝绸之路卫生合作论坛""中国—中东欧国家卫生部长论坛""中阿卫生合作论坛"，还是沿"21 世纪海上丝绸之路"方向举办的"中国—东盟卫生合作论坛"等，都结出了丰硕成果。《方案》实施以来，我国已在合作机制建设、传染病防控、能力建设与人才培养、卫生应急和紧急医疗援助、传统医药交流合作、卫生体制政策交流、卫生发展援助、健康产业发展等八大重点领域与"一带一路"国家开展 38 项重点项目。截至 2017 年 2 月，已完结 25 项，8 项滚动项目继续实施，5 项正按计划稳步推进。一套集政府间政策合作、机构间技术交流和健康产业展会于一体的上下联动立体卫生合作新机制已逐步建立。

随着"一带一路"倡议的持续推进，我国同"一带一路"国家卫生领域的交流合作进程进一步加快。2016 年，国务院印发《"十三五"深化医药卫生体制改革规划》（国发〔2016〕78 号），强调要深化国际合作和交流，推进"一带一路"卫生交流合作，深入参与全球卫生治理，提高中医药全球影响力。同年，国务院印发《"健康中国 2030"规划纲要》《中医药发展战略规划纲要（2016—2030年）》，提出要加强国际交流合作，实施中国全球卫生战略，全方位积极推进人口健康领域的国际合作，营造有利于中医药海外发展的国际环境，提升健康领域国际影响力和制度性话语权，积极推动中医药海外发展，加强中医药对外交流合作，将海外卫生合作发展推上一个新的台阶。

据 2017 年数据，我国已向非洲、拉丁美洲的 70 多个国家派遣了医疗队，基本上每个医疗队中都有中医药人员，约占医务人员总数的 10%。在非洲国家启动建设中国中医中心，在科威特、阿尔及利亚、摩洛哥、马耳他、纳米比亚等国家还设有专门的中医医疗队（点）。截至 2017年 6 月，我国共有 1 300 多名医疗队员和公共卫生专家在全球 51 个国家工作，在华培养了 2 万多名受援国际医疗卫生管理和技术人才，为受援国建设了综合医院、专科中心、药品仓库等 150多个标志性设施，提供了急救车、诊疗仪器、疫苗冷链等多批医用物资，挽救了 4 000 万人的生命。

此外，我国还先后派出多支眼科医疗队赴柬埔寨、缅甸、老挝、斯里兰卡、马尔代夫等国开展"光明行"活动，累计为 5 200 余名白内障患者实施免费复明手术。广东省开展"送医上岛"活动，派遣短期医疗队赴斐济、汤加、密克罗尼西亚联邦、瓦努阿图等太平洋岛国开展"光明行"等义诊、巡诊活动。并常年通过开展妇幼健康工程、口腔义诊等活动，帮助"一带一路"国家提升妇幼健康保障能力。

## 二、促进传统医学的全球发展

在我国高度重视和促进中医药事业全球发展的这段时期，中医药对人类健康事业也作出了巨大的贡献。《国家卫生计生委关于推进"一带一路"卫生交流合作三年实施方案（2015—2017）》（国卫办国际函〔2015〕866 号）、《中医药"一带一路"发展规划（2016—2020 年）》（国中医药国际发〔2016〕44 号）等政策的相继出台，为中医药海外合作领域的扩大提供了更加强有力的支持。此后我国有效开展有针对性的中医药医疗、教育、科研及产业等领域合作，中医药事业发展逐渐与沿线合作实现更大范围、更高水平、更深层次的大开放、大交流、大融合。

在此时期，我国坚持向发展中国家提供力所能及的援助，承担相应国际义务。截至 2017 年，我国在海外支持建立了 10 个中医药中心。在加强对发展中国家特别是非洲国家开展艾滋病、疟疾等疾病防治中，先后派出中医技术人员 400 余名，采用中药、针灸、推拿以及中西医结合方法治疗了不少疑难重症，挽救了许多垂危患者的生命，得到受援国政府和人民的充分肯定。我国外交部前部长李肇星曾表示，"大约每 4 个非洲人就有 1 人看过中国医生，他们太爱中国了"。

与此同时，为加强与"一带一路"国家在中医药（含民族医药）领域的交流与合作，开创中医药全方位对外开放新格局，推动中医药"一带一路"建设，国家中医药管理局于 2016 年颁布的《中医药"一带一路"发展规划（2016—2020 年）》中提出，到 2020 年，中医药"一带一路"全方位合作新格局基本形成。该阶段主要任务包括完善政府间交流合作机制、与"一带一路"国家共享中医药服务、促进中医药文化在"一带一路"国家传播与推广、加强中医药领域国际科技合作、拓展中医药服务贸易市场五大部分，对开创中医药全方位对外开放新格局、推动中医药"一带一路"建设、服务国家战略具有重要意义。

随着健康观念和医学模式的转变，中医药在防治常见病、多发病、慢性病及重大疾病中的疗效和作用日益得到国际社会的认可和接受。中医药的全球发展推动了人类健康福祉的增进，也助推了"一带一路"建设。2012 年以中医药为代表的传统医学首次纳入 WHO 国际疾病分类代码（ICD-11），促进了国际中医药的规范管理，为中医药在全球范围内的规范发展和安全、有效、合理应用作出了贡献。中医药在古丝绸之路中就是重要的组成部分，中医药既走出去（如文献记载荷兰很早就应用中国的针灸防治疾病），也把国外的动植物药（如藏红花、血竭）引进来丰富自己的理论体系。中医药是我国独特的外交亮点。仅 2013 年，"一带一路"国家中药类商品进出口总额就已接近 20.8 亿美元，占我国中药类商品进出口额的 50% 以上。2015 年 10 月，我国科学家屠呦呦因创制新型抗疟药青蒿素和双氢青蒿素，荣获诺贝尔生理学或医学奖，这是中医药成果获得的最高奖项。同年，我国设立了首批中医药国际合作专项，启动中国—捷克中医中心建设项目等 10 个"一带一路"海外中医药中心建设项目，投入经费约 8 000 万元，支持范围涵盖在海外建立中医药中心等国际交流与合作重点领域。我国还举办了中国—东盟传统医药健康旅游国际论坛（巴马论坛），论坛就共建中国—东盟传统医药健康旅游合作机制等议题开展研讨，以推进传统医药与健康旅游融合发展，发挥产业集聚功能与示范带动效应，提升传统医药健康旅游品牌形象和市场影响。截至 2017 年 6 月底，中医药海外中心和国内基地合作国家达 88 个。同年，据 WHO 统计，103 个 WHO 成员国认可使用针灸，其中 29 个设立了传统医学的法律法规，18 个将针灸纳入医疗保险体系。中药逐步进入国际医药体系，已在俄罗斯、古巴、越南、新加坡和阿联酋等国以药品形式注册。有 30 多个国家和地区开办了数百所中医药院校，培养本土化中医药人才。

## 第八节 卫生发展成效

2012—2017 年是我国深化医改，逐步实现人人享有基本医疗卫生服务目标的关键时期，也是我国提出"健康中国"并将其上升至国家战略的重要开端。延续 2009 年新医改中对公共卫生服务体系、医疗服务体系、医疗保障体系和药品供应保障体系的改革，我国医疗卫生工作不仅在医疗卫生资源配置、医疗卫生服务能力与居民健康水平提升方面取得了突出的成绩，而且在基本医疗保障制度建设、国家基本药物制度建立、基层医疗卫生服务体系、基本公共卫生服务均等化和公立医院改革试点等五项重点改革工作中取得了显著成效。

### 一、总 体 成 效

2012—2017 年间，我国对医疗卫生投入不断加大，卫生费用占 GDP 比重逐年上升且个人卫生支出占比逐年降低。但是，我国医疗卫生资源规模呈现"总量稳步增长但配置不均衡"的格局，各项指标的增长区间为 25.77%～48.11%。就城乡统筹发展格局而言，6 年间城市每千人口卫生技术人员、执业（助理）医师和注册护士的增速与农村地区不相上下，但总量却长期为农村地区的 2～3 倍，且城市地区每千人口医疗机构床位数超过农村地区的 2 倍。

同时，我国医疗卫生服务供给能力与居民服务利用水平双向提升。医疗卫生服务体系和能力建设中，2012—2017 年间，除乡镇卫生院和村卫生室数量分别下降 1.5% 和 7.9% 外，全国医疗机构总数和其余各类医疗机构数量均呈现逐年上涨趋势，增长范围在 1.0～1.7 倍之间，其中专科医院、公共卫生机构数和基层医疗卫生机构数增长幅度最大，均达到 1.5 倍以上。同时，除乡村医生和卫生员数量逐年下降 11.5% 以外，其余各类卫生人员数量均逐年上升，上升范围约在 1.2～1.5 倍之间。居民服务利用水平中，2012—2017 年间全国医疗服务及床位利用情况显示，我国诊疗人次数、入院人数、实际开放总床日数、平均开放病床数等逐年上升，上升范围约在 1.2～1.4 倍之间；医师日均担负诊疗人次、病床周转次数、平均住院日相差不大，而病床工作日和病床使用率则逐年分别下降 3.1% 和 4.7%，表明随着城乡居民对医疗服务需求的提高，我国医疗服务供给水平也在不断提升。

此外，受益于我国医疗卫生资源增长和医疗卫生服务能力的提升，2012—2017 年间我国居民的健康水平也不断提高，孕产妇死亡率、婴儿死亡率、新生儿死亡率和 5 岁以下儿童死亡率等均显著下降，分别下降了 20.00%、33.98%、34.78% 和 31.06%。

### 二、具 体 成 效

#### （一）城乡居民大病保险制度逐步完善

为解决因病致贫、因病返贫问题，进一步体现互助共济、促进社会公平正义，建立健全多层次医疗保障体系。我国在初步完成基本医疗保障制度建设的基础上，对基本医疗保障制度进行拓展和延伸，于 2012 年开始建立城乡居民大病保险，进一步放大保障效用。按照 2012 年国家发展改革委等六部门印发的《关于开展城乡居民大病保险工作的指导意见》（发改社会〔2012〕2605号）要求，截至 2015 年底，大病保险实现了所有城乡居民基本医疗保险参保人群的全覆盖，大病保险筹资机制不断完善，支付比例达到 50% 以上，大病患者实际报销比例在基本医保报销的基础上提高了 10～15 个百分点。2016 年，大病保险制度逐步对包括建档立卡贫困人口、特困人员和低保对象等在内的城乡贫困人口实行倾斜性支付政策。2017 年，大病保险制度与医疗救助等制度紧密衔接,大病保险制度的托底保障功能进一步提高。此外,推动了医保、医疗、医药联动改革,实现了基本医保经办机构、大病保险承办机构、医疗救助经办机构、医疗机构间必要的信息共享,实现基本医保、大病保险、医疗救助等医疗保障制度的"无缝"对接,建立"一站式"结算机制,提高了基本医疗保障管理水平和运行效率。

### (二)医疗救助水平不断提高

随着该时期我国疾病应急救助制度的建立,以及"保险 + 救助"综合保障作用的积极发挥,我国持续加大医疗救助资金投入,筑牢医疗保障底线,医疗救助起付线、封顶线稳步提高,对救助对象政策范围内住院自负医疗费用救助比例提高到 70% 以上。2013—2017 年间,直接医疗救助人次数增长 1.7 倍,资助参加医疗保险支出和直接医疗救助支出分别增长 1.7 倍和 1.5 倍。同时,救助范围从低保家庭成员、五保户扩大到低收入重病患者、重度残疾人以及低收入家庭老年人等困难群体,资助其参加城镇居民医疗保险或新型农村合作医疗。

### (三)基层医疗卫生服务体系建设进一步深化

为巩固改革成效,我国以基层医疗卫生服务体系建设为重点,在 6 年间逐步形成了以分级诊疗制度和家庭医生签约服务为重点,涵盖医疗联合(共同)体建设、社会办医、基本药物制度和中医药服务建设等,进一步深化基层医疗卫生服务体系建设。

**1. 稳定长效的多渠道补偿机制日趋完善** 为确保基层医疗卫生机构正常运转,2012 年以国家基本药物制度为重点,建立先预拨、后结算的基层医疗卫生机构专项补助资金管理制度并纳入财政预算;探索了包括经常性收支差额补助、困难地区财政转移支付、一般诊疗费及医保支付政策和基本公共卫生服务经费的多渠道补偿机制。2016 年,基层医疗卫生机构的多渠道补偿机制在补偿内容、补偿标准、补偿方式上日益完善,建立国家基本药物制度"核定任务、核定收支、绩效考核补助"的资金管理办法,支持"硬件"建设(基本建设、设备购置、信息化建设)和"软件"建设(人才队伍建设)的专项经费纳入财政预算,基本公共卫生服务的经费标准不断提高且体现地区差异,地方绩效工资经常性专项资助制度也已形成。此外,"零差率"政策的实施在一定程度上缓解了"以药养医"的问题,对药物依赖性较强的门诊患者医药费用有较明显的下降趋势,住院患者的就诊总费用、药品费用、个人支付费用也均呈下降趋势。

**2. 多样化的服务模式逐渐形成** 以为人民群众提供便利的主动服务为核心,探索基层医疗卫生机构服务模式的转变。2012 年,北京、天津、上海、湖北、江苏、山东等省(市)推进"家庭医生式"服务模式,且于 2015 年在全国开展试点推进。同年,中医药综合服务模式得到推广,中医药特色诊疗区建设力度不断加强。2016 年,随着探索组建医疗联合体,逐步形成责、权、利清晰的区域协同服务模式,家庭医生签约服务模式得以进一步拓展,转变为加强医院与基层医疗卫生机构对接的"1+1+1"的组合签约服务模式,并明确了"基层首诊、双向转诊"的家庭医生转诊服务内涵。2017 年,医疗联合体建设试点工作得以推进,以医疗联合体为依托的"诊疗—康复—长期护理"连续服务模式得到关注。同时,随着信息化建设的深入,智慧医疗等新型医疗服务模式得以初步推动。

**3. 诊疗、住院、管理等综合服务能力持续提升** 按照填平补齐的原则,县级公立医院临床专科、中医特色专科、临床薄弱专科、医技科室建设得以加强。截至 2017 年底,县域内就诊率提高到 90% 左右;村卫生室、乡镇卫生院、社区卫生服务机构标准化建设力度持续加大,基层医疗卫生机构达标率达到 95% 以上,基层医疗卫生机构诊疗量占总诊疗量比例达 65% 以上。同时,通过全科医学建设,基层医疗卫生机构对常见病、多发病的诊疗、住院、管理等综合服务能力不断提升,服务范围包括一般常见病、多发病的门诊疾病咨询、诊断与治疗,以及以社区护理和康复医疗为重点的基层住院服务。此外,家庭医生签约服务不断深化。2017 年,在 85% 的地市开展分级诊疗试点,以慢性病和重点人群为切入点,家庭医生(团队)签约服务覆盖率达到 30% 以上,重点人群覆盖率达到 60%,基层疾病管理和预防保健等主动能力得到有效提升。

#### （四）公立医院改革成效显著

破除公立医院逐利机制，落实政府的领导责任、保障责任、管理责任、监督责任，构建起布局合理、分工协作的医疗服务体系和分级诊疗就医格局，有效缓解群众看病难、看病贵问题。公立医院改革于2012年进入试行阶段并于2017年全面推开，围绕政事分开、管办分开、医药分开、营利性和非营利性分开的改革要求，以破除"以药补医"机制为关键环节，以改革补偿机制和落实医院自主经营管理权为切入点，统筹推进了公立医院的管理体制、补偿机制、人事分配、价格机制、医保支付制度、采购机制、监管机制等综合改革。

**1. 医保支付方式改革全面推开**　为充分发挥基本医保的基础性作用，强化医保基金收支预算，我国于2013年推进医保支付方式改革，逐步建立激励与约束并重的支付制度。截至2015年底，医保支付方式改革覆盖县域内所有公立医院，覆盖30%以上的县级公立医院出院病例数；试点城市实施临床路径管理的病例数达到公立医院出院病例数的30%，实行按病种付费的病种超过100个。截至2017年，以按病种付费为主，按人头付费、按床日付费等复合型付费方式全面实行。

**2. 破除"以药补医"机制效果明显**　围绕破除"以药补医"机制，我国于2012—2017年间，统筹推进了管理体制、补偿机制、人事分配、采购机制、价格机制等方面的综合改革。2012年，推进医药分开，逐步取消药品加成政策，将公立医院补偿由服务收费、药品加成收入和财政补助三个渠道改为服务收费和财政补助两个渠道。2014年，通过理顺医药价格，积极推动医疗技术服务价格调整，全面落实新的医疗服务项目规范。2015年，全国所有县（市）的县级公立医院破除"以药补医"，以管理体制、运行机制、服务价格调整、人事薪酬、医保支付等为重点，全面推开县级公立医院综合改革。试点城市所有公立医院进一步深入推进医药分开，取消药品加成（中药饮片除外），通过调整医疗服务价格、加大政府投入、改革支付方式、降低医院运行成本等，建立科学合理的补偿机制。提高业务收入中技术劳务性收入的比重，降低药品和卫生材料收入的比重，确保公立医院良性运行和发展。

**3. 现代医院管理制度初步建立**　我国于2016年开始探索建立权责清晰、管理科学、治理完善、运行高效、监督有力的现代医院管理制度，以期建立维护公益性、调动积极性、保障可持续的运行新机制和科学合理的补偿机制。并于2017年进一步深入，探索建立理事会等多种形式的公立医院法人治理结构，明确公立医院所有者、举办者、经营者及利益相关者之间的责权利关系，探索管办分开的有效形式；建立科学的激励约束机制，赋予公立医院独立法人地位和自主经营管理权，落实去行政化，保证公立医院的公益性和高效可持续运行。

**4. 人事管理机制科学灵活**　全面推行聘用制度、岗位管理制度和公开招聘制度，落实医院用人自主权。坚持按需设岗、竞聘上岗、按岗聘用、合同管理，变固定用人为合同用人，变身份管理为岗位管理。创新编制动态管理，逐步实行编制备案制。实行绩效考核制度，把医务人员提供服务的数量、质量、技术难度和患者满意度等作为重要指标，建立以社会效益、工作效率为核心的人员绩效考核制度。开展执业医师多点执业，完善激励机制，全面调动医务人员积极性。

#### （五）公共卫生事业发展不断突破

进入新时代后，我国在公共卫生事业上持续发力，疾病预防控制事业、妇幼健康事业、重大突发公共卫生应急体系建设与爱国卫生运动均有所突破。

**1. 重大疾病防治成效显著**　2012年5月，我国正式通过了WHO西太平洋区域的认证，实现了将5岁以下儿童慢性乙肝病毒（HBV）感染率降至1%以下的目标，为发展中国家树立了一个典范。艾滋病疫情控制在低流行水平，肺结核报告发病率下降到63.4/10万，所有血吸虫病流行县达到传播控制标准，基本消除或控制重点地方病危害。初步建立起慢性病防治体系，严重精神障碍防治网络不断完善。联防联控工作机制不断完善，成功防范和应对人感染禽流感等突发急性传染病和公共卫生事件。

**2．妇幼健康水平逐步提升**　2011—2017年间，我国新生儿死亡率由7.8‰下降到4.5‰，婴儿死亡率由12.1‰下降到6.8‰，5岁以下儿童死亡率由15.6‰下降到9.1‰，孕产妇死亡率由26.1/10万下降到19.6/10万，妇幼主要健康指标总体上优于中高收入国家平均水平，城乡差距进一步缩小。全国所有县（市、区）普遍开展免费孕前优生健康检查，为农村计划怀孕夫妇免费提供健康教育、健康检查、风险评估和咨询指导等孕前优生服务。2017年全国共为1 173万名计划怀孕夫妇提供免费检查，目标人群覆盖率平均达91.7%。筛查出的风险人群全部获得有针对性的咨询指导和治疗转诊等服务，落实了孕前预防措施，有效降低了出生缺陷的发生风险。

**3．公共卫生应急核心能力快速提升**　我国全面实现"8·3"鲁甸地震等重大自然灾害"大灾之后无大疫"的目标。科学防控甲型H7N9禽流感疫情，最大限度地减轻了疫情对人民群众健康的危害和对经济社会发展的不利影响。2014年，我国突发公共卫生事件监测及应对、实验室能力和生物安全管理、出入境口岸核心能力、人畜共患病防控、食品药品安全事故防控、化学性和核辐射事件防控等公共卫生核心能力均达到《国际卫生条例（2005）》的要求。2013年各相关部门开展的公共卫生应急核心能力评估结果显示，达标率已升至91.5%，超过了全球平均水平（70%）。

**4．爱国卫生运动拉开新篇章**　我国的爱国卫生运动以健康城镇建设、卫生城镇创建、城乡环境卫生整洁行动、农村"厕所革命"等为载体，大力推进健康中国建设，取得了新的显著成效。一是城乡环境卫生状况明显改善，二是全民健康素养显著提升，三是疾病综合防控能力迈上新台阶，四是公共卫生国际影响力大幅提升。爱国卫生运动逐步从环境卫生治理向全面社会健康管理转变，提前实现了联合国千年发展目标。WHO评价，坚持开展爱国卫生运动是中国创造卫生奇迹的一条重要经验。2013年，WHO授予中国政府"健康（卫生）城市特别奖"。

### （六）多渠道人才队伍建设方案不断完善

以中西部地区为重点，不断优化订单定向医学生培养方案。全科医师规范化培养力度不断加强，工资待遇不断提升，职称晋升优惠政策不断完善。乡村医生向执业（助理）医师转化逐步推进，培训经费和在培医师待遇保障得以落实。持续开展乡村全科执业助理医师考试，巩固农村网底。大力推行县乡和乡村卫生一体化管理和人才柔性流动政策。通过组建医疗联合体、对口支援、医师多点执业等方式，鼓励城市二级以上医院医师到基层医疗卫生机构多点执业，或者定期出诊、巡诊。同时，随着我国住院医师规范化培训制度建设的全面启动，专业学位研究生培养的工作重点围绕临床医学硕士专业学位研究生培养与住院医师规范化培训有序展开。一是政策制度基本形成，包括政策体系基本确立、组织管理体系发挥作用、培训体系逐步健全、财政投入力度不断加大；二是培训质量建设不断加强，包括设置全国统一的培训基地标准、建立基地动态管理机制、加强师资队伍建设、强化结业考核、促进中西部均衡发展；三是制度实施成效逐渐显现，包括参培住院医师数量不断增加、住院医师临床能力显著提升，有力促进了欠发达地区临床医师队伍的建设和医疗机构能力建设。截至2017年底，我国全科医师总数已达到252 717人，每万人全科医师数达到1.83人。

### （七）中医药防病治病功能逐步发挥

2012—2017年间，我国已经基本建立起覆盖城乡的中医医疗服务体系。中医药除在常见病、多发病、疑难杂症的防治中贡献力量外，在重大疫情防治和突发公共事件医疗救治中也发挥了重要作用。中医在治疗甲型H1N1流感，防治手足口病、人感染H7N9禽流感等传染病，以及四川汶川特大地震、甘肃舟曲特大山洪泥石流等突发公共事件的医疗救治中，都发挥了独特作用。

### （八）"一带一路"倡议促成多方国际合作

随着"一带一路"倡议不断推进，我国积极响应WHO在全球、区域、国家层面推动落实2030年可持续发展议程卫生相关目标，聚力国际医疗卫生合作。第一，建立与"一带一路"国家常见和突发急性传染病的信息沟通机制、跨境联防联控机制，并强化重大传染病疫情通报制度和卫生应急处置协调机制,提高传染病防控快速响应能力。具体而言,加强大湄公河次区域国家在艾滋病、疟疾、登革热、鼠疫、禽流感、流感和结核病等防控方面的合作,与中亚国家开展包虫病、鼠疫等人畜共患病防控方面的合作,与西亚国家开展脊髓灰质炎消除等方面的合作等。特别是2014年,非洲遭遇埃博拉疫情,我国迅速组建疾控公卫队伍,紧急驰援疫情最严重地区,倾囊相授中国急性传染病防控经验。第二,建立与"一带一路"国家卫生体制和政策交流的长效合作机制,增进与"一带一路"国家在全民健康覆盖、医药卫生体制改革、卫生法制建设、卫生执法和监督、健康促进、人口与发展、家庭发展和人口老龄化等方面的交流。第三,加强与"一带一路"国家卫生领域专业人才培养合作。依托新疆、广西、云南、黑龙江、内蒙古和福建等省(区)建立高层次医疗卫生人才培养基地,持续为"一带一路"国家开展多种形式、长短期结合的进修和培训项目。同时,积极投入建设中国—中东欧国家医院和公共卫生机构合作网络以及中俄医科大学联盟,鼓励学术机构、医学院校及民间团体开展教学、科研和人员交流活动。

(周忠良)

# 第十一章

# 决胜全面建成小康社会和开启全面建设社会主义现代化国家新征程时期的卫生发展（2017—2022）

## 第一节　新时期深化医改和实施健康中国战略

党的十九大报告中指出："我国社会主要矛盾已经转化为人民日益增长的美好生活需要和不平衡不充分的发展之间的矛盾。"社会主要矛盾的变化对卫生健康工作提出了新要求，不仅要为人民群众提供安全有效方便价廉的基本医疗卫生服务，还要为人民群众提供优质高效的全方位全周期健康服务。同时，全球新发、突发传染病不断涌现，人口老龄化和疾病谱转变对卫生健康工作提出新挑战。

### 一、深化医药卫生体制改革

坚定不移推动医改向纵深化发展，着力解决人民群众看病就医困难，是增进人民群众福祉的应有之义，是保障社会经济可持续发展的重要举措，是推动我国医药卫生健康事业高质量发展的强大动力，是参与国际卫生治理和提升中国国际话语权的有效途径，对于推进健康中国建设和实现"两个一百年"奋斗目标具有重大意义。

面对新的形势和挑战，党和政府把深化医改纳入全面深化改革统筹谋划，明确新一轮医改坚持"保基本、强基层、建机制"的基本原则，持续由打基础转向提质量、由形成框架转向制度建设、由单项突破转向综合推进。每年由国务院办公厅印发《深化医药卫生体制改革重点工作任务》，全面贯彻落实党中央、国务院决策部署，明确各年度深化医改的总体要求、重点任务和工作安排，持续推动从以治病为中心向以人民健康为中心转变。

#### （一）从"三医"联动到"三医"协同发展与治理

在中国特色基本医疗卫生制度建设基本完成立柱架梁任务的基础上，我国新时期卫生健康工作更加坚持把公益性写在医疗卫生事业的旗帜上，坚持系统观念，改革、改善与发展并重，统筹安排、突出重点、划分阶段、循序渐进。在处理重大关系时，正确界定政府、市场与社会的功能和边界，推动中央地方上下协同、顶层设计与基层探索相结合。在推进全局改革时，以医疗、医保、医药联动改革（以下简称"三医"联动）为关键举措，注重各领域改革的良性互动，确保改革统筹推进、政策相互衔接、措施落地见效，使新时期卫生工作方针在持续的改革攻坚中得到深化。

深化医改是系统工程。"三医"联动是指通过统筹推进医疗、医保、医药领域的改革，使"三医"领域的运行机制与参与主体的行动策略相互配合、协同推进、共同促进医改目标的达成，是深化医改的重要路径。自20世纪末国家启动城镇职工医疗保障制度改革开始，"三医"联动就被提出并不断发展。2017年，国务院办公厅出台的《关于进一步深化基本医疗保险支付方式改革的指导意见》（国办发〔2017〕55号）中再次提出，需要"统筹推进医疗、医保、医药各项改革，注重改革的系统性、整体性、协调性，发挥部门合力，多措并举，实现政策叠加效应”。2019 年 11 月，国务院深化医改领导小组印发《关于以药品集中采购和使用为突破口进一步深化医药卫生体制改革若干政策措施的通知》（国医改发〔2019〕3 号），更加强调改革系统集成、协同高效。2020 年 2 月，中共中央、国务院提出《关于深化医疗保障制度改革的意见》，明确指出要从集中带量采购、完善医药服务价格形成机制、增强医药服务可及性、促进医疗服务能力提升几个方面“协同推进医药服务供给侧改革”，赋予了“三医”联动新的内涵，并将“联动”提升到了“协同发展”的高度。党的二十大报告进一步明确指出要“深化医药卫生体制改革，促进医保、医疗、医药协同发展和治理”。

### （二）推进公共卫生服务能力建设

推进基本公共卫生服务均等化是 2009 年启动的新医改的重点内容。2019 年，《国务院办公厅关于印发深化医药卫生体制改革 2019 年重点工作任务的通知》将公共卫生列入重点和优先改革清单，将公共卫生体系建设与整个卫生服务体系的协同发展、推进整合型卫生服务体系建设联系起来。目前，我国已经建立了以政府为主导、以社区为主体的广覆盖的公共卫生服务体系，为全体居民免费提供包括疫苗接种、健康教育、妇幼健康管理、慢性病管理等服务。

进入新时期，党和国家不断通过体制机制改革和服务体系建设提升公共卫生服务能力，实现基层服务内容的扩展、重组、优化和质量升级。

**1. 基本公共卫生服务项目的扩展和提升**　国家基本公共卫生服务项目已经从 2009 年的九大类 35 项逐步扩展到十四大类 55 项，2019 年又增加了 19 项服务。2022 年为落实《中共中央 国务院关于优化生育政策促进人口长期均衡发展的决定》，新增优化生育政策相关服务内容。同时，为了规范执行服务标准和程序，国家持续对规范内容进行修订完善，形成了《国家基本公共卫生服务规范（第三版）》。

**2. 建立健全财政补偿机制，不断提高经费补助标准**　2011—2022 年，人均基本公共卫生服务经费补助标准从 25 元提高至 84 元，2021 年和 2022 年新增的 5 元统筹用于基本公共卫生服务和基层医疗卫生机构疫情防控工作。2022 年 7 月，国家卫生健康委、财政部、国家中医药局联合印发了《关于做好 2022 年基本公共卫生服务工作的通知》（国卫基层发〔2022〕21 号），要求持续推动采取“先预拨、后结算”的方式，落实乡村医生基本公共卫生服务补助资金并做好政策培训。

**3. 运用体制机制手段提高针对重点人群的服务质量**　以重点人群如慢性病患者、0～6 岁儿童、65 岁及以上老年人为切入点，有针对性地提供服务，着力提升基本公共卫生服务质量，具体包括以下方面。一是以具备医、防、管等能力的复合型医务人员为核心，以针对高血压、2 型糖尿病等慢性病患者的健康服务为突破口，加强基层医务人员培训，加强基层医疗卫生机构和上级机构的双向协作和转诊机制，推进基层慢性病医防融合。二是以做好儿童眼部和视力检查工作为契机，扎实做好 0～6 岁儿童健康管理，依托电子健康档案完善儿童视力档案。三是以 65 岁及以上老年人健康体检为抓手，做好老年人健康管理，根据体检结果做好个性化健康教育和指导。

### （三）医药事业高质量发展

医药事业及相关产业是关系国计民生、经济发展和国家安全的战略性产业，是健康中国建设的重要内容。新中国成立以来，我国医药产业完成了从无到有、从小到大的重大发展进程，为推动国家经济社会发展和满足公众用药需求作出了巨大贡献。进入新时期，我国医药事业向创新驱动加速转型，相关法律法规和监管规范也不断出台，促使医药事业进入了高质量发展的新阶段。2020 年，在新冠疫情影响下，医药工业增加值保持 5.9% 的增长速度，朝阳产业特征突出。

以 2015 年《国务院关于改革药品医疗器械审评审批制度的意见》（国发〔2015〕44 号）发布、提出 12 项改革任务为标志，我国药品监管制度改革步伐一路加速。2016 年，《国务院办公厅关于开展仿制药质量和疗效一致性评价的意见》（国办发〔2016〕8 号）出台。2017 年，中共中央办公厅、国务院办公厅发布《关于深化审评审批制度改革鼓励药品医疗器械创新的意见》，提出鼓励药品创新 36 条意见。2019 年以后,修订或颁布《药品管理法》《中华人民共和国疫苗管理法》和《医疗器械监督管理条例》,进一步规范药品及医疗器械管理,保障公众用药用械安全和合法权益。中国药品监管科学行动计划持续推进,药品监管与国际接轨步伐不断加快,政策红利持续释放,推动药品质量提升的力度前所未有,药物创新活力极大激发。2021 年 12 月,由工信部等九部门联合印发的《"十四五"医药工业发展规划》(工信部联规〔2021〕217 号)提出了医药工业发展的六项具体目标:规模效益稳步增长、创新驱动转型成效显现、产业链供应链稳定可控、供应保障能力持续增强、制造水平系统提升、国际化发展全面提速。

## 二、实施健康中国战略

### (一)健康中国建设的战略路径

推进健康中国建设,是全面建成小康社会、基本实现社会主义现代化的重要基础,是全面提升中华民族健康素质、实现人民健康与经济社会协调发展的国家战略,也是积极参与全球健康治理、履行 2030 年可持续发展议程国际承诺的重大举措。2017 年 10 月,党的十九大报告中明确提出实施健康中国战略,将保障人民健康放在优先发展的战略位置,这是我国卫生健康事业发展理念和发展方式的重大创新和转变,成为新时代卫生健康工作的行动方略,标志着健康中国建设进入了全面实施阶段。

为积极应对当前突出健康问题,贯彻落实健康中国战略,2019 年 7 月,组建健康中国行动推进委员会,由国务院副总理孙春兰担任主任,国家卫生健康委、教育部、中宣部、财政部、国家发展改革委等 24 个相关国家部委联动,共同推进健康中国行动。同时,国务院、国务院办公厅和健康中国行动推进委员会先后公布了《关于实施健康中国行动的意见》(国发〔2019〕13 号)、《关于印发健康中国行动组织实施和考核方案的通知》(国办发〔2019〕32 号)以及《健康中国行动(2019—2030 年)》,共同组成了"健康中国行动"系列文件。同年 10 月,党的十九届四中全会上强调"提高人民健康水平的制度保障""完善国民健康政策"。

2020 年 6 月 1 日,《中华人民共和国基本医疗卫生与健康促进法》开始实施,"国家实施健康中国战略"被写入法律,为推进健康中国建设提供了法治保障,对于推进卫生与健康领域治理体系和治理能力现代化具有重要意义。2020 年 10 月,党的十九届五中全会通过了《中共中央关于制定国民经济和社会发展第十四个五年规划和二〇三五年远景目标的建议》,明确到 2035 年基本建成健康中国的远景目标。

2021 年 3 月出台的《中华人民共和国国民经济和社会发展第十四个五年规划和 2035 年远景目标纲要》具体阐述了关于全面推进健康中国建设的六大内容,是深入实施健康中国战略的行动纲领。2022 年 4 月,国务院办公厅印发《"十四五"国民健康规划》(国办发〔2022〕11 号),要求在"十三五"时期疾病防治、健康服务、医药卫生体制改革、健康扶贫、中医药服务等方面已取得的显著成效基础上,继续提高人民健康水平,不断满足人民群众日益增长的健康需求,并就人均预期寿命、居民健康素养水平、个人卫生支出占比等重要指标提出预期要求,提出"展望 2035 年,建立与基本实现社会主义现代化相适应的卫生健康体系"的目标。

### (二)健康中国战略的重点任务

党的十九大报告部署了"实施健康中国战略"的重点任务:要完善国民健康政策,为人民群众提供全方位全周期健康服务。深化医药卫生体制改革,全面建立中国特色基本医疗卫生制度、医疗保障制度和优质高效的医疗卫生服务体系,健全现代医院管理制度。加强基层医疗卫生服务体系和全科医生队伍建设。全面取消以药养医,健全药品供应保障制度。坚持预防为主,深入开展爱国卫生运动,倡导健康文明生活方式,预防控制重大疾病。实施食品安全战略,让人民吃得放心。坚持中西医并重,传承发展中医药事业。支持社会办医,发展健康产业。促进生育政策和相关经济社会政策配套衔接,加强人口发展战略研究。积极应对人口老龄化,构建养老、孝老、敬老政策体系和社会环境,推进医养结合,加快老龄事业和产业发展。

2020年10月,党的十九届五中全会通过的《中共中央关于制定国民经济和社会发展第十四个五年规划和二〇三五年远景目标的建议》提出,在"十四五"时期,要实现基本公共服务均等化水平明显提高,卫生健康体系更加完善,突发公共事件应急能力显著增强。并围绕上述目标,具体提出了"全面推进健康中国建设"的重大任务:把保障人民健康放在优先发展的战略位置,坚持预防为主的方针,深入实施健康中国行动,完善国民健康促进政策,织牢国家公共卫生防护网,为人民提供全方位全周期健康服务。改革疾病预防控制体系,强化监测预警、风险评估、流行病学调查、检验检测、应急处置等职能。建立稳定的公共卫生事业投入机制,加强人才队伍建设,改善疾控基础条件,完善公共卫生服务项目,强化基层公共卫生体系。落实医疗机构公共卫生责任,创新医防协同机制。完善突发公共卫生事件监测预警处置机制,健全医疗救治、科技支撑、物资保障体系,提高应对突发公共卫生事件能力。坚持基本医疗卫生事业公益属性,深化医药卫生体制改革,加快优质医疗资源扩容和区域均衡布局,加快建设分级诊疗体系,加强公立医院建设和管理考核,推进国家组织药品和耗材集中采购使用改革,发展高端医疗设备。支持社会办医,推广远程医疗。坚持中西医并重,大力发展中医药事业。提升健康教育、慢性病管理和残疾康复服务质量,重视精神卫生和心理健康。深入开展爱国卫生运动,促进全民养成文明健康生活方式。完善全民健身公共服务体系。加快发展健康产业。

2022年10月,党的二十大报告再次阐述"推进健康中国建设"的关键环节和重大任务。把保障人民健康放在优先发展的战略位置,完善人民健康促进政策。优化人口发展战略,建立生育支持政策体系,降低生育、养育、教育成本。实施积极应对人口老龄化国家战略,发展养老事业和养老产业,优化孤寡老人服务,推动实现全体老年人享有基本养老服务。深化医药卫生体制改革,促进医保、医疗、医药协同发展和治理。促进优质医疗资源扩容和区域均衡布局,坚持预防为主,加强重大慢性病健康管理,提高基层防病治病和健康管理能力。深化以公益性为导向的公立医院改革,规范民营医院发展。发展壮大医疗卫生队伍,把工作重点放在农村和社区。重视心理健康和精神卫生。促进中医药传承创新发展。创新医防协同、医防融合机制,健全公共卫生体系,提高重大疫情早发现能力,加强重大疫情防控救治体系和应急能力建设,有效遏制重大传染性疾病传播。深入开展健康中国行动和爱国卫生运动,倡导文明健康生活方式。

## 第二节　新时期卫生筹资发展

进入新时期以来,我国不断加强对卫生健康事业的投入,切实把人民健康放在优先发展的战略位置,逐步实现卫生健康事业与经济社会的统筹同步发展。我国财政坚持补供方(公立医疗卫生机构直接补助)和补需方(城乡居民医疗保险救助补助)并行,以中央财政对医疗卫生的转移支付促进基本医疗卫生服务均等化,以对基层医疗卫生机构的直接补助和健康人才培养项目引导财政资金和资源下沉基层,以中央财政公共卫生服务补助支持疾病预防和健康促进工作,逐渐形成了新时期卫生筹资基本格局。

### 一、新时期卫生筹资状况

在总量方面,政府卫生支出总量不断增加,占财政总支出和GDP的比例呈上升趋势。我国政府卫生支出从2000年的709.52亿元上升至2021年的20 718.5亿元,人均政府卫生支出从2000年的55.98元上升至2021年的1 463.70元。其中2018—2020年,我国政府卫生支出从16 399.13亿元上升到21 941.90亿元,人均政府卫生支出则从1 175.34元上升到1 554.20元,政府卫生支出占财政支出的比例从 7.42% 上升到 8.93%，占卫生总费用的比例从 27.74% 上升到 30.40%，占 GDP 的比例从 1.82% 上升到 2.16%。

## 二、财政支出结构

在财政支出方式方面，政府卫生支出中医疗卫生服务支出（补供方）的比例从 2000 年的 57.39% 逐渐下降至 2008 年的 38.88%，随后在 40%～45% 之间浮动，2019 年为 44.33%；医疗保障支出（补需方）占政府卫生支出的比例在 2000—2005 年期间一直在 30% 以下浮动，随后开始上升，2006—2007 年在 30%～40% 之间浮动，2008 年起超过 40%，随后在波动中呈上升趋势，2019 年为 46.95%，且 2011 年以来持续超过补供方。2020 年，由于新冠疫情，医疗卫生服务支出占政府卫生支出的比例达到 52.03%。在支出结构方面，我国政府医疗卫生服务支出结构随着卫生服务体系改革和疫情防控政策调整而发生深刻变化。其中，流向基层医疗卫生机构的比例呈现波动上升趋势，2012—2019 年期间一直保持在 25% 以上。中央和地方的卫生支出责任划分日益清晰，中央财政支出责任有所强化。2018 年 8 月，国务院办公厅印发的《医疗卫生领域中央与地方财政事权和支出责任划分改革方案》明确了卫生财政支出的基本原则：坚持政府主导，促进人人公平享有；坚持遵循规律，适度强化中央权责；坚持问题导向，统筹兼顾突出重点；坚持积极稳妥，分类施策扎实推进。要求通过改革，形成中央领导、权责清晰、依法规范、运转高效的医疗卫生领域中央与地方财政事权和支出责任划分模式，提高基本医疗卫生服务的供给效率和水平。2018—2020 年，中央财政支出占政府卫生支出比重从 28.62% 提升至 30.97%，其中 2019 年达到 31.97%，地方卫生财政支出占比则呈现相应下降趋势。

## 三、政府医疗保障支出情况

财政对医疗保障的投入主要包括对基本医疗保险基金的投入、对医疗救助基金的投入和其他医疗保障支出（含行政单位的医疗支出、对事业单位的医疗补助、对公务员的医疗补助和对优抚对象的医疗补助等支出）。

2010—2020 年，财政医疗保障支出快速增加，从 2 331.12 亿元增加至 8 844.93 亿元，年均增速达 14.26%。其中财政对基本医疗保险基金的补助从 1 291.88 亿元增加至 6 066.48 亿元，年均增速为 16.73%；对职工医保基金的补助从 56.13 亿元上升至 195.70 亿元，年均增速为 13.30%；对城乡居民基本医疗保险基金的补助从 1 235.75 亿元增加至 5 798.45 亿元，年均增速为 16.72%；医疗救助支出从 131.94 亿元增加至 566.16 亿元，年均增速为 15.68%；另外还增设疾病应急救助基金，保证急救患者不因费用问题而被拖延救治。

从流向结构看，财政补助流向城乡居民基本医疗保险的比例最高，占财政医疗保障支出的比例从 2010 年的 53.01% 上升至 2016 年的 70.98%，随后略有下降，但一直保持在 65% 以上，2020 年为 65.56%；流向城镇职工基本医疗保险基金的比例较低，一直不到财政医疗保障支出的 3%，2020 年为 2.21%；流向医疗救助基金的比例呈先下降后上升趋势，从 2010 年的 5.66% 下降至 2016 年的 4.11%，随后开始上升，2020 年为 6.40%。

从财政补助占医保基金的比例看，财政补助占职工医保基金的比例一直不到 2%，2020 年为 1.24%；财政补助占居民医保基金的比例在波动中呈下降趋势，2010—2017 年期间在 70%～80% 之间波动，2018 年开始逐年下降，2020 年为 63.62%。总体来看，卫生财政支出为健全全民医疗保障体系提供了重要的物质支撑。

## 第三节　健全多层次医疗保障体系

　　健康保障是人民群众享有公平可及的医疗卫生服务的物质基础。2020 年 2 月,中共中央、国务院发布《关于深化医疗保障制度改革的意见》,提出建立多层次医疗保障体系,主要包含四个层次:第一层次是指由基本医疗保险、大病保险和医疗救助构成的基本医疗保障制度,第二层次是由雇主举办的企业补充医疗保险,第三层次是指个人安排的商业健康保险,第四层次则包含慈善捐赠和医疗互助。而要建成这一覆盖全民、城乡统筹、权责清晰、保障适度、可持续的多层次医疗保障体系,不仅有赖于各项筹资、支付、监管机制的有序协调运行,也有赖于体制性障碍的破除。

### 一、多层次医疗保障体系建设

#### (一)成立国家医疗保障局

　　受城乡二元结构等因素影响,我国的医疗保障制度长期以来存在城乡分割、人群分割、部门分割管理的局面。经过多次改革,到 2017 年这种局面仍然没有得到根本改变。城镇职工基本医疗保险、城镇居民基本医疗保险由人力资源和社会保障部门负责管理,农村居民的医疗保险由卫生行政部门负责管理,新建立的医疗救助制度则被纳入社会救助体系由民政部门负责管理,与医疗保障制度紧密相关的药品定价等则由国家发展改革委负责管理。

　　2018 年 3 月,国务院机构改革方案提出,组建国家医疗保障局作为国务院直属机构,实现全国医疗保障事业的集中统一管理。2018 年 5 月 31 日,国家医疗保障局正式挂牌。此次国务院机构改革是我国实现治理体系和治理能力现代化的一项重大举措。我国医疗保障改革与制度建设将自此由部门分割、政策分割、经办分割、资源分割、信息分割的旧格局,进入统筹规划、集权管理、资源整合、信息一体、统一实施的新阶段。

　　新组建的国家医疗保障局,将人力资源社会保障部管理城镇职工基本医疗保险、城镇居民基本医疗保险、生育保险及试点中的护理保险的职责,国家卫生计生委管理新型农村合作医疗的职责,国家发展改革委管理药品和医疗服务价格的职责以及民政部管理医疗救助的职责整合在一起,实现了全国医疗保障事务由一个部门集中统一管理治理的目标,为提高医保服务与监管效率、推动"三医"联动改革提供了有力的组织保障。

　　根据《国家医疗保障局职能配置、内设机构和人员编制规定》,国家医疗保障局承担的职责为以下十一项。

　　(1)拟订医疗保险、生育保险、医疗救助等医疗保障制度的法律法规草案、政策、规划和标准,制定部门规章并组织实施。

　　(2)组织制定并实施医疗保障基金监督管理办法,建立健全医疗保障基金安全防控机制,推进医疗保障基金支付方式改革。

　　(3)组织制定医疗保障筹资和待遇政策,完善动态调整和区域调剂平衡机制,统筹城乡医疗保障待遇标准,建立健全与筹资水平相适应的待遇调整机制。组织拟订并实施长期护理保险制度改革方案。

　　(4)组织制定城乡统一的药品、医用耗材、医疗服务项目、医疗服务设施等医保目录和支付标准,建立动态调整机制,制定医保目录准入谈判规则并组织实施。

　　(5)组织制定药品、医用耗材价格和医疗服务项目、医疗服务设施收费等政策,建立医保支付医药服务价格合理确定和动态调整机制,推动建立市场主导的社会医药服务价格形成机制,建立价格信息监测和信息发布制度。

（6）制定药品、医用耗材的招标采购政策并监督实施，指导药品、医用耗材招标采购平台建设。

（7）制定定点医药机构协议和支付管理办法并组织实施，建立健全医疗保障信用评价体系和信息披露制度，监督管理纳入医保范围内的医疗服务行为和医疗费用，依法查处医疗保障领域违法违规行为。

（8）负责医疗保障经办管理、公共服务体系和信息化建设。组织制定和完善异地就医管理和费用结算政策。建立健全医疗保障关系转移接续制度。开展医疗保障领域国际合作交流。

（9）完成党中央、国务院交办的其他任务。

（10）职能转变。国家医疗保障局应完善统一的城乡居民基本医疗保险制度和大病保险制度，建立健全覆盖全民、城乡统筹的多层次医疗保障体系，不断提高医疗保障水平，确保医保资金合理使用、安全可控，推进医疗、医保、医药"三医"联动改革，更好保障人民群众就医需求、减轻医药费用负担。

（11）与国家卫生健康委员会的有关职责分工。国家卫生健康委员会、国家医疗保障局等部门在医疗、医保、医药等方面加强制度、政策衔接，建立沟通协商机制，协同推进改革，提高医疗资源使用效率和医疗保障水平。

由此可见，国家医疗保障局作为全国法定医疗保障事务和多层次医疗保障体系建设的统筹主管部门，也是与医疗保障紧密相关的医药供应、医疗服务的重要管理部门，是推动"三医"联动改革、深化医疗保障制度改革的关键机构。

独立设置专门主管全国性医疗保障事务的国家医疗保障局，是深化党和国家机构的重要举措，也是推进国家卫生健康治理体系与治理能力现代化的重要体现。一是在改革方法上，遵循了改革开放取得成功的重要方法和经验——先地方试点、成功后全国推广，也鼓励勇于突破难题的改革创新模式。成立国家医疗保障局，是对"三明医改"创新经验的全国推广。福建省三明市率先整合医疗保险、药品采购、医疗服务价格等管理职能并成立医疗保障管理局，创新"三医"联动的管理体制，取得了良好成效。二是在改革阶段上，朝着"单一支付方体制"迈进了一步。在全民医保体系建设进程中，初期往往因人制宜、因地制宜实施多个社会医疗保险，实现基本医保的全民覆盖，但是分割的社会医保模式存在诸如不公平现象、重复参保现象、不能发挥买方谈判力量合理控制费用等缺陷。

### （二）整合城乡居民基本医疗保险制度

基本医疗保险制度的整合是全民医保体系改革与发展的必然趋势。整合城乡居民基本医疗保险制度早在2013年就被列入了政府工作要求，进入深化医改和建立多层次医疗保障制度时期，基本医疗保险制度领域的城乡一体化进程愈发加快。2016年，《国务院关于整合城乡居民基本医疗保险制度的意见》（国发〔2016〕3号）就"整合城镇居民基本医疗保险和新型农村合作医疗两项制度，建立统一的城乡居民基本医疗保险制度"给出了详细的指导意见，并明确提出了"六个统一"（统一覆盖范围、统一筹资政策、统一保障待遇、统一医保目录、统一定点管理、统一基金管理）的政策措施。而在政策推进过程中，仍然存在形式整合而实质差异的现象，城镇居民医保基金和新农合基金仍然分账运行。

因此，《"十三五"深化医药卫生体制改革规划》（国发〔2016〕78号）提出，要在实现城乡居民医疗保险制度"六个统一"的基础上，加快整合基本医保管理机构，理顺管理体制，统一基本医保行政管理职能。2018年5月，国家医疗保障局正式挂牌，使得整合城乡居民基本医疗保险工作得以贯彻落实，并于2019年5月联合财政部发布《关于做好2019年城乡居民基本医疗保障工作的通知》（医保发〔2019〕30号）。根据该文件，到2020年全国城乡居民基本医疗保险将全面统一。到2019年底，绝大部分地区已完成了基本医疗保险管理机构的整合，全国32个省份均已制定工作方案,超过 95% 的地市已建立起统一的城乡居民基本医疗保险制度,部分省份开始探索"三险整合"的医保一体化管理。截至 2021 年底,城乡居民基本医疗保险参保人数已达约 10.1 亿人次,改革成效显著。

在政策扩面和管理体制的作用下,目前我国已经基本建成了覆盖城乡所有居民的基本医疗保险制度,但部分地方仍然在两项制度之间存在行政管理、经办管理、支付标准、待遇保障等方面的差异,要真正实现城乡居民医保的融合发展,仍然需要进一步推动。

## 二、完善健全多层次医疗保障制度框架

### (一)发挥商业健康保险补充性作用

**1. 推动商业健康保险发展的政策路径** 早在 2016 年 10 月发布的《"健康中国 2030"规划纲要》中就明确提出"到 2030 年,现代商业健康保险服务业进一步发展,商业健康保险赔付支出占卫生总费用比重显著提高",同年发布的《"十三五"深化医药卫生体制改革规划》(国发〔2016〕78 号)同样提出"丰富健康保险产品,大力发展消费型健康保险"。随后,相关商业健康保险总体规划和细则逐渐出台,2019 年 8 月,《促进健康产业高质量发展行动纲要(2019—2022 年)》(发改社会〔2019〕1427 号)指出,"搭建高水平公立医院及其特需医疗部分与健康保险公司的对接平台,促进医、险定点合作。支持健康保险公司开展基于互联网的保险服务"。同年 11 月,银保监会出台《健康保险管理办法》(中国银行保险监督管理委员会令 2019 年第 3 号),鼓励保险公司对新药品、新医疗器械和新诊疗方法给予支出保障,支持保险公司开展健康管理服务。2020 年,银保监会等部门进一步出台《关于促进社会服务领域商业保险发展的意见》(银保监发〔2020〕4 号),要求"扩大商业健康保险供给……力争到 2025 年,商业健康保险市场规模超过 2 万亿元,成为中国特色医疗保障体系的重要组成部分""提升商业保险机构参与医保服务质效"。同年 2 月发布的《关于深化医疗保障制度改革的意见》中更明确提出"加快发展商业健康保险,丰富健康保险产品供给,用足用好商业健康保险个人所得税政策,研究扩大保险产品范围",指明助力商业健康保险发展的政策工具。2021 年 9 月,《"十四五"全民医疗保障规划》(国办发〔2021〕36 号)强调,鼓励商业健康保险发展,鼓励产品创新、完善支持政策、加强监督管理。

这些政策的密集出台,充分显示出国家鼓励支持和规范商业健康保险市场发展的积极政策基调,要求商业健康保险在发挥风险分担和医疗费用补偿作用的基础上加强与基本医疗保险的衔接,并形成体系合力,以促进医改与健康中国建设。

**2. 城市普惠险发展** 普惠险(或称"惠民保")作为一种城市定制型商业医疗保险,逐渐由地方政府和商业健康保险公司探索并合作推出。由于普惠险相对于传统商业健康保险具有保费低、准入门槛低、不限既往症、保障范围广等优质特点,解决了以往商业健康保险参保意愿不高、保费负担较重的问题,受到了各地广泛推广和人民群众的重视与欢迎。

(1)普惠险发展状况:根据《中国银保监会办公厅关于规范保险公司城市定制型商业医疗保险业务的通知》(银保监办发〔2021〕66 号),城市定制型商业医疗保险应是遵循商业健康保险经营规律,按照持续经营和风险可控原则,因地制宜,体现地域特征,契合当地群众实际医疗保障需求的一款商业健康保险。大多普惠险以城市为基础,"一城一策",不限制投保人年龄、职业、健康状况,具有低门槛、低保费、高保额的特点。据相关报告不完全统计,截至 2022 年 3 月底,国内仍然处于在保状态的普惠型产品共计 175 款。其中,19 个省级行政区共推出 32 款省级产品,117 个地市级行政区共推出 140 款地市级产品,2 个区县级行政区共推出 2 款区县级产品。且大力推进普惠险的地区往往是一些经济发展水平较好、群众医疗保健消费水平和需求更高的地区。

(2)城市普惠险的基本特征:相比传统商业健康保险,普惠险的参保条件限定较少,覆盖人群更加广泛。而传统商业医疗保险参保条件会对投保人的年龄、健康状况、职业等进行限制,例

如设置 60 岁或 70 岁不等的年龄上限，只允许职业风险较低的人群参保，且对于健康告知中列举的既往症患者不予承保。

总体上，可以将普惠险的基本特征归纳为以下四点。第一，具有衔接基本医保的特性，多数普惠险将参保对象限定为基本医疗保险参保人。第二，投保门槛低、投保限制少，但同样存在一定的理赔限制。第三，绝大部分普惠险允许所有年龄群体投保。第四，对具有一定职业健康风险人群不设限制。

**3.商业健康保险发展态势**　根据《中国统计年鉴》和银保监会数据，近年来我国商业健康保险保费收入与支出呈现同步增长趋势，而支出增速要高于收入增速。一方面，2020 年商业健康保险保费收入达 8 173 亿元，相较 2016 年增长约 1 倍，且年均增速也远高于同期卫生总费用（筹资总额）的年均增速，并超过保险行业的整体增速。截至 2019 年底，共有 160 多家保险公司开展了商业健康保险，开发了涵盖医疗保险、疾病保险、护理保险、失能收入保险四大类超过 5 000 个产品，充分满足群众多样化的健康保障需求。另一方面，商业健康保险赔付支出则由 2016 年的 999.6 亿元增长至 2020 年的 2 921.2 亿元，年均增长率约 30.7%，高于同期保费收入增速，占 2020 年全国卫生费用的 4.04%，占个人卫生支出的 14.6%，相较 2016 年占比翻倍。

### （二）进一步完善医疗救助制度

**1.医疗救助制度改革进程**　作为我国多层次医疗保障体系的重要组成部分，医疗救助是政府负责并专门补助低收入群体参加医疗保险缴费和负担疾病医疗费用的兜底性制度。医疗救助对象主要包括低保对象、特困人员、建档立卡贫困人员、低收入人群、因病致贫人群；医疗救助项目涵盖资助参保参合、二次救助、门诊、住院等。

为了更好地解决贫困人群的医疗问题，2017 年 1 月，六部门联合颁布《关于进一步加强医疗救助与城乡居民大病保险有效衔接的通知》（民发〔2017〕12 号）。2018 年 5 月，国家医疗保障局正式成立，为加强医疗保险与医疗救助的有效衔接奠定了良好的制度基础，也为医疗救助实现精细化管理和高质量发展提供了有利条件。

根据国家医疗保障局数据，2021 年全国医疗救助基金支出 619.90 亿元，资助参加基本医疗保险 8 816 万人，实施门诊和住院救助 10 126 万人次，全国平均次均住院救助、门诊救助分别为 1 074 元、88 元。2021 年中央财政投入医疗救助补助资金 302 亿元，比上一年增长 16.2%，在多层次医疗保障体系中起到了重要的托底作用。

**2.应急医疗救助制度**　应急医疗救助制度是政府通过提供资金、政策与技术支持，为发生急重危伤病、需要急救但身份不明确或无力支付相应费用的患者进行支付以保证患者得到及时有效治疗的一种医疗保障制度。

应急医疗救助制度和医疗救助制度并不相同。医疗救助制度是政府通过提供资金、政策与技术支持，或社会通过各种慈善行为，对因患病而无经济能力治疗的贫困人群，实施专项帮助和经济支持的一种医疗保障制度。两者的主要区别在于是否有明确的救助对象。医疗救助制度的救助对象是民政部门明确的社会救助对象，由财政部门安排救助资金，医保部门管理救助资金，卫生部门提供救助服务。应急医疗救助制度的救助对象是发生特定情况的急救患者和特定突发公共事件导致的需要救治的患者。在实施过程中，应急医疗救助可以分为两种：一种是满足平时个人急救之需，保证身份不明、无能力支付医疗费用的患者急救时能够得到及时有效治疗；另一种是满足快速应对突发公共事件的应急之需，保证突发公共事件时，特别是突发重大疫情时，特定急重危伤病患者得到及时有效救治。因为重大疫情严重的外部性决定了其与其他突发公共事件应急医疗救助机制存在很大的不同，因此需要专门的重大疫情应急医疗救助机制。

### （三）慈善医疗捐助持续发展

作为多层次医疗保障体系的重要组成部分，慈善医疗可以通过动员社会资源，为困难群众提供形式多样的医疗援助和健康帮扶，与基本医疗保障、商业健康保险共同织就健康安全网。

慈善捐助对于医疗保障的积极意义，早就受到政府的关注和重视。2020年3月5日，中共中央、国务院发布《关于深化医疗保障制度改革的意见》，首次以中央文件的形式明确了"慈善医疗救助"这一新提法。2021年11月19日，国务院办公厅印发《关于健全重特大疾病医疗保险和救助制度的意见》（国办发〔2021〕42号），明确提出要积极引导慈善等社会力量参与救助保障，鼓励慈善组织和其他社会组织设立大病救助项目。

在中央的部署下，多个省份也快速行动，建立政府和慈善组织协作机制，充分发挥慈善组织补充救助作用。例如，北京市明确提出，依托市、区慈善协会和其他慈善组织，设立补充救助项目，建立政府救助为主导、慈善再救助为补充的政社联动模式。上海市专门下发通知，要求各区、各乡镇街道要积极鼓励慈善组织和其他社会组织设立大病救助项目，发挥补充救助作用，探索将预警监测发现的高额医疗费用对象向慈善组织推介的机制和渠道，对不属于医疗救助的对象或者帮扶不够的对象，经遴选后推荐给慈善组织进行补充救助。

在各级政府的支持鼓励下，尽管相较于其他保障形式，慈善捐赠和医疗互助在规模、体量上与基本医疗保险以及商业健康保险还有不小的差距，但作为我国多层次医疗保障体系的一个补充形式，慈善捐赠也在持续的发展之中，努力发挥其应有的作用。据中国慈善信息平台数据，2021年我国共有10 098家符合条件的慈善组织，2 482家具有公开募捐资格，其中，开展医疗救助、医疗服务、药品器械捐赠是医疗类慈善组织的活动重点。近三年，200余家慈善组织年均募集资金及药品总额超过300亿元，部分个人大病筹款平台年均筹款总额超过100亿元。

# 三、医保支付方式改革

医保支付是指参保人在获得医疗服务后，由医疗保险机构向医疗服务提供者及参保人补偿医疗费用的行为。医保支付方式直接影响医保基金的收支平衡和可持续运行，也影响到医疗资源配置、医疗行为和群众就医负担，成为医疗保障制度改革的关键突破点。

## （一）医保支付方式改革进程

按项目支付是我国曾经运用最多的医保支付方式。作为一种传统的后付制支付方式，它是指物价部门对医疗服务过程中的每一项服务项目制定价格，医疗服务的支付方按医疗机构提供服务的项目和数量支付医疗服务费用。按项目支付方法简单、容易操作，但也容易产生诱导需求和过度医疗问题，导致医疗费用的不合理上涨。因此，我国医保支付方式改革日益注重探索由单一支付方式向多元化支付方式转变。2009—2017年，中央及各地方密集发布了一系列政策文件，明确鼓励探索精细化的支付方式，即按疾病诊断相关分组（diagnosis related groups，DRG）付费或按病种分值付费（diagnosis-intervention packet，DIP）为主的复合式支付方式，并通过公布推荐病种目录、开展地方付费试点等方式推进医保支付方式改革工作。

2019年6月，国家医疗保障局公布了全国按疾病诊断相关分组付费的试点城市名单，确定北京、天津、上海等30个城市作为DRG付费试点地区。在中央政策的指引下，DRG付费逐渐成为我国多数地区医保支付方式改革的重点探索领域。2020年11月，《国家医疗保障按病种分值付费（DIP）技术规范》（医保办发〔2020〕50号）发布。次年5月，国家医疗保障局印发《按病种分值付费（DIP）医疗保障经办管理规程（试行）》（医保办发〔2021〕27号），要求积极稳妥推进区域点数法总额预算和按病种分值付费，规范DIP的经办管理工作。2021年11月，国家医疗保障局制定了《DRG/DIP支付方式改革三年行动计划》（医保发〔2021〕48号），加快建立管用高效的医保支付机制，在三年试点取得初步成效基础上，到2025年底实现DRG/DIP支付方式覆盖所有符合条件的开展住院服务的医疗机构，基本实现病种、医保基金全覆盖。截至2021年底，全国30个DRG付费国家试点城市与71个区域点数法总额预算和DIP试点城市全部进入实际付费阶段。

### （二）按病种付费

按病种付费是指通过统一、精细化的疾病诊断分类，科学地制订出每一种疾病的费用支付标准，医保机构再按照该标准及住院人次与定点医疗机构结算并支付费用。这一方式与传统按项目付费的区别在于，医疗费用的支付与患者实际花费的医疗费用无关，而与诊断的病种相关。

根据费用支付标准确定方式的差异，按病种付费主要分为三种支付机制：按单病种付费机制、按诊断相关分组付费机制、按病种分值付费机制。

按单病种付费是按病种付费最基本的支付机制，主要适用于对一些临床路径明确、诊疗技术成熟、并发症与合并症少、医疗质量可控且费用相对稳定的常见病、多发病按照已经约定的价格标准进行付费。

按诊断相关分组付费是按照国际疾病分类方法，将住院患者的疾病根据诊断内容、年龄、性别等分成若干组，再将每组根据有无合并症与并发症、疾病严重程度等分成不同级别，分别制订相应的价格标准，医保机构按照协定的标准向医疗机构支付费用。与按单病种付费机制相比，按诊断相关分组付费的优势和科学性体现为其更加充分地考虑了患者个体差异、并发症和合并症、诊断结果和临床路径的复杂性，以诊断相关分组代替单病种划定费用支付标准。

按病种分值付费的基本原理是根据治疗不同疾病所需医疗费用之间的比例关系，给每种疾病确定相应的分值，各医疗机构再以出院病种构成情况及每一病种出院人次计算出的总分值作为取得费用偿付的结算依据，最终医保管理部门按照年度预算的可分配资金来结算费用。可分配资金金额的确定、病种的确定、分值和分值单价的确定、医疗机构等级系数的确定，是按病种分值付费的基础。

## 四、药品及医用耗材的集中带量采购

解决药品价格虚高和使用不规范问题，进一步规范药品流通秩序，逐渐成为医药领域改革的核心所在。在新时期，我国明确实行药品集中采购政策，通过招采合一、量价挂钩的形式建立竞争充分、价格合理、规范有序的药品供应保障体系，切实减轻群众用药负担和医保基金运行压力，为完善覆盖全民的、多层次医疗保障体系创造条件。国家医疗保障局成立以后，在药品采购方面推出了两项重要的改革举措。

一是国家谈判采购。2018 年 6 月，国家医疗保障局启动了目录外抗肿瘤药医保准入专项谈判。国家医疗保障局从专家库抽取了来自山东、云南、北京、江苏等地的谈判专家，和相关企业就 17 种药品进行谈判。17 种药品包括 12 种抗实体肿瘤药和 5 种抗血液肿瘤药，均为临床必需、疗效确切、参保人员需求迫切的肿瘤治疗药品。2018 年 10 月，国家医疗保障局印发文件，将阿扎胞苷等 17 种药品纳入《国家基本医疗保险、工伤保险和生育保险药品目录（2017 年版）》（人社部发〔2017〕15 号）乙类范围，并确定了医保支付标准。同时规定，各省（区、市）医疗保险主管部门不得将谈判药品调出目录，也不得调整限定支付范围。经过和供药企业谈判，17 种谈判药物价格显著下降，与平均零售价相比，平均降幅达 56.7%，扩大了用量，切实降低了老百姓的负担，提高了医疗质量。

二是试点国家集中带量招标采购。以"4+7"带量采购试点为开端，开启了我国国家集中采购的药品采购新格局。2018 年 11 月，中央全面深化改革委员会第五次会议召开，《国家组织药品集中采购和使用试点方案》（国办发〔2019〕2 号）获得通过。随后，上海阳光医药采购网发布《4+7城市药品集中采购文件》，第一批药品集中采购和使用试点正式启动。国家医疗保障局指定 4 个直辖市（北京、天津、上海、重庆）和 7 个省级城市（沈阳、大连、厦门、广州、深圳、成都、西安）为试点城市，确定 31 个品种（指定规格）的药品作为试点药品。在第一批试点的基础上，2019 年 9月"4+7"药品带量采购扩围，在 11 个试点城市及已跟进落实省份执行集中采购结果的基础上，组织25个省份对25个"4+7"带量采购的药品品种开展跨区域联盟药品集中带量采购。

2019年11月，《国务院深化医药卫生体制改革领导小组关于进一步推广福建省和三明市深化医药卫生体制改革经验的通知》（国医改发〔2019〕2号）明确，2020年按照国家统一部署，扩大国家组织集中采购和使用药品品种范围。同年12月29日，国家组织药品集中采购和使用联合采购办公室发布全国药品集中采购标书，标志着第二批国家组织药品集中采购和使用正式启动。第二批和第一批药品集中采购和使用的根本区别是已经从试点推开到全国执行。2021年1月，国务院办公厅印发《关于推动药品集中带量采购工作常态化制度化开展的意见》（国办发〔2021〕2号），强调要发挥医保基金战略性购买作用，引导药品价格回归合理水平，并从覆盖范围、采购规则、保障措施、配套政策、运行机制等方面明确了推动药品集中带量采购工作常态化开展的具体举措。

此外，2021年4月国家医疗保障局联合国家发展改革委等八部门共同发布《关于开展国家组织高值医用耗材集中带量采购和使用的指导意见》（医保发〔2021〕31号），将药品集中带量采购的经验推广至高值医用耗材的价格虚高问题治理中，进一步降低患者医药负担。

2022年1月召开的国务院常务会议指出，近年来，药品和高值医用耗材集中带量采购改革不断推进，用市场化机制有效挤压了医药价格虚高，截至2022年底累计节约医保和患者支出2 600亿元，同时也促进了医药企业将更多精力投入到产品研发和提高质量上。

## 第四节　新时期加强医疗卫生服务体系建设

医疗卫生服务体系建设与改革工作是解决人民群众最关心、最直接、反映最突出健康问题的落脚点，也是新时期完善供给侧结构性改革的重要环节。在加强医疗卫生服务体系建设进程中，持续优化医疗服务，改善患者就医体验；落实分级诊疗制度，引导患者科学就医；提升县域服务能力，方便患者就近就医；持续提升医疗质量，保障患者医疗安全。同时，充分调动和发挥医务人员的积极性、主动性，从而建立优质高效的医疗卫生服务体系。

### 一、启动国家医学中心和区域医疗中心建设

#### （一）国家医学中心和区域医疗中心的定位与职责

国家医学中心主要定位于在疑难危重症诊断与治疗、高层次医学人才培养、高水平基础医学研究与临床研究成果转化、解决重大公共卫生问题、医院管理等方面代表全国顶尖水平、发挥牵头作用，在国际上有竞争力。国家医学中心应引领全国医学技术发展方向，为国家政策制定提供支持，会同国家区域医疗中心带动全国医疗、预防和保健服务水平提升。

国家医学中心主要开展全国疑难危重症的诊断与治疗，示范、推广适宜有效的高水平诊疗技术，辐射和引领国家医学发展和医疗服务能力提升；培养临床技术骨干和学科带头人；整合现有资源建立全国主要疾病信息库，进行年度情况分析，预测疾病发病和死亡、危险因素流行和发展趋势，有针对性地组织开展全国多中心、大样本的临床研究，及时将国内外临床科研成果转化为临床应用；协助国家卫生健康委制订疑难危重症的诊疗规划，编制疾病诊疗指南、技术规范和有关标准；整合资源，推动开展疾病预防保健服务，牵头构建疾病防治网络，推动疾病防治及医疗保健技术交流与合作；承担突发公共事件的医疗卫生应急救援；认真落实医改任务，积极参与公立医院综合改革。

国家区域医疗中心主要定位于在疑难危重症诊断与治疗、医学人才培养、临床研究、疾病防控、医院管理等方面代表区域顶尖水平，协同国家医学中心带动区域医疗、预防和保健服务水平

提升,努力实现区域间医疗服务同质化。国家区域医疗中心主要负责区域内疑难危重症的诊断与治疗,示范、推广适宜有效的诊疗技术,辐射和引领区域内医学发展和医疗服务能力提升;培养骨干人才和学科带头人;引领本区域内主要疾病的临床研究,及时做好研究成果的临床应用转化;整合现有资源,推动开展疾病预防保健服务,在区域内牵头构建医疗服务和疾病防治网络;与国家医学中心协同,加强学术交流和区域协作,完善我国医疗服务体系,提高区域医疗服务水平;承担突发公共事件的医疗卫生应急救援;认真落实医改任务,积极参与公立医院综合改革。

### (二)国家医学中心和区域医疗中心建设的政策路径

2017年初,国家卫生计生委印发《"十三五"国家医学中心及国家区域医疗中心设置规划》(医卫医发〔2017〕3号),我国国家医学中心和区域医疗中心建设正式提上日程。规划要求通过合理规划、能力建设和结构优化等举措,进一步完善区域间优质医疗资源配置,整合推进区域医疗资源共享,促进医疗服务同质化,逐步实现区域分开,推动公立医院科学发展,建立符合我国国情的分级诊疗制度,从而减少患者的跨区域就医行为。2019年10月,《区域医疗中心建设试点工作方案》(发改社会〔2019〕1670号)印发,各地积极响应,制定建设方案。2020年5月,国家卫生健康委办公厅发布《关于加快推进国家医学中心和国家区域医疗中心设置工作的通知》(国卫办医函〔2020〕357号),要求加大对国家医学中心的支持力度,持续推进委省共建工作进展,加快组织申报工作,并要求已完成设置的心血管、癌症、老年、儿童、创伤、重大公共卫生事件等类别的国家医疗中心切实履行职责任务,认真落实医改任务,牵头组建多种形式的医疗联合体,切实发挥示范、辐射、引领作用。

截至2022,全国已设置12个国家医学中心,包括:国家心血管病中心、国家癌症中心、国家老年医学中心、国家儿童医学中心、国家创伤医学中心、国家呼吸医学中心、国家重大公共卫生事件医学中心、国家口腔医学中心、国家神经疾病医学中心、国家传染病医学中心、国家中西医结合医学中心、国家精神疾病医学中心。

在此基础上,2021年7月发布的《"十四五"优质高效医疗卫生服务体系建设实施方案》(发改社会〔2021〕893号)具体提出了国家医学中心和区域医疗中心相应的建设目标、建设任务和配套措施,以扩大优质医疗资源辐射覆盖范围,进一步缩小区域、城乡差距,更好满足群众就近享有高水平医疗服务需求。在2022年5月发布的《深化医药卫生体制改革2022年重点工作任务》(国办发〔2022〕14号)中,第一条就明确指出:"发挥国家医学中心、国家区域医疗中心的引领辐射作用。依托现有资源,加快推进国家医学中心设置和建设,开展国家区域医疗中心建设项目,深化运行机制改革,年内基本完成全国范围内国家区域医疗中心建设项目的规划布局。"

## 二、推动互联网医疗在规范中创新发展

根据国务院办公厅《关于促进"互联网+医疗健康"发展的意见》(国办发〔2018〕26号)的相关内容,"互联网+医疗健康"至少包括"互联网+"医疗服务、"互联网+"公共卫生服务、"互联网+"家庭医生签约服务、"互联网+"药品供应保障服务、"互联网+"医疗保障结算服务、"互联网+"医学教育和科普服务、"互联网+"人工智能应用服务等七个方面的内容。

2018年以前,在互联网医疗监管政策尚未明确的背景下,互联网医疗的发展主要由先行企业和一些走在前沿的医疗机构推动,互联网医疗相关主体进行自发探索和创新是这一阶段的基本特征。2018年,互联网领域相关政策导向逐渐明确,积极的政策信号助推形成了互联网医疗发展的多重利好,被称为互联网医疗的"政策元年"。国务院办公厅发布的《关于促进"互联网+医疗健康"发展的意见》(国办发〔2018〕26号)就健全服务体系、完善支撑体系、加强行业监管和安全保障提出具体要求。总的来说,这是对社会需求作出的积极响应,也是对互联网企业、医疗机构和地方政府创新探索经验的阶段性总结,鼓励创新、包容审慎的政策导向既是互联网医疗的

驱动器也是制动器。

随后,相关部门又相继出台了三个互联网医疗试行规范(国卫医发〔2018〕25 号),即《互联网诊疗管理办法(试行)》《互联网医院管理办法(试行)》《远程医疗服务管理规范(试行)》,重点领域的政策框架日益清晰。2019 年国家医疗保障局发布的《关于完善"互联网 +"医疗服务价格和医保支付政策的指导意见》(医保发〔2019〕47 号),确定了监管要求和政策归属,以及首诊、处方药等存在风险的服务红线。宁夏成为首个"互联网 + 医疗健康"示范区,山东、陕西、海南、浙江等地相继发布的互联网医疗发展相关行动计划,则进一步优化了各地区互联网医疗政策环境。

除此之外,政府部门还出台了一系列配套措施保障互联网医疗的信息安全。如 2018 年先后发布了《国家健康医疗大数据标准、安全和服务管理办法(试行)》(国卫规划发〔2018〕23 号)和《关于进一步推进以电子病历为核心的医疗机构信息化建设工作的通知》(国卫办医发〔2018〕20 号),在保障信息安全的条件下提高医疗数据的互联互通水平。这一阶段的各项鼓励性、规范性政策有力推动了我国互联网医疗的发展,为互联网医疗在抗击新冠疫情期间开辟"抗疫第二战场"发挥了重要作用。

面对新冠疫情,必要的社交隔离措施客观上为互联网医疗发挥无接触、快速响应及突破地理空间壁垒等功能提供了契机。从需求端来看,社交隔离首先带来了用户进行线上就医的客观需要,从线上就医体验中给用户带来了新的认知,新的认知则将促使其用户逐步形成持续使用线上医疗服务的习惯,从而对其长期使用行为的构成起到促进推动作用。从供给端来看,一是互联网医疗平台企业积极参与疫情防控,履行社会责任;二是公立医院积极运用互联网技术投入防控,并加快入场开发建设自营互联网诊疗服务平台。

在疫情催化互联网医疗加速发展和人民健康服务需求进一步提升的背景下,相关政策的价值导向也逐渐明晰。2021 年政府工作报告明确指出,促进"互联网 + 医疗健康"规范发展;2021 年 10 月,国家卫生健康委发布《关于互联网诊疗监管细则(征求意见稿)》,延续了全程可追溯、责任可倒追的监管原则,明确了互联网诊疗回归医疗服务的根本定位,保障医疗质量和安全,同样体现了始终服务于人民(用户)健康需求的核心要义。2022 年 2 月,《互联网诊疗监管细则(试行)》(国卫办医发〔2022〕2 号)正式发布,进一步引导互联网医疗进入规范化发展的轨道。

# 第五节 公共卫生体系

2020 年新冠疫情的发生对我国疾病预防控制体系特别是公共卫生应急体系在新发、未知传染病应对方面进行了检验。应对过程中,既体现了中国现有应急体系在动员、资源调动和多部门协同上的优势,也暴露了在预警与决策机制等方面的不足。2020 年 6 月,习近平总书记在召开专家学者座谈会时发表了关于"构建起强大的公共卫生体系 为维护人民健康提供有力保障"的重要讲话,指出应当改革完善疾病预防控制体系、加强监测预警和应急反应能力、健全重大疫情救治体系、深入开展爱国卫生运动、发挥中医药在重大疫病防治中的作用、完善公共卫生法律法规、发挥科技在重大疫情防控中的支撑作用、加强国际卫生交流合作,成为新时期我国公共卫生体系建设的重要思想指引。

## 一、疾病预防控制体系

在我国已形成的以各级疾病预防控制机构为主,基层卫生机构等基层预防保健组织和医疗机构公共卫生科(或预防保健科)为网底的疾病预防控制专业网络基础上,2021 年 5 月,国家疾病预防控制局(简称国家疾控局)正式挂牌,作为隶属国家卫生健康委管理的副部级机构,将负责制订传染病防控及公共卫生监督政策，指导疾病预防控制体系建设，规划指导疫情监测预警体系建设，指导疾控科研体系建设、公共卫生监督管理、传染病防治监督等。国家疾控局的设立通过体制机制调整，将疾控机构职能从单纯预防控制疾病向全面维护和促进全人群健康转变，不仅能更好地应对突发性公共卫生事件，组织并调动力量进行防控，还能顺应健康发展新趋势，积极应对人民健康发展新需求。

同时，爱国卫生运动则是群众路线应用于防疫防病工作的成功实践。在新冠疫情防控中，爱国卫生运动的疾病预防和控制功能被进一步放大。它广泛动员卫生健康、民政、交通运输、农业农村、市场监管等相关部门，依托爱国卫生工作网络，构筑巩固联防联控的严密防线；对人群密集的重点公共场所开展环境整治，降低疾病传播风险；突出开展爱国主义、集体主义教育，强化群众维护健康的社会责任感；传播卫生防病知识，不断提高全民抗疫能力。

另外，做好重大慢性病防治仍是疾病预防控制工作和健康中国建设的重点。2017年国务院办公厅发布的《中国防治慢性病中长期规划（2017—2025年）》提出，完善政府主导、部门协作、动员社会、全民参与的慢性病综合防治机制，建立自我为主、人际互助、社会支持、政府指导的健康管理模式，将降低重大慢性病过早死亡率作为核心目标，提出到2020年和2025年，力争30～70岁人群因心脑血管疾病、癌症、慢性呼吸系统疾病和糖尿病导致的过早死亡率分别较2015年降低10%和20%，并提出了16项具体工作指标。《健康中国行动（2019—2030年）》则明确提出我国将针对心脑血管疾病、癌症、慢性呼吸系统疾病、糖尿病这四类重大慢性病开展防治行动。

## 二、统一指挥、联防联控的决策领导机制

新冠疫情发生后，以习近平同志为核心的党中央高度重视，始终把人民群众生命安全和身体健康放在第一位，习近平总书记亲自领导、亲自指挥、亲自部署，领导全党、全军和全国人民打响疫情防控的"人民战争"，展开"阻击战""总体战"，以集中统一高效的领导指挥体系和因时因势制定的战略策略，为我国抗击疫情提供了坚强领导、根本遵循和科学指引。中央层面成立由国务院总理任组长的中央应对疫情工作领导小组，组建多部门协调工作机制平台，建立了国务院应对疫情联防联控工作机制，统筹32个政府机构。纵向上，加强对地方的防疫指导，向疫情严重地区派出指导组，指导当地开展疫情防控工作；横向上，各地成立由党政主要负责人挂帅的领导小组，确保中央部署全面落实到位。由此形成了由中央工作领导小组、国务院联防联控工作机制和派驻地方指导组共同构成的"两组一机制"的决策领导体制。中央成立专门领导小组是此次疫情防控工作的重要分水岭，通过有力决策、全面部署，实现对各种资源的有效调动。

## 三、群防群控的基层防疫阵线

在新冠疫情防控中，群防群控是我国疫情防控取得阶段性胜利的重要因素，发挥了重要的"人民防线"作用，例如实现入户排查、重点群体监控"两个全覆盖"，志愿者与医务人员、执勤民警、基层干部密切配合，有效地防范和化解了疫情蔓延带来的更大风险。

社区是疫情联防联控的第一线，也是外防输入、内防扩散最有效的防线。网格化治理作为近年来基层社区治理普遍采取的基本模式，在疫情防控中也发挥了重要作用，在社会控制维度与公共服务维度蕴藏着一定的制度开发潜力。而疫情常态化防控的需要，又反过来进一步要求网格化治理更加精细化、个性化。开展更加精细化、个性化的网格化治理，前提是在建立健全市、区、街道、社区四级应急防控体系与责任体系的基础上，将治理体系触角延伸至网格、小区和漏洞，建立横向到边、纵向到底、全面覆盖、分工协作、信息共享的网络化、常态化的防控体系。

习近平总书记指出："打赢疫情防控这场人民战争，必须紧紧依靠人民群众。"国务院联防联

控机制多次呼吁"要全社会共同营造好群防群控的防护氛围，真正的落实好常态化的防控措施"。2021年1月，国务院联防联控机制印发的《关于进一步做好当前新冠肺炎疫情防控工作的通知》（国办发明电〔2021〕1号）指出要"引导群众养成良好的卫生习惯和生活方式，持之以恒落实好戴口罩、勤洗手、不聚集等常态化防控要求，做到群防群控"。同时多地也根据各自疫情态势和防控压力发布了"群防群控"相关工作通告，或通过群防群控专项行动织牢织密全民"防护网"。

## 四、疫情防控与经济社会发展两手抓

重大疫情防控坚持以人民为中心，人民健康至上。疫情防控不只是卫生问题，还涉及经济社会各项工作的方方面面。因此既要抓住主要矛盾和矛盾的主要方面，突出疫情防控工作的重点；又要统筹推进经济社会发展各项任务，在全力以赴抓好疫情防控同时，统筹做好"六稳"（稳就业、稳金融、稳外贸、稳外资、稳投资、稳预期）、"六保"（保居民就业、保基本民生、保市场主体、保粮食能源安全、保产业链供应链稳定、保基层运转）工作；还要注重科学分析，具体问题具体分析，防止对不同地区采取"一刀切"的做法。

## 第六节　协同推进医学人才培养改革与发展

医学人才培养是医学教育改革的时代命题，也是高等教育发展的任务目标。2021年9月，习近平总书记在中央人才工作会议上强调，"要坚持党管人才，坚持面向世界科技前沿、面向经济主战场、面向国家重大需求、面向人民生命健康，深入实施新时代人才强国战略"，体现出医学健康人才培养在国家战略实施中的重要定位。习近平总书记在对疫情防控发表的系列重要讲话中也明确指出"加大前沿技术攻关和尖端人才培养力度""建设一批高水平公共卫生学院""强化中医药特色人才建设"，对公共卫生事业发展、科技工作和医学教育工作作出重要指示。可见，我国高等医学教育成为关系到教育和卫生健康事业优先发展的重要工作。

## 一、加大全科医生培养力度

### （一）全科医生培养制度体系

全科医生是综合程度较高的医学人才，主要在基层承担预防保健、常见病多发病诊疗和转诊、患者康复和慢性病管理、健康管理等一体化服务。新医改以来，我国通过建立全科医生制度加强基层卫生服务能力，以充分落实预防为主方针，使医疗卫生更好地服务人民健康。2011年国务院印发《关于建立全科医生制度的指导意见》（国发〔2011〕23号），启动了全科医生制度建设，至今已经取得了很大进展。

2017年10月，党的十九大报告指出，要加强全科医生队伍建设。同年，国务院办公厅发布了《关于深化医教协同进一步推进医学教育改革与发展的意见》（国办发〔2017〕63号），提出"加强以全科医生为重点的基层医疗卫生人才培养。通过住院医师规范化培训、助理全科医生培训、转岗培训等多种途径，加大全科医生培养力度"。2018年，国务院办公厅印发了《关于改革完善全科医生培养与使用激励机制的意见》（国办发〔2018〕3号），指出改革完善全科医生培养与使用激励机制，要"遵循医疗卫生服务和临床医学人才成长规律，坚持政府主导，发挥市场机制作用""完善适应行业特点的全科医生培养制度，创新全科医生使用激励机制""加强贫困地区全科医生队伍建设"。此外，《意见》还明确了我国全科医生培养的工作目标：到2020年，适应行业特点的全科医生培养制度基本建立，适应全科医学人才发展的激励机制基本健全，全科医生职业吸引力显著提高,城乡每万名居民拥有 2～3 名合格的全科医生。到 2030 年,适应行业特点的全科医生培养制度更加健全,使用激励机制更加完善,城乡每万名居民拥有 5 名合格的全科医生,全科医生队伍基本满足健康中国建设需求。

**（二）全科医生队伍建设状况**

**1．从总量来看**　截至 2021 年底,我国共有全科医生 43.49 万人,其中 31.43 万人注册为全科医学专业,平均每万人口拥有 3.08 名全科医生。2018 年至 2021 年,我国全科医生的增长数量为 12.61 万人,每万人口全科医生数增加了 0.86 人。

**2．从机构分布来看**　我国全科医生主要分布于社区卫生服务中心（站）和乡镇卫生院。其中,2021 年我国社区卫生服务中心（站）全科医生数为 10.79 万人,占比 24.80%;乡镇卫生院全科医生数为 17.64 万人,占比 40.57%;而医院中全科医生数量仅为 5.41 万人,占比 12.44%。

**3．从地区分布来看**　2020 年,东部地区全科医生数高达 23.61 万人,每万人口全科医生数为 3.43 人;中部地区全科医生数为 12.59 万人,每万人口全科医生数为 2.53 人;西部地区全科医生数为 11 万人,每万人口全科医生数为 2.47 人。东部地区全科医生数量分别是中、西部地区的 1.88 倍和 2.15 倍。其中,江苏省、北京市、浙江省、上海市每万人口全科医生数量较多,分别为 5.86、4.53、4.28、3.97 人;而江西省、贵州省每万人口全科医生数量最少,分别为 1.78、1.96 人。

**4．从培养体系来看**　各地以院校教育、毕业后教育、继续教育三阶段有机衔接的培养体系为基础,积极探索全科医生培训培养做法。比如通过结合研究生学位教育、提高生活补助等方式吸引学生参加全科医师规范化培训,为农村和贫困地区定向培养全科医生。从使用和激励情况来看,通过全科医生到基层就业优先纳入编制管理、基层医疗卫生机构内部绩效工资分配可设立全科医生津贴、为基层全科医生设立特岗津贴等政策,吸引和留住基层人才。

## 二、开展国际教育与人才培养合作

随着我国卫生服务体系和卫生服务模式的转变,人民日益增长的医疗服务需求、老龄化及疾病谱转变等问题,都对医学教育、医学人才培养提出了新的要求。为适应社会需要,我国医学教育改革更加注重培养高质量医学人才,医学院校和医疗机构也日益重视医学人才的国际教育,加大高水平、高质量的医学人才的培养力度,为医学生或临床工作者提供更多国际学习机会。

从医学国际教育和多样化人才培养改革的政策指引来看,2020 年 9 月国务院办公厅发布的《关于加快医学教育创新发展的指导意见》（国办发〔2020〕34 号）中指出,要"加强与国际高水平大学、科研机构的交流合作,培养具有国际视野的高层次拔尖创新医学人才",随后各省也相继出台了实施方案。

从具体的国际人才培养合作行动来看,在国家层有人才国际培养计划,比如自 2008 年起我国与意大利持续开展了积极的医疗卫生人才交流合作,双方互派卫生管理人员、医生进行跨国交流学习。我国还与英国、美国、荷兰等国签署了人才国际联合培养计划。各省市医疗机构、医学院校也通过各种渠道为医学人才提供跨国进修机会。随着我国国际影响力不断扩大,来华留学的人数也不断增加。2021 年至 2022 年,教育部委托 45 所高校招收本科临床医学专业（英语授课）来华留学生,招生名额共计 3 037 个。

## 三、优化医学教育监督管理机制

医教协同推进医学教育改革与发展,加强医学人才培养,是提高医疗卫生服务水平的基础工程，是深化医改的重要任务，是推进健康中国建设的重要保障。当前我国的医学教育正处于一个以健康为基础、以学科交叉融合为特征的新发展阶段，因此，在提高医学生及医务工作人员教育水平的同时，应进一步优化医学教育监督管理机制，使公共卫生、药学、护理、康复、医学技术等人才培养协调发展，完善健全具有中国特色的标准化、规范化医学人才培养体系。

2017年7月国务院办公厅发布的《关于深化医教协同进一步推进医学教育改革与发展的意见》（国办发〔2017〕63号）就提出，要"强化医学教育质量评估"和"强化医学教育统筹管理"，指出"建立健全医学教育质量评估与认证制度，到2020年建立起具有中国特色、国际实质等效的院校医学教育专业认证制度……教育部、国家卫生计生委、国家中医药局要进一步加强医学教育综合管理和统筹协调。成立医学教育专家委员会，充分发挥专家智库作用，为医学教育改革与发展提供智力支持。支持行业学（协）会参与学科专业设置、人才培养规划、标准制修订、考核评估等工作"，并且要"建立健全追踪监测机制，制订部门分工方案和追踪监测方案，对实施进度和效果进行监测评估。实施常态化、经常化的督导考核机制，强化激励和问责。对各地在实施过程中好的做法和有效经验，要及时总结推广"。

2020年5月，国家卫生健康委办公厅发布的《关于进一步做好新冠肺炎疫情防控期间继续医学教育有关工作的通知》（国卫办科教函〔2020〕397号）中也提出，特殊时期要合理调整继续医学教育的内容、要求与方式，丰富优质远程医学教育资源供给，并通过多种方式加强对各机构医学教育质量监督管理。

## 第七节 持续推进中西医融合发展

新中国成立以来，党和国家始终高度关注中医药事业的传承与发展。经过几十年的不断努力，中医药的传承与发展也已经取得了显著成果。2016年12月，《中华人民共和国中医药法》（中华人民共和国主席令第五十九号）出台，明确指出国家大力发展中医药事业，实行中西医并重的方针，国家鼓励中医西医相互学习，相互补充，协调发展，发挥各自优势，促进中西医结合。由此"中西医并重"方针开始具备法律支撑。党的十九大报告明确指出"坚持中西医并重"，进一步为新时代中医药事业发展指明了新的要求。2018年10月11日，"纪念毛泽东同志关于西医学习中医批示六十周年大会"在京召开，展现了中西医结合发展成就。疫情发生以后，中医药对疫情防治作出了重要贡献，国务院办公厅印发了《关于加快中医药特色发展的若干政策措施》（国办发〔2021〕3号），针对发挥中医药特色和比较优势，推动中医药和西医药相互补充、协调发展提出了七项政策措施，包括夯实中医药人才基础、提高中药产业发展活力、增强中医药发展动力、完善中西医结合制度、实施中医药发展重大工程、提高中医药发展效益、营造中医药发展良好环境。目前，中西医融合发展已成为我国医药卫生制度的突出特色和优势。

### 一、促进传统医学和现代医学融合

根据医学的本质属性与内在逻辑，可以将医学分为传统医学和现代医学两类。WHO将"传统医学"定义为：在维护健康、预防、诊断、改善或治疗身心疾病方面，使用的种种以不同文化所特有的理论、经验和以经验为基础的知识、技能与实践。传统医学是孕育于传统社会，通过将传统的文化、经验融入现有医学中形成的一种具有传统思维方式、治疗手段的医学类型。现代医学指的是发展于现代社会，结合科学与技术形成的以实验实证、精准治疗为特点的医学类型。传统医学与现代医学两者存在着同一性，即二者有着共同的母体"医学"，这也是传统医学与现代医学的最大共性。随着现代医学的传入与广泛应用，中医传统医学与现代医学不断融合产生了中西医结合医学。

2017 年国家主席习近平访问 WHO 时就指出："要继承好、发展好、利用好传统医学,用开放包容的心态促进传统医学和现代医学更好融合。"2021 年 1 月印发的《关于加快中医药特色发展的若干政策措施》(国办发〔2021〕3 号)则将"中西医结合"上升到制度层面,并提出模式、机制、制度和水平四个层面的具体要求:一是创新中西医结合医疗模式,逐步推广"有机制、有团队、有措施、有成效"的中西医结合医疗模式,逐步建立中西医多学科诊疗体系;二是健全中西医协同疫病防治机制,将中医药防治举措全面融入应急预案和技术方案;三是完善西医学习中医制度,从中西医结合教育、规范化培训和继续教育层面培养高层次中西医结合人才;四是提高中西医结合临床研究水平,逐步建立中西医结合临床疗效评价标准。

## 二、推动中医药文化发展

中国共产党长期以来高度重视中医药工作,特别是党的十九大以来,以习近平同志为核心的党中央将中医药工作放在更加突出的位置,颁布了多项推动中医药文化发展、支持和规范中医药事业发展的法律法规和指导政策。

2017 年 10 月,习近平总书记在党的十九大报告上强调,坚持中西医并重,传承发展中医药事业,中医药事业发展进入新时代。2017 年,全国中医药工作会议首次提出把"中医药文化发展"上升为国家战略。同年,《中华人民共和国中医药法》(中华人民共和国主席令第五十九号)正式实施,明确提出"传承中医药与传播中医药文化"。2019 年,中共中央、国务院印发的《关于促进中医药传承创新发展的意见》指出:健全中医药服务体系,发挥其在维护促进人民健康中的独特作用,推动中药质量提升和产业高质量发展,加强人才队伍建设,促进中医药传承与开放创新发展,完善管理体制。

2021 年国务院发布了《关于加快中医药特色发展的若干政策措施》(国办发〔2021〕3 号),强调应切实加强中医药文化宣传,使中医药成为群众促进健康的文化自觉。2021 年 3 月,《中华人民共和国国民经济和社会发展第十四个五年规划和 2035 年远景目标纲要》将"坚持中西医并重和优势互补,大力发展中医药事业"作为全面推进健康中国建设的重要内容,充分体现了党和国家推进中医药文化发展的决心。同年 12 月,医保利好政策《关于医保支持中医药传承创新发展的指导意见》(医保函〔2021〕229 号)落地,进一步促进了中医药创新发展,不仅将符合条件的中医医疗机构、零售药店等纳入了医保定点管理范围,还深入推进中医医保支付方式改革,疾病诊断相关分组(DRG)/区域点数法总额预算和按病种分值付费(DIP)支付改革向中医药方面倾斜。

2022 年,国务院办公厅出台的《"十四五"中医药发展规划》(国办发〔2022〕5 号)明确了新时期中医药发展的指导思想、基本原则、发展目标,进一步强调了以建设优质高效中医药服务体系、提升中医药健康服务能力、建设高素质中医药人才队伍、建设高水平中医药传承保护与科技创新体系、推动中药产业高质量发展、发展中医药健康服务业、深化中医药领域改革、强化中医药发展支撑保障为主的十大重要任务。这是我国首个以国务院办公厅名义印发的中医药发展五年规划,各项目标、任务的贯彻落实将推动我国中医药事业发展进入新阶段。

中医药文化的创新与发展能力不断增强。中医药在防范心脑血管疾病、糖尿病等重大慢性疾病的临床研究中取得了积极进展,中成药、中药饮片标准化建设扎实推进,群众对中医药文化的认知不断加深。此外,中医药还为新发传染病防治提供了"中国特有的处方"。特别是在新冠疫情阻击战中,根据国务院新闻办公室发布的《抗击新冠肺炎疫情的中国行动》,我国坚持中西医结合、中西药并用的原则,中医药参与救治了 92% 的确诊病例,为夺取新冠疫情防控的阶段性胜利作出了重要贡献。

## 三、促进中医药科技创新发展

### （一）促进中医药科技创新发展的必要性

科技创新是中医药发展的关键，习近平总书记曾指出："要做好守正创新、传承发展工作，积极推进中医药科研与创新，注重用现代科学解读中医药学原理，推动传统中医药和现代科技相结合、相促进。"

目前来看，相较于人民群众日益增长的健康需求和日趋严峻的国际科技竞争，我国中医药科技创新体系与能力建设仍显不足。创新主体作用有待强化、资源配置亟待优化、科技创新平台建设尚需加强，积极的创新型人才机制、符合中医药特点和规律的科技评价机制、多学科多领域的协同创新机制、区域创新机制及管理机制等中医药科技创新机制尚需不断探索。因此，推进中医药科技创新就要从问题出发，解决制约中医药发展的关键科学难题，加快建设符合中医药基本特点的中医药科技创新体系。这不仅是科技创新的重要领域和建设创新型国家的重要内容，也是贯彻落实创新驱动发展国家战略、提高中医药科技创新能力的必然要求，更是建设健康中国、提升科技对人民群众健康保障能力与事业产业发展驱动作用的重要举措。

### （二）促进中医药科技创新发展的相关政策

2021 年底，国家中医药管理局与科技部共同制定发布了《推动中医药科技创新体系建设的实施方案》，强调"十四五"时期将围绕国家战略需求，整合优化中医药科技资源，构建"国家—行业—地方"三级中医药科技创新体系。

为进一步加快建设中医药科技创新体系，2022 年国务院办公厅发布了《"十四五"中医药发展规划》(国办发〔2022〕5 号)，提出了中医药发展的十项任务，其中将建设高水平中医药科技创新体系摆在了重要的位置，并结合中医药的发展特点提出了加强重点领域攻关、建设高层次科技平台、促进科技成果转化三个方面的具体措施。

结合规划的具体措施和任务目标，我国中医药科技创新体系建设主要有以下四个方面：第一，大力推进中医药"创新基地"高标准建设，形成相关领域关键科学问题研究链；第二，不断强化中医药"创新主体"高水平引领，发挥中医药科研院所和高等院校、各类三级医疗机构、中医药企业在基础理论、临床实践和成果产业化中的作用；第三，充分激发中医药"创新人才"高质量赋能，充分发挥高层次人才的支撑引领作用和创新团队的成果产出效能；第四，持续推动中医药"创新机制"高效率运作，通过健全中医药科研管理制度、完善政产学研协同机制、促进科技成果转化、推进中医药国际科技合作等方式优化中医药创新的全过程。

近年来，在各方面政策推动下，我国中医药产业、中医药服务体系日渐壮大。首先，我国中药种植面积、交易额度均呈现上涨态势。根据国家统计局数据显示，2020 年我国中药材种植面积超过 400 万公顷，河南、湖北、内蒙古等省份的种植面积更是超过了 100 万公顷。2020 年中药材市场交易额突破 1 790 亿元，同比增长 8.75%。其次，我国中医药服务资源不断增长。截至 2020 年底，全国中医医院数量达到 5 482 家，每千人口公立中医医院床位数达到 0.68 张，每千人口卫生机构中医类别执业（助理）医师数达到 0.48 人，99% 的社区卫生服务中心、98% 的乡镇卫生院、90.6% 的社区卫生服务站、74.5% 的村卫生室能够提供中医药服务，设置中医临床科室的二级以上公立综合医院占比达到 86.75%，备案中医诊所达到 2.6 万家。预计到 2025 年，我国中医医疗机构将达到 9.5 万个，中医医院达到 6 300 家、公立综合医院中医床位数达到 8.43 万张。

## 第八节　国际卫生交往与合作

### 一、加强国际交流合作

随着全球化的不断深入，传染病疫情成为威胁全世界人民健康福祉的重大风险。为了保障民众生命健康及维护经济社会稳定，在全球性公共卫生危机面前，各国已经成为休戚与共的命运共同体，加强国际卫生交流合作越来越成为应对全球公共卫生危机的应有之义。2021年，《中华人民共和国国民经济和社会发展第十四个五年规划和2035年远景目标纲要》发布，其中提出我国将继续深化公共卫生等领域人文合作，积极与"一带一路"国家开展医疗卫生和传染病防控合作，建设"健康丝绸之路"，推动构建人类卫生健康共同体。此外，还将深化对外援助体制机制改革，优化对外援助布局，向发展中国家特别是最不发达国家提供力所能及的帮助，加强医疗卫生等领域的对外合作和援助。

新时期以来，我国践行人民至上、生命至上理念，积极支持其他发展中国家公共卫生体系建设，广泛开展国际卫生领域的双边及多边合作交流，帮助欠发达国家和地区提升医疗卫生服务水平。例如，为筑牢中非命运共同体，2018年中非双方在"十大合作计划"基础上又推出了"八大行动"，中国进一步加大了对非医疗援助力度，派遣并优化援非医疗队，开展医护人员、行政管理人员培训，创新推出"爱心行""微笑行"等医疗巡诊项目，鼓励中医药和非洲传统医药合作，加强卫生健康领域的高层交流，推动中非双方公共卫生交流与合作，促进非洲医疗水平和自主发展能力的提升。

进入新冠疫情的全球应对阶段，我国坚持援助与合作并举的国际抗疫合作方式，向国际社会开放信息、技术、资源和经验共享。2020年3月，习近平主席在二十国集团领导人应对新冠肺炎特别峰会中呼吁："国际社会最需要的是坚定信心、齐心协力、团结应对，全面加强国际合作，凝聚起战胜疫情强大合力，携手赢得这场人类同重大传染性疾病的斗争。"在疫情应对中，我国主动透明地向全球通报疫情信息，毫无保留地向全球180个国家、10多个国际和地区组织分享经过中国实践检验的防控、诊疗方案和技术经验，在自身疫情防控面临巨大压力之际，我国以实际行动为140多个国家和国际组织提供无偿的疫苗援助和其他人道主义援助，同时与其他国家在疫情信息监测、检测、诊疗救治、卫生体系与政策、医院管理、健康信息化与跨境远程医疗、医药研发和健康产业等领域积极开展技术援助和交流合作，携手维护世界人民的生命健康安全，共筑人类卫生健康共同体。

### 二、主动参与全球卫生应急行动

我国积极参与全球卫生应急行动，先后加入应对也门霍乱、刚果（金）埃博拉疫情、新冠疫情等行动。2017年6月，我国政府与WHO代表签署了紧急人道主义援助协议，将向WHO提供200万美元用于向也门提供霍乱检测和诊疗物资、加强当地疾控体系建设等，降低也门受霍乱影响人口的发病率和死亡率。自2018年埃博拉疫情在刚果（金）暴发以来，我国政府已先后通过多、双边渠道为非洲有关国家防控埃博拉疫情提供了多轮包括资金、物资、技术、培训等多方面的支持。

2020年新冠疫情在全球多点暴发并迅速扩散蔓延。面对突如其来的疫情，我国在做好自身抗疫工作、保障国内抗疫需要的前提下，根据疫情严重程度、医疗卫生条件、疫情国具体援助需求和自身能力等因素，主动参与全球卫生应急行动，宣布向WHO提供两批共5 000万美元现汇援助，向32个国家派出34支医疗专家组，向150个国家和4个国际组织提供283批抗疫援助，向200多个国家和地区提供和出口防疫物资。当年,从3月15日至9月6日,我国总计出口口罩1515亿只、防护服14亿件、护目镜2.3亿个、呼吸机20.9万台、检测试剂盒4.7亿人份、红外测温仪8014万件。截至2021年5月21日,我国已向全球供应3亿剂疫苗,并尽己所能对外提供更多疫苗,有力支持了全球疫情防控。这是新中国成立以来援助时间最集中、涉及范围最广的一次紧急人道主义行动,为维护全球公共卫生安全发挥了重要作用。

## 三、推动"一带一路"卫生健康合作

"一带一路"作为国际公共产品,同时也是我国向世界提供公共产品的合作发展平台,注入了"人类命运共同体"的理念,旨在化解当前公共产品供给不足和制度化体系建设不充分等困境,构建区别于西方主导的全球卫生治理体系。"一带一路"卫生健康合作主要包括以下内容。

一是携手共建"健康丝绸之路"。从"一带一路"成立之初,我国就积极推进与"一带一路"国家携手建立"一带一路"公共卫生合作网络。开展了"中国—中东欧国家卫生部长论坛""中阿卫生合作论坛""'健康丝绸之路'建设暨中国—东盟卫生合作论坛"等系列卫生合作论坛,成为多国卫生领域交流合作的重要平台;我国与中东欧、东盟、阿盟等国家和地区的卫生部门、医学院等积极开展医疗人才培养、公共卫生服务、传统医药等方面的合作;此外,我国在许多"一带一路"国家投资当地医疗卫生企业、设立医疗卫生相关培训学校、建设妇幼医院等相关基础设施;新冠疫情发生以来,我国与周边国家举行特别外长会,与澜沧江—湄公河区域国家开展传染病联防联控项目合作,与中东欧国家进行疫情防控线上交流等,向多个国家和国际组织提供医疗援助和抗疫物资,派遣医疗专家组和援外医疗队,为当地提供技术咨询、健康教育及防控培训等,提高"一带一路"国家在重大传染性疾病上的监测、防控和应对水平,以及在突发事件卫生应急上的协调和合作能力。

二是推进共建数字"一带一路"。在全球抗疫的大背景下,将人工智能、大数据和全球定位系统与遥感等数字技术广泛引入公共卫生管理体系,同时在医学科技、医药产业研发与生产、人才培养应用等领域进行全方位合作。依托于互联网科技迅速共享防疫信息、全面推广抗疫经验、积极提供技术支持,推动全球公共卫生在数字领域中的协同治理,形成全球抗疫合作良好局面,构建人类卫生健康共同体。

## 四、构建"人类卫生健康共同体"

### (一)提出"人类卫生健康共同体"理念

新冠疫情在全球的流行与肆虐,严重威胁全人类的健康和福祉,对全球公共卫生治理构成了严峻挑战。抗击重大疫情是全世界、全人类共同面临的全球性问题,因而需要世界各国团结合作、共同面对。习近平总书记深刻指出:"在经济全球化时代,这样的重大突发事件不会是最后一次,各种传统安全和非传统安全问题还会不断带来新的考验。国际社会必须树立人类命运共同体意识,守望相助,携手应对风险挑战,共建美好地球家园。"2020年3月,国家主席习近平在就新冠疫情致法国总统马克龙的慰问电中首次提出"打造人类卫生健康共同体"。此后,习近平主席多次在国际国内重大场合重申打造"人类卫生健康共同体"这一理念。在第73届世界卫生大会视频会议开幕式上,习近平主席正式提出共同构建"人类卫生健康共同体"的中国方案,强调人民至上、生命至上的防控理念,呼吁各国团结合作、共同战胜疫情。2021年5月出席全球健康峰会时,习近平主席结合疫情防控的国际形势与政策经验,进一步明确了携手共建人类卫生健康共同体的关键在于"五个坚持":坚持人民至上、生命至上;坚持科学施策,统筹系统应对;坚持同舟共济,倡导团结合作;坚持公平合理,弥合"免疫鸿沟";坚持标本兼治,完善治理体系。人类卫生健康共同体是人类命运共同体在卫生健康领域的具体细化和生动实践,具有深厚的马克思主义理论底蕴和鲜明的中国特色。

### （二）新时期构建"人类卫生健康共同体"的实践

自新中国成立以来，我国始终在致力于自身发展的同时，坚持向经济困难、卫生体制不健全的其他发展中国家提供力所能及的援助，承担相应的国际义务。新冠疫情的暴发，暴露出各国在公共卫生体系建设中还存在不足和短板，各国应团结合作，共同加强公共卫生体系建设。中国同WHO合作，并通过建立30个中非对口医院合作机制、加快建设非洲疾控中心总部等举措，帮助广大发展中国家特别是非洲国家筑牢公共卫生防线，提高突发公共卫生事件应急响应速度和疾病防控能力。

第一，以守护人类健康为核心议题，全面加强国际合作。习近平总书记强调："病毒没有国界，疫情不分种族，人类是休戚与共的命运共同体。"2017年以来，中国先后发布《国家卫生计生委关于推进"一带一路"卫生交流合作三年实施方案（2015—2017）》，向"一带一路"国家派遣医疗队，在国内培养公共卫生人才，在国外建设海外中医中心，捐赠医药物品，进行医疗救助，特别是密集实施白内障免费手术、开展妇幼健康工程，受到"一带一路"国家广泛赞誉。疫情以来，我国坚持多边主义，发挥联合国和WHO的领导和协同作用，建立全球公共卫生治理新秩序；推进世界疫情信息透明化和公开化，及时发布疫情信息和防控进展，分享防控和治疗经验；加强科学技术交流和联合攻关，积极开展药物和疫苗联合研发，优化全球资源配置。

第二，以共商共建共享为基本原则，开展公共卫生治理。在抗击新冠疫情的国际合作中，我国用实际行动践行了"共商、共建、共享"的基本理念和主张。此外，中国共产党还同100多个国家的230多个政党就加强抗击疫情国际合作发出共同呼吁，并强调各国需要进一步树立共商共建共享的全球治理观。当前，全球传染病联防联控机制远未形成，我国正在呼吁建立健全全球公共卫生安全长效融资机制、威胁监测预警与联合响应机制、资源储备和资源配置体系等合作机制，建设惠及全人类、高效可持续的全球公共卫生体系。

第三，积极承担大国责任，增进国际理解认同。从大力实施"健康中国"建设到打造"健康丝绸之路"，从提出"健康亚太2020"倡议到在金砖国家构建"健康命运共同体"，都充分体现了推动构建人类卫生健康共同体的中国智慧和中国主张。疫情发生后，我国在公开疫情信息、分享防控经验、公布新冠病毒基因序列、配合WHO专家实地考察疫情等方面，在第一时间向WHO提供各种数据和方法。一系列行动充分证明我国正在成为全球公共卫生治理的新型引领者，展现了负责任大国的勇气和担当。

## 第九节　健康扶贫工作

健康扶贫工作，是实施健康中国战略的必然要求，也是夺取脱贫攻坚战全面胜利的必然要求。2017年习近平总书记就曾指出，健康扶贫属于精准扶贫的一个方面，因病返贫、因病致贫现在是扶贫硬骨头的主攻方向。自2018年脱贫攻坚战三年行动实施后，健康扶贫就在其中扮演重要角色，相关工作对整体脱贫起到了重要的辐射带动作用。具体地，通过完善基本医疗卫生服务，在农村地区建设医疗人才队伍和配置医疗设施设备，通过医保扶贫缓解贫困群众"因病致贫、因病返贫"问题，通过公共卫生服务实现慢性病患者、农村妇女的健康管理等，均为保证2020年贫困人口如期脱贫、全面打赢脱贫攻坚战提供了坚实的健康基础。

### 一、加强农村贫困地区医疗卫生服务供给

针对农村贫困地区医疗卫生服务总体供给不足、供给配置不均衡、体制机制不完善等问题，

我国主要围绕提升医疗卫生服务可及性、缩小城乡地区间医疗卫生资源差距、改善居民营养与健康状况开展工作。

第一，加大财政投入与政策扶持力度。由中央财政安排专项资金支持贫困地区的医疗卫生服务供给。2018 年以来，全面健康保障工程中 87.5% 的中央投资用于支持贫困地区的医疗卫生基础设施建设，中央财政补助资金 23.3 亿元协调用于 832 个贫困县的县级医院和基层医疗卫生机构临床服务能力建设。各地区财政支持贫困地区县医院的业务用房建设和医用设备配置，建设信息化远程医疗网络。中央及各地政府还通过政策支持增加贫困地区村医等医护人员配备。在贫困地区实施全科医生特岗计划、农村订单定向医学生免费培养项目，为贫困地区吸引和留住医护人才。通过建立基本公共卫生服务经费补助、基本药物制度补助等补偿机制，解决村医待遇低和养老保障等方面问题，不断壮大村医队伍，提升村医服务能力。

第二，重点地区精准帮扶和倾斜支持。针对国家层面的深度贫困地区"三区三州"，中央和当地分别制定印发了专门的地区健康扶贫实施方案。"三区三州"所在省份按照"一地一策"制定"健康扶贫工作攻坚行动方案"。2018 年共协调中央财政补助资金 4.66 亿元，用于深度贫困地区县级医院和基层医疗卫生机构临床服务能力建设。在公共卫生方面，重点部署地方病防治的地区倾斜扶持。2018 年，中央拨款 4 780 万元用于支持西藏自治区的包虫病防治工作，拨款 1 100 万元用于支持四川凉山彝族自治州的艾滋病综合防治。

## 二、健康扶贫中的医疗保障

针对农村贫困地区医疗保障体系中医疗费用报销待遇水平较低、医保扶贫精准度不足、经办服务效率较低等问题，我国主要围绕为贫困人群医疗费用支出提供兜底保障、减轻贫困人口医疗费用支出负担、实现跨区域直接结算开展相关工作（表 11-1）。

表 11-1　2018—2021 年医保扶贫相关政策梳理

| 发布时间 | 发布部门 | 文件名称 |
| --- | --- | --- |
| 2018 年 6 月 | 中共中央、国务院 | 《关于打赢脱贫攻坚战三年行动的指导意见》 |
| 2018 年 9 月 | 国家医疗保障局、财政部、国务院扶贫办 | 《医疗保障扶贫三年行动实施方案（2018—2020年）》（医保发〔2018〕18 号） |
| 2019 年 5 月 | 国家卫生健康委办公厅、民政部办公厅、国务院扶贫办综合司、国家医疗保障局办公室 | 《关于做好 2019 年农村贫困人口大病专项救治工作的通知》（国卫办医函〔2019〕427 号） |
| 2019 年 9 月 | 国家医疗保障局、财政部、国家卫生健康委、国务院扶贫办 | 《关于坚决完成医疗保障脱贫攻坚硬任务的指导意见》（医保发〔2019〕57 号） |
| 2020 年 2 月 | 民政部、国务院扶贫办 | 《社会救助兜底脱贫行动方案》（民发〔2020〕18 号） |
| 2020 年 4 月 | 国家医疗保障局办公室、财政部办公厅、国家卫生健康委办公厅、国家税务总局办公厅、国务院扶贫办综合司 | 《关于高质量打赢医疗保障脱贫攻坚战的通知》（医保办发〔2020〕19 号） |
| 2020 年 6 月 | 国家医疗保障局、财政部、国家税务总局 | 《关于做好 2020 年城乡居民基本医疗保障工作的通知》（医保发〔2020〕24 号） |
| 2021 年 2 月 | 国家卫生健康委、国家发展改革委、工业和信息化部、民政部、财政部、人力资源社会保障部、生态环境部、住房和城乡建设部、农业农村部、国家医疗保障局、国家中医药管理局、国家乡村振兴局 | 《关于巩固拓展健康扶贫成果同乡村振兴有效衔接的实施意见》（国卫扶贫发〔2021〕6 号） |

第一，提升报销待遇水平。首先，各地通过资助参加新农合/城乡居民基本医保，将贫困人口纳入基本医疗保险覆盖范围内。其次，对贫困人口的住院补助政策涉及降低起付线和提高报销比例。从全国范围来看，贫困人口大病保险起付线较普通居民降低了50%，报销比例提高了5个百分点。最后，加强不同制度之间的待遇衔接。

第二，构建"五道医疗保障线"体系。在基本医疗保险、大病保险和医疗救助三重保障之外，各省份还陆续建立起覆盖所有困难群众的大病补充保险制度，并实施政府兜底保障，"基本医疗保险、大病保险、大病补充保险、医疗救助和贫困人口医疗保障政府财政补助"五道保障线制度基本形成。除此之外，各地还开展了农村贫困人口大病、慢性病分类救治，实行单病种付费，控制费用总额，2018年覆盖了所有农村贫困人口。为进一步降低贫困人口自费负担，一些地区还规定基层医疗机构与县二级医院非报销范围费用（指丙类用药和丙类检查费用）不得超过医疗总费用的一定比例，超出部分由定点医疗机构承担。

第三，推进"一站式"经办与结算服务。让贫困人口在"一个窗口"就能获得不同层次、不同来源的保障待遇。贫困人口在县域（市域）内定点医疗机构住院可"先诊疗后付费"，定点医疗机构中设立"一站式"综合服务窗口，实现基本医疗保险、大病保险、医疗救助和社会慈善救助"一站式"信息联通与及时结算，不仅免交押金，还免除此前贫困人口对医疗费用的垫支，在出院时只需支付个人应承担的医疗费用。

## 第十节　卫生发展成效

2018—2022年，我国处于社会主要矛盾转换、决胜全面建成小康社会和全面建设社会主义现代化国家、向第二个百年奋斗目标进军的关键历史方位。在新的历史发展阶段形成卫生健康治理新格局，是积极应对全球百年未有之大变局的需要，也是实现中华民族伟大复兴战略全局的要求。在习近平新时代中国特色社会主义思想的指导下，在健康中国战略和深化医改的决策部署下，我国医疗卫生事业赓续2017年以前医疗服务体系、医疗保障体系、公共卫生体系和药品保障体系相关制度建设和改革成果，坚持健康优先发展，以人民健康为中心、将健康融入所有政策，逐渐实现从"以治病为中心"向"以人民健康为中心"的转变，在健全多层次医疗保障体系、加强医疗卫生服务体系建设、协同推进医学人才培养、中西医融合发展、国际卫生交往与合作及重大公共卫生危机应对与防控等方面取得显著成效。

### 一、总体成效

没有全民健康，就没有全面小康，党领导下全方位全周期保障人民健康的中国特色治理实践，为实现中华民族伟大复兴的中国梦奠定了健康基石。纵观党的十九大以来我国医疗卫生事业发展历程，可以发现医疗、医保、医药事业获得深入发展，改革红利得以逐渐释放，充分体现在群众就医负担减轻、医疗卫生服务能力提高、医疗保障覆盖扩大及国民健康水平提升等各个方面。

第一，切实减轻群众就医负担，缓解看病难、看病贵问题。当前我国卫生总费用占GDP的比重约为7%，与世界其他主要国家相比明显较低（美国约为18%），可见我国用较少的卫生费用解决了全世界近1/5人口的看病就医问题。其中值得关注的是，我国由政府负担的卫生支出占比达到约30%，且这一比重仍在不断上升，而由个人承担的支出比重则呈现逐年下降趋势。此外，我国还通过DRG/DIP支付改革试点、推进药品集中带量采购常态化制度化、完善异地就医直接结算制度等方式，推动医保改革成果惠及更广大人民群众。

第二，优化医疗卫生资源配置，提升医疗服务可及性。从医疗卫生资源总量角度看，我国2018—2022年间，每千人口执业(助理)医师数由2.59人增长至3.15人，每千人口注册护士数由2.94人增长至3.71人，每千人口医疗卫生机构床位数由6.03张增长至6.92张，与国际相比，我国主要卫生资源指标处于较高水平。从医疗卫生资源配置角度看，基层医疗机构服务能力稳步提升，乡镇卫生院、社区卫生服务中心数量显著增加，2022年基层医疗卫生机构数相较2018年增加约3.82%。随着医联体建设和远程医疗服务的覆盖，我国城乡间医疗卫生资源及服务质量的差距正在不断缩小，基本医疗卫生服务均等化水平进一步提高。2022年1月，国家卫生健康委印发的《医疗机构设置规划指导原则(2021—2025年)》，明确了医疗机构设置的基本原则、主要指标和总体要求等，为构建优质高效的医疗卫生服务体系打下坚实基础。

第三，完善覆盖全民的多层次医疗保障体系，居民健康水平和健康素养同步提升。在基本医疗保险持续扩面的积极工作下，我国基本医保覆盖率多年稳定在95%以上，为居民提供了有力的看病就医保障。而从健康水平指标看，我国2020年人均预期寿命已经达到77.9岁，超过2020年美国人均预期寿命水平(77岁)。健康数据的变化不仅反映出近年来国民健康体魄的改善，更是我国提升人力资本水平，推进中华民族实现伟大复兴的健康前提。

## 二、具体成效

### (一)以人民健康为导向，医疗卫生服务体系更加优质高效

在公立医院高质量发展方面，形成了深化医改的新动能。顶层设计方面不断出台指导方案，医疗资源配置方面进一步优化，覆盖城乡的医疗卫生服务体系日益完善，截至2022年底，全国已设置12个国家医学中心，县办公立医院和基层医疗卫生机构床位数稳步增长。各级财政对公立医院的补偿责任逐步落实。医院内部管理更加权责清晰、运行高效。已经基本形成维护公益性、调动积极性、保障可持续的公立医院运行新机制和决策、执行、监督相互协调、相互制衡、相互促进的治理机制，以此推动各级各类医院管理逐渐规范化、精细化、科学化。医生薪酬分配、医疗服务价格等重要机制改革取得显著成效，以"三明医改"为典型的试点经验广泛铺开，切实调动医务人员积极性，提高为人民服务的质量与水平。

在分级诊疗制度建设方面，已经取得阶段性成效。经过"十三五"时期的建设和发展，通过提升基层医疗服务能力，建立家庭医生签约服务、远程医疗制度，加强社区医院的建设，出台社区医院基本标准，加强县医院的医疗服务能力，同时健全对县医院的对口帮扶机制，基层首诊有效推进。截至2020年底，重点人群的家庭医生签约率从2015年的28.33%增加到2020年的75.46%。通过规范医联体建设，推广远程医疗服务，深入开展城乡医院对口支援，增强了县级医院综合服务能力，已建成县域医疗共同体4 028个，全国县域内就诊率已达到94%，比2015年同期增长10个百分点。通过构建各级医疗机构之间分工协作、上下联动的工作机制，双向转诊更加有序，特别是患者下转的人次逐年增加，年均增长率达到38.4%。通过建立新型医疗服务模式，聚焦重点疾病，"急慢分治"初见成效，日间手术试点病种已达到120种，胸痛中心、卒中中心、创伤中心、危重孕产妇救治中心、危重新生儿救治中心等急诊急救"五大中心"建设累计超过1.4万个。

### (二)全方位全周期覆盖，多层次医疗保障制度框架基本形成

体制机制层面，以基本医疗保险为主体，医疗救助为托底，补充医疗保险、商业健康保险、慈善捐赠、医疗互助等共同发展的多层次医疗保障制度框架基本形成，更好满足了人民群众多元化医疗保障需求。统一的城乡居民基本医疗保险和大病保险制度全面建成。基本医疗保险统筹层次稳步提高。生育保险与职工基本医疗保险合并实施。长期护理保险制度试点顺利推进。整合医疗保险、生育保险、药品和医疗服务价格管理、医疗救助等职责，初步建立起集中统一的医疗保障管理体制。

财政投入层面，坚定承担政府保障责任，强化基本医保、大病保险、医疗救助三重制度综合保障。2018—2021 年，全国各级财政累计安排对基本医疗保险基金的补助和医疗救助资金 2.61 万亿元，其中中央对地方转移支付 1.42 万亿元。整合新农合和城镇居民医保，合并实施生育保险和职工医保，提升管理效能。城乡居民医保每年人均财政补助标准从 2018 年的 490 元提高到 2022 年的 610 元，职工医保和城乡居民医保政策范围内住院费用报销比例分别稳定在 80% 和 70% 左右，困难群众经基本医保、大病保险、医疗救助三重保障梯次减负后住院费用实际报销比例达到 80% 左右，群众就医负担有效减轻。

重点工作层面，基金监管制度体系改革持续推进，飞行检查形成震慑，举报奖励机制初步建立，打击欺诈骗保专项治理成效显著，综合监管格局基本形成。"互联网 + 医疗健康"等新模式蓬勃发展，医疗保障支持"互联网 + 医疗健康"发展的机制初步成型。跨省异地就医住院费用直接结算全面推开，门诊费用跨省直接结算稳步试点，异地就医备案服务更加便捷。高质量打赢医疗保障脱贫攻坚战，助力近千万户因病致贫家庭精准脱贫，基本医疗有保障目标全面实现。

### （三）巩固人民健康防线，公共卫生治理体系进一步健全

在顶层设计层面，我国公共卫生治理改革重点从"以治病为中心"转变为"以人民健康为中心"。针对公共卫生机构设置和职能配置的薄弱问题，2019 年医改重点任务就将支持和鼓励医疗机构开展公共卫生服务、推进疾病预防控制体系改革列为最优先的工作任务，建立医疗机构公共卫生服务经费保障机制，完善各级疾控机构功能定位。2019 年 7 月发布的《健康中国行动（2019—2030）》提出，将围绕疾病预防和健康促进两大核心，针对重要健康影响因素、重点人群和重大疾病，开展 15 个重大专项行动。2020 年 5 月，为了聚焦新冠疫情暴露的公共卫生（特别是重大疫情防控救治能力）短板，国家发展改革委、国家卫生健康委和国家中医药局联合印发了《公共卫生防控救治能力建设方案》（发改社会〔2020〕735 号），对疾病预防控制体系建设、全面提升县级医院救治能力、健全完善城市传染病救治网络、改造升级重大疫情救治基地、推进公共设施平战两用改造提出了具体要求。2021 年 5 月，国家疾病预防控制局正式挂牌成立，标志着我国公共卫生体系改革迈出关键一步。2021 年 12 月，《关于加强村（居）民委员会公共卫生委员会建设的指导意见》（民发〔2021〕112 号）颁布，指出了公共卫生委员会的重点任务和工作要求，成为加强基层治理体系和治理能力现代化的重要抓手。

在具体工作层面，我国基本公共卫生服务项目的覆盖率明显提高，公平性明显改善。2018 年至 2021 年，国家基本公共卫生服务经费人均补助标准由 55 元提升至 79 元，新增经费被配置于村、社区及新冠救治方面。加强传染病、地方病、慢性病和职业病防治，先后制定了防治或遏制癌症、艾滋病、结核病、尘肺病等行动计划或实施方案。启动水环境治理"红黑榜"排名制度，推动环境污染防治从末端治理为主转向源头防控为主。在国家卫生城镇推进"厕所革命"，城乡环境卫生状况明显改善。环境卫生基础设施日益完善，环境质量持续改善。农村卫生厕所普及率已经超过 70%，城镇生活垃圾无害化处理率达到 99%，农村集中供水率和自来水普及率分别达到了 89% 和 84%。339 个地级以上城市的空气质量平均优良天数占比达到 87%，各项环境健康指标显著提升。促进全民健康，完善全民健身公共设施，大力发展群众体育项目，提倡"三减三健"健康生活方式。2022 年经常参加体育锻炼的人数比例达到 37.3%，全民健康素养水平达到 23.15%。

### （四）始终坚持生命至上，新冠疫情防控取得显著成效

在疫情防控的直接结果方面，真正做到切实维护人民群众的健康权。以"动态清零"为原则，在进行疫苗工作、药物治疗等基础上，积极采取了如适时封城和交通管制、病例的早期识别与隔离、限制接触和扩大社交距离等多方面措施，有效阻断了新冠病毒的传播，遏制了疫情的进一步扩散，为全球防控新冠疫情争取了宝贵时间。同时，在常态化防控阶段，及时有效处置局部地区聚集性疫情，在最短时间内消除危害人民生命安全的风险因素，将疫情整体控制在低水平波动，并通过"应收尽收、应治尽治"、免费救治等措施，在保证新冠重症率和死亡率均处于全球较低水

平的同时,减轻人民群众的就医负担和顾虑,最大限度地保障人民生命健康。

　　疫情防控推动了疾控机构能力的进一步提升。一是疫情监测及时性和准确性大幅提升。截至2022年,通过中央转移项目,进一步扩大了传染病监测范围。二是实验室检测能力大幅提升。建立了国家、省、市、县四级实验室检测网络,各级实验室分工协作,总体来说疾控机构的实验室检测水平不断提高。三是现场流行病学调查能力和应急处置能力大幅提升。特别是2020年以来,通过中央财政安排专项资金支援各地开展培训,结合多年防控实践,各级疾控机构的流调能力、处置能力得到了很大提升。

(陈秋霖)

# 推 荐 阅 读

[1] 汪晓东,张炜,赵梦阳. 为中华民族伟大复兴打下坚实健康基础:习近平总书记关于健康中国重要论述综述[N]. 人民日报,2021-08-08(1).

[2] 《当代中国》丛书编辑部. 当代中国的卫生事业[M]. 北京:中国社会科学出版社,1986.

[3] 《当代中国》丛书编辑部. 当代中国的医药事业[M]. 北京:中国社会科学出版社,1988.

[4] 李经纬,林昭庚. 中国医学通史:古代卷[M]. 北京:人民卫生出版社,1999.

[5] 程之范. 中外医学史[M]. 北京:北京医科大学、中国协和医科大学联合出版社,1997.

[6] 蔡景峰. 中国医学通史:现代卷[M]. 北京:人民卫生出版社,2000.

[7] 甄志亚. 中国医学史[M]. 2版. 北京:人民卫生出版社,2008.

[8] 邓铁涛. 中国防疫史[M]. 南宁:广西科学技术出版社,2006.

[9] 朱克文,高恩显,龚纯. 中国军事医学史[M]. 北京:人民军医出版社,1996.

[10] 李灿东. 中医医政史略[M]. 北京:中国中医药出版社,2015.

[11] 张剑光. 中国抗疫简史[M]. 北京:新华出版社,2020.

[12] 《新中国预防医学历史经验》编委会. 新中国预防医学历史经验:第三卷[M]. 北京:人民卫生出版社,1988.

[13] 张斌. 历史上的卫生部[M]. 北京:红旗出版社,2014.

[14] 《中国卫生年鉴》编辑委员会. 中国卫生年鉴1983[M]. 北京:人民卫生出版社,1983.

[15] 卫生部办公厅. 卫生部历史考证(1949—1996年)[M]. 北京:人民卫生出版社,2013.

[16] 张汝光,郭劳夫,何曼秋. 中国工农红军卫生工作史略[M]. 北京:解放军出版社,1987.

[17] 吴章,玛丽·布朗·布洛克. 中国医疗卫生事业在二十世纪的变迁[M]. 蒋育红,译. 北京:商务印书馆,2016.

[18] 李晓寒. 马克思、恩格斯关于保障人民生命健康的思想[J]. 理论与现代化,2021(4):78-85.

[19] 郑成功. 中国医疗保障发展报告(2021):走向全面深化的医疗保障改革[M]. 北京:社会科学文献出版社,2021.

[20] 阿尔图罗·卡斯蒂廖尼. 医学史[M]. 程之范,甄橙,译. 南京:译林出版社,2013.

[21] 杜乐勋. 我国城镇医药卫生体制改革的回顾与展望[J]. 中国卫生经济,2006,25(1):5-9.

[22] 姚力. 新中国城镇职工医疗保障制度的历史考察[J]. 党的文献,2010(3):94-99.

[23] 戴志澄. 中国卫生防疫体系五十年回顾:纪念卫生防疫体系建立50周年[J]. 中国预防医学杂志,2003,4(4):5-7.

[24] 张开宁,温益群,梁苹. 从赤脚医生到乡村医生[M]. 昆明:云南人民出版社,2002.

[25] 中华人民共和国国务院新闻办公室. 中国的医疗卫生事业[R/OL]. (2012-12-26)[2023-4-17]. http://www. gov. cn/jrzg/2012-12/26/content_2299538. htm.

[26] 中国人口宣传教育中心. 健康中国:1949-2019[M]. 北京:五洲传播出版社,2019.

[27] 中华人民共和国国务院新闻办公室. 抗击新冠肺炎疫情的中国行动[R/OL]. (2020-06-07)[2023-04-17]. http:// www. gov. cn/zhengce/2020-06/07/content_5517737. htm.

[28] LINDEMANN M. Medicine and society in early modern Europe[M]. Cambridge:Cambridge University Press,1999.

[29] HAYS J N. The burdens of disease:epidemics and human response in western history[M]. 2nd ed. New Jersey:Rutgers University Press,2009.

69